食管胃肠疾病

之

内镜诊疗

主　编 ◎ 王　伟　潘　杰　胡端敏
主　审 ◎ 廖　专　徐美东　万　荣
　　　　　胥　明　丁祥武
副主编 ◎ 易　楠　樊超强　林　军
绘画师 ◎ 姜琳琳

科学技术文献出版社
SCIENTIFIC AND TECHNICAL DOCUMENTATION PRESS
·北京·

图书在版编目（CIP）数据

食管胃肠疾病之内镜诊疗/王伟，潘杰，胡端敏主编. —北京：科学技术文献出版社，2023.8
ISBN 978-7-5235-0342-3

Ⅰ.①食… Ⅱ.①王… ②潘… ③胡… Ⅲ.①内窥镜—应用—食管疾病—诊疗 ②内窥镜—应用—胃肠病—诊疗 Ⅳ.① R571 ② R573

中国国家版本馆 CIP 数据核字（2023）第 110075 号

食管胃肠疾病之内镜诊疗

策划编辑：孔荣华　　　　责任编辑：彭　玉　　　　责任校对：张　微　　　　责任出版：张志平

出　版　者　科学技术文献出版社
地　　　址　北京市复兴路 15 号　邮编　100038
编　务　部　（010）58882938，58882087（传真）
发　行　部　（010）58882868，58882870（传真）
邮　购　部　（010）58882873
官 方 网 址　www.stdp.com.cn
发　行　者　科学技术文献出版社发行　全国各地新华书店经销
印　刷　者　北京地大彩印有限公司
版　　　次　2023 年 8 月第 1 版　2023 年 8 月第 1 次印刷
开　　　本　787×1092　1/16
字　　　数　498 千
印　　　张　23.25
书　　　号　ISBN 978-7-5235-0342-3
定　　　价　198.00 元

编 委 会

主　编　王　伟　潘　杰　胡端敏
主　审　廖　专　徐美东　万　荣　胥　明　丁祥武
副主编　易　楠　樊超强　林　军
绘画师　姜琳琳

编　委　(按姓氏笔画排序)

苏　煌　上海大学附属第二医院（温州市中心医院）消化科
李　静　四川大学华西医院
李　慧　河南大学淮河医院消化科
李士杰　北京大学肿瘤医院内镜中心
杨建锋　杭州市第一人民医院消化内科
吴　齐　北京大学肿瘤医院内镜中心
吴冬梅　上海中医药大学附属曙光医院病理科
何晓童　上海市浦东新区人民医院消化科
余金钟　上海中医药大学附属曙光医院消化医学部
沈　杰　上海交通大学医学院附属第一人民医院消化科
宋　远　吉林省人民医院消化科
张　婷　江苏省中医院消化内镜科
张　静　北京大学第三医院消化科
张　蕾　上海交通大学医学院附属第一人民医院放射科
张奕秉　上海大学附属第二医院（温州市中心医院）消化科
陈虹羽　中国人民解放军空军特色医学中心消化内科
陈弈涵　上海大学附属第二医院（温州市中心医院）消化科
林　军　上海交通大学医学院附属第一人民医院病理科
林介军　上海大学附属第二医院（温州市中心医院）消化科
林世永　中山大学肿瘤防治中心内镜科
易　楠　广西壮族自治区人民医院消化科
易姗姗　武汉市第四医院消化内科
周玉宏　江苏省中医院消化内镜科
周乐盈　上海大学附属第二医院（温州市中心医院）消化科
周海斌　杭州市第一人民医院消化内科
赵江海　河南大学淮河医院消化科
胡端敏　苏州大学附属第二医院消化科
柯一帆　上海大学附属第二医院（温州市中心医院）消化科
柏　愚　海军军医大学第一附属医院（上海长海医院）消化科
胥　明　上海市浦东新区人民医院消化科
姚　瑶　上海市浦东新区人民医院消化科
贺学强　中国人民解放军联勤保障部队第九二四医院
钱阳阳　海军军医大学第一附属医院（上海长海医院）消化科
钱爱华　上海交通大学医学院附属瑞金医院消化科

黄志寅　　四川大学华西医院消化内科
黄思霖　　深圳大学附属华南医院消化内科
黄盛兰　　广西壮族自治区人民医院消化科
龚　彪　　上海中医药大学附属曙光医院消化医学部
常云丽　　上海市浦东新区人民医院消化科
蒋　熙　　海军军医大学第一附属医院（上海长海医院）消化科
韩超群　　华中科技大学同济医学院附属协和医院消化内科
程桂莲　　苏州大学附属第二医院消化科
廖　专　　海军军医大学第一附属医院（上海长海医院）消化科
谭庆华　　四川大学华西医院消化内科
樊超强　　陆军军医大学第二附属医院消化内科
潘　杰　　上海大学附属第二医院（温州市中心医院）消化科

主编简介

王伟　男，毕业于第二军医大学（现海军军医大学），博士后，副主任医师。2022年7月自上海交通大学医学院附属瑞金医院胰腺中心转至上海交通大学医学院附属第一人民医院消化科。擅长胰腺疾病，包括重症胰腺炎、胰腺癌与其他复杂胰腺疾病、胆系及壶腹部疾病的诊疗；熟练掌握胃肠疾病的诊疗及救治。

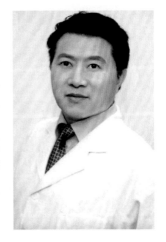

发表论文47篇（其中SCI收录论文17篇）。主持国家自然科学基金面上项目1项，主持和参与上海市及科技部课题5项。主编专著《慢性胰腺炎理论与实践Ⅱ》《胰胆线阵超声内镜影像病理图谱》《慢性胰腺炎理论与实践》《"胰"路有医》共4部。

国家自然科学基金委通信评审专家，上海市科技专家库入库专家，上海市自然科学基金项目评审专家，世界内镜医师协会消化内镜协会理事及内镜临床诊疗质量评价专家委员会委员，中国医师协会胰腺病专业委员会慢性胰腺炎专业学组委员，中国抗癌协会胰腺癌专业委员会第一届青年委员会委员，中关村胰腺疾病诊疗技术创新联盟理事，中国EUS网专家组专家，上海市抗癌协会肿瘤营养支持与治疗专业委员会第一届委员，*American Journal of Gastroenterology* 等学术杂志Editorial Board。

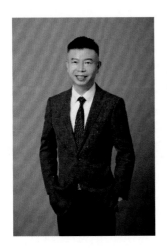

潘杰　温州市中心医院消化内科主任、内镜中心主任，主任医师。擅长消化道早癌和胆胰疾病的内镜诊治及Hp感染的临床诊疗和研究。在"重症急性胰腺炎的临床研究"领域开展的"内科综合治疗"疗效显著［黄博天，潘杰.内科综合治疗重症胰腺炎33例分析.中华消化杂志，1998，18（3）：180.］，获得了温州市科学技术进步奖三等奖（1999年）。

日本神户大学医学院附属医院、日本自治医科大学附属医院、美国哈佛大学附属BIDMC医院、亚特兰大EMORY医疗中心访问学者。现为温州市高层次人才特殊支持计划"温州名医"，温州市医学会消化内镜分会副主任委员，浙江省抗癌协会肿瘤内镜专业委员会副主任委员，温州市重点人群结直肠癌筛查项目办公室主任，浙江省医学会消化病学分会幽门螺杆菌学组副组长，中国幽门螺杆菌感染与胃癌防控办公室常务理事，国家消化道早癌防治中心联盟理事，中国抗癌协会肿瘤内镜学专业委员会委员，中国抗癌协会大肠癌专业委员会遗传学组委员，中国医师协会内镜医师分会消化内镜人工智能专业委员会委员，温州市医学会消化内镜分会超声内镜学组组长，温州市消化内镜质量控制中心常务副主任、益生菌联合实验室主任。

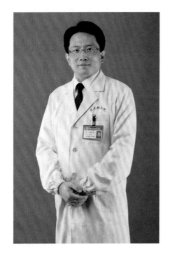

胡端敏 博士，主任医师，副教授，博士研究生导师。现任中国医药教育协会消化内镜专业委员会委员，江苏省医学会消化病学分会委员、胰腺病学分会常务委员、消化内镜学分会超声内镜学组副组长。师从诸琦教授，从事超声内镜临床诊疗 10 余年，致力于超声内镜检查术规范化操作和精细化探查，多次在国内会议上授课和示范操作。2009 年、2015 年和 2018 年分别在美国纽约州立大学布法罗分校、日本自治医科大学附属病院和德国马格德堡大学医学院附属医院学习。江苏省青年医学人才，姑苏医学重点人才。以第一作者或通讯作者发表 SCI 收录论文 40 余篇，其中 *Gastroenterology*、*Clinical Gastroenterology and Hepatology*、*Gastrointestinal Endoscopy*、*Digestive Endoscopy* 等发表论文 10 余篇，中华系列杂志发表论文 10 余篇。作为主编或副主编出版专著 3 部，参编专著 3 部，作为副主译出版专著 1 部，作为主审出版专著 1 部。

∾ 主审简介 ∾

廖专　男，1980 年出生，现任海军军医大学第一附属医院（上海长海医院）院长，消化内科主任医师，教授，博士研究生导师，国家消化系统疾病临床医学研究中心副主任，上海市胰腺疾病研究所副所长，兼任中华医学会消化内镜学会委员及胶囊内镜协作组组长、中国医师协会胰腺病专业委员会常务委员及慢性胰腺炎学组组长、上海市医学会消化内镜专科分会副主任委员等学术职务。主攻消化内镜新技术和慢性胰腺炎，在 *JAMA*、*JACC*、*Lancet Gastroenterology and Hepatology*、*Gastroenterology*、《中华消化内镜杂志》等发表论文 300 余篇（英文 150 余篇，被引3000 余次，H 指数 28），研究成果被写入 30 余部国际指 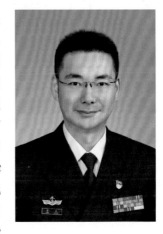 南；主编中英文专著 4 部，参与制定全国指南和共识 16 部，主持基金课题 30 余项，获发明专利 9 项、实用新型专利 22 项；先后入选"长江学者"特聘教授、国防科技卓越青年、国家优秀青年、青年长江学者、科技领军人才等国家级人才计划，获国家科技进步奖二等奖两次。

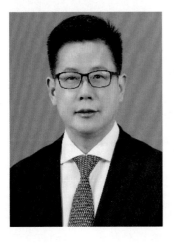 徐美东　同济大学附属东方医院副院长、消化内科、内镜中心主任，国家百千万人才工程专家，上海市领军人才，上海市五一劳动奖章获得者，上海市优秀学术带头人，上海工匠，是国内最早开展内镜黏膜下剥离术（endoscopic submucosal dissection，ESD）治疗消化道早癌及癌前病变、经口内镜食管下括约肌切开术（peroral endoscopic myotomy，POEM）治疗贲门失弛缓症的专家之一。2011 年在国际上首创隧道法内镜黏膜下肿物切除术（submucosal tunnel endoscopic resection，STER）治疗各种消化道黏膜下肿瘤。以主要完成人分别于 2019 年获得国家科学技术进步奖二等奖，2017 年获华夏医学科技奖一等奖及教育部科技进步奖一等奖，2016 年获上海市科技进步奖一等奖。近年来主持国家级课题 4 项、省部级课题 7 项。以第一作者或通讯作者发表 SCI 收录论文 40 余篇，

主编医学专著4部,同时参编医学专著10余部。获专利5项。担任《中华消化内镜杂志》《中华临床医师杂志（电子版）》等编委和通讯编委。

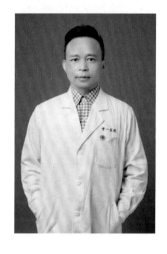

万荣 男,医学博士,主任医师,博士研究生导师。上海交通大学医学院附属第一人民医院消化科（北部）执行主任、大内科主任、内科教研室主任。上海交通大学副教授,南京医科大学、苏州大学客座教授,美国哥伦比亚大学医学中心、日本九州大学病院访问学者,上海市优秀学科带头人。入选上海市卫生系统"新百人计划"等。擅长消化内科疾病尤其是胆胰疾病的诊断与治疗及各种内镜诊疗技术。主持、参与和完成国家863计划重大项目子课题、国家自然科学基金面上项目（3项）、卫生部国家临床重点专科建设项目、上海市科学技术委员会重点项目、上海市自然科学基金项目等。发表医学专业论文30余篇,影响因子逾100。参编教材及学术著作6部。培养博士、硕士研究生20余人。

胥明 主任医师,硕士研究生导师。2007年毕业于上海第二医科大学（现上海交通大学医学院）,医学博士,主任医师,硕士研究生导师。目前担任上海市浦东新区人民医院消化科主任。2009年作为访问学者在加拿大麦吉尔（McGill）大学医学院进修消化内科,2010年到香港中文大学威尔逊亲王医院研修。擅长消化系统危重症的诊治,如重症胰腺炎、消化道大出血、胆道休克、重症炎症性肠病等；精通各类内镜操作；熟练掌握经内镜逆行胆胰管成像（endoscopic retrograde cholangiopancreatography，ERCP）、内镜黏膜下剥离术（endoscopic submucosal dissection，ESD）、超声内镜检查术（endoscopic ultrasonography，EUS）、内镜下精准食管胃静脉曲张断流术（endoscopic selective varices

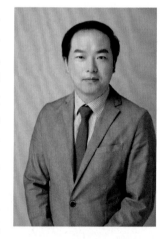

devascularization，ESVD）、经皮内镜胃造口术（percutaneous endoscopic gastrostomy，PEG）、消化道支架置入等内镜下介入治疗。以第一负责人主持上海浦东新区卫生健康委员会科研项目（3项）、江西吉安市科委课题（1项）、江苏省自然科学基金项目（1项）、南京医科大学教育研究课题（2项）,获得上海市科技进步奖三等奖。发表SCI收录论文9篇、中华系列文章5篇。参编专著3部。

现为上海市医学会消化系病专科分会胰腺学组委员、上海市医学会消化内镜分会第八届委员、上海市医学会食管和胃静脉曲张治疗专科分会第八届委员、上海市中西医结合学会消化内镜专业委员会委员、上海市抗癌协会消化内镜专业委员会委员、上海市老年学学会委员、中华消化心身联盟上海市委员会首届理事、上海市健康教育协会消化与健康专家委员会委员、上海浦东新区消化学会主任委员、上海浦东新区医学会内镜专业委员会委员、浦东新区中医药协会脾胃病专业委员会副主任委员。

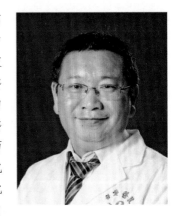

丁祥武　男，主任医师，硕士研究生导师，武汉市第四医院消化内科主任。湖北省有突出贡献中青年专家。中国中西医结合学会消化内镜学专业委员会、超声内镜专家委员会副主任委员，中国医师协会胰腺病专业委员会委员，湖北省中西医结合学会消化内镜学专业委员会超声内镜学组组长，中国医疗保健国际交流促进会消化分会委员，武汉市医师协会消化科医师分会副主委，武汉市中西医结合学会消化分会常委，湖北省医学会消化病学和消化内镜分会委员，《中华胰腺病杂志》通讯编委。曾任湖北省襄阳市医学会消化内镜专业委员会主任委员。主持省自然科学基金面上项目 1 项、省卫生厅青年人才基金项目 1 项。出版专著《上消化道超声内镜入门》（配套光盘）、《超声内镜引导下细针穿刺术》（附 62 个二维码视频），发表超声内镜相关论文 10 余篇。

前　言

作为一组常见病、多发病，食管胃肠疾病严重影响着国人的健康。近年来，随着胶囊内镜、激光共聚焦显微内镜、细胞内镜、超声内镜、人工智能技术等诸多技术的飞快进步，内镜黏膜切除术（endoscopic mucosal resection，EMR）、内镜黏膜下剥离术（endoscopic submucosal dissection，ESD）、隧道法内镜黏膜下肿物切除术（submucosal tunnel endoscopic resection，STER）、经口内镜食管下括约肌切开术（peroral endoscopic myotomy，POEM）等治疗方法在诸多医院迅速开展，一方面，消化道出血等临床急诊、食管胃肠息肉及早癌、炎症性肠病、肠易激综合征、慢性胃炎、消化性溃疡等诸多临床常见疾病得以有效诊疗；另一方面，临床医师迫切需要深入、规范学习食管胃肠疾病的诊疗，且存在诸多经验及不足需要总结、交流学习，同时，社区居民及非专业人士也有许多困惑、不解及急需科普之点。

有感于此，我们有幸邀请到国内 68 家一线大型医疗中心的 82 个科室的 184 位前辈、知名专家学者、临床一线中青年才俊历时 12 个月的酝酿及反复修改、整理，编写完成《食管胃肠疾病之临床一线》《食管胃肠疾病之内镜诊疗》《食管胃肠疾病之早癌早诊》三部专著，对临床最新诊疗技术、常见病多发病进行了详细论述。

《食管胃肠疾病之内镜诊疗》由来自 32 家医疗中心的 34 个科室的一线专家学者、中青年才俊倾力撰写。全书分为"内镜诊疗篇""超声内镜篇"共 2 篇 26 个章节，就常见的内镜诊疗方法、适应证及禁忌证、超声内镜特征等进行了系统讲解和演示。全书文字精炼、流畅、通俗易懂，320 余幅（复合）图片内容生动、丰富，130 余段视频演示及讲解，更为本书增添了诸多灵气。

全书既注重科普性、临床实用性，同时注重学术性及严谨性，是社区居民了解食管胃肠疾病的科普窗口，更是临床一线医师进阶的参考用书。适用于消化科、普外科医师阅读，同时也可供非专业人士及社区居民科普之用。

非常感谢姜琳琳女士（510763272@qq.com）百忙之中为本书绘制了精美插图。

本书著述过程中，正值新型冠状病毒感染疫情反复，非常感谢各位编委在抗击新型冠状病毒感染疫情的同时，牺牲个人本来就稀少的休息乃至吃饭时间，玉成书稿。同时，限于我们能力水平有限，书中粗疏不妥之处在所难免，恳请广大读者不吝批评指正。

编委会
2023 年 2 月 15 日于上海

目 录

第二篇　超声内镜

第一篇　内镜诊疗

第一章 激光共聚焦显微内镜

第一节 激光共聚焦显微内镜的理论基础

激光共聚焦显微内镜（confocal laser endomicroscope，CLE）是在共聚焦显微镜的基础上发展而来的，是共聚焦显微镜与内镜结合的产物。共聚焦显微镜自 1955 年诞生后，20 世纪 80 年代正式被投入使用。1998 年硬管式共聚焦显微内镜问世。2003 年由澳大利亚 Optiscan 公司和日本 Pentax 公司联手研制的第 1 台可曲式共聚焦显微内镜开始被应用于临床试验。2006 年 PentaxISC-1000 正式被投入临床。由于共聚焦显微内镜是整合在内镜前端，故又称为整合式共聚焦。近年来，法国 Mauna Kea 科技公司研发了 1 种新型探头式激光共聚焦显微内镜（probe-based confocal laser endomicroscopy，pCLE），其以微探头的形式通过内镜活检孔道插入进行诊断，适用内镜钳道大于 2.8 mm（胃镜、结肠镜探头）和大于 1.2 mm（胆道探头）的内镜。2021 年，国产的同类产品亦获批上市。

【激光共聚焦显微内镜的技术优势】

CLE 具有即时虚拟组织学成像及检测功能，能在内镜检查的同时对消化系统黏膜层活细胞及亚细胞进行检查，获得放大 500～1 000 倍的内镜图像，因此可观测到组织微观结构，有助于进行靶向活检，显著提高了消化系统肿瘤检出率，被誉为"光学活检"或"光学切片"。因此，使用 CLE 的光学活检可以解决某些常规成像未能取得结论性结果的诊断困境，还可以减少监测过程中对大量组织的取样要求，目前已被用于包括胃肠道、胆胰管、胰腺和肝脏在内的几乎所有消化系统器官，且已有大量研究对这项技术在消化内镜中的应用进行了评价。

【激光共聚焦显微内镜的局限性】

视野狭窄、成本高和专业操作员培训要求仍然是主要的限制因素，需要对操作员进行更严格的标准化培训，以确保结果的再现性。为获得明确证据，未来仍需要进行侧重于常规诊断应用、成本效益和标准化培训的多中心随机试验。

未来，CLE 与分子探针结合可用于疾病的分子表征，并评估靶向治疗的反应〔阿达木单抗、抗 MG7-Ag 的单克隆抗体、异硫氰酸荧光素（fluorescein isothiocyanate, FITC）标记多肽（ASY）、VRPMPLQ]。未来的研究途径可能是将荧光标记的瘤内注射与区域淋巴结的经针基激光共聚焦显微镜检查术（needle-based confocal laser endomicroscopy, nCLE）成像相结合，以完善前哨淋巴结检查技术。

【激光共聚焦显微内镜的临床应用】

近年来，CLE 的研究领域多集中于食管及胃肠道，包括：诊断巴雷特食管伴上皮内瘤变；识别并实时监测食管和胃黏膜的不典型增生，发现癌前病变；识别肠上皮化生，发现早期胃癌；检测 Hp 及 Hp 相关性胃炎；诊断炎症性肠病；鉴别肠道息肉的良恶性等。同时，CLE 还可选择性地对可疑部位进行靶向活检，有助于提高活检取材的准确性。

关于 CLE 在胆道胰腺领域的应用，目前的研究显示其主要用于常规检查方法下诊断率较低的 3 类胆胰疾病，即不确定性胆管狭窄、胰腺囊性病变和胰腺实质性病变。

【激光共聚焦显微内镜图像的解析方法】

激光共聚焦显微内镜图像主要通过腺体、细胞、微血管三个维度进行解析，以胃黏膜病变为例。

1. 非癌性病变：①腺体：规则的胃小凹，有序排列的腺体或腺体排列分布轻度改变。②细胞：形状、大小规则，上皮分层轻度增加，细胞极性正常。③微血管：正常管径，蜂窝状或线圈样；癌变/高级别上皮内瘤变。

2. 癌变/高级别上皮内瘤变：腺体形态、结构不规则，小凹和腺体排列紊乱或破坏；细胞形态不规整；上皮分层严重；细胞极性消失，形状、管径不规整。

第二节 激光共聚焦显微内镜的临床实践

【正常消化道黏膜 pCLE 图像】

正常消化道黏膜 pCLE 图像见图 1 - 1。

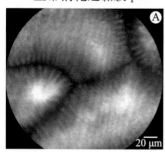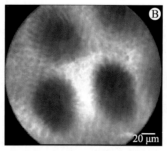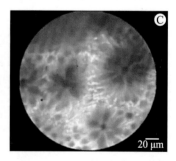

A. 正常胃窦 pCLE 图像，可见连棒状小凹，分割胃黏膜呈卵石样；B. 正常胃体 pCLE 图像，胃小凹呈卵圆形开口；C. 正常结肠 pCEL 图像，可见野菊花状的隐窝开口。

图 1 - 1 正常消化道黏膜 pCEL 图像

【胃疾病患者胃黏膜 pCLE 图像】

胃疾病患者胃黏膜 pCLE 图像见图 1-2～图 1-9。

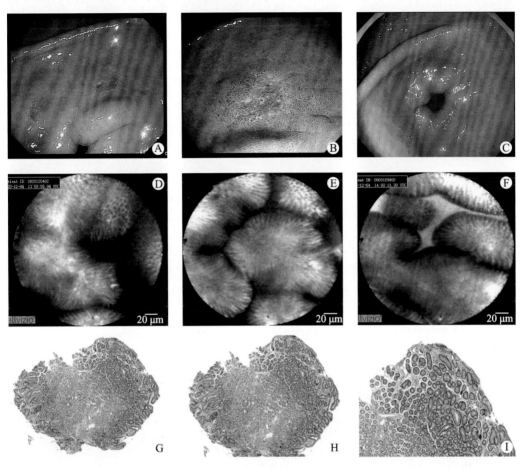

G　　　　　　　　H　　　　　　　　I

图 1-2　胃窦糜烂 pCLE 图像

男性，50 岁，上腹间断性疼痛 10 天，肿瘤学指标 CA19-9、CEA、CA125、AFP 正常，药物治疗。胃镜：胃底、胃体黏膜见点状发红，胃窦黏膜充血水肿，小弯侧见多发片状糜烂灶（A，B），治疗 10 天后复查见黏膜愈合（C）。pCLE：胃小凹呈短棒状，形态基本规则，大小基本均一，部分小凹可见荧光素钠渗漏，细胞极性好，微血管未见增粗迂曲，周围黏膜探查未见明显异常（D～F）。病理：浅表黏膜慢性炎，间质水肿（G～I）

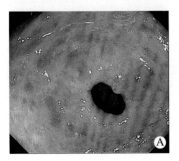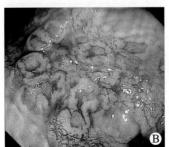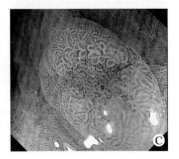

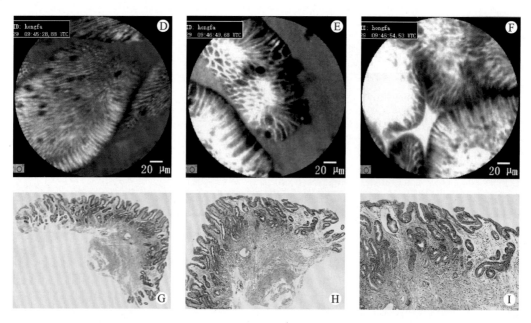

图 1-3 慢性萎缩性胃炎 pCLE 图像

女性，60岁，上腹部不适1年，肿瘤学指标 CA19-9、CEA、CA125、AFP 正常，内科治疗。胃镜：胃体、胃角、胃窦黏膜红白相间，以白为主，散在斑状发红（A~C）。pCLE：腺体萎缩，小凹数目减少，开口扩张，柱状上皮内可见黑色杯状细胞（D~F）。病理：慢性萎缩性胃炎（G~I）

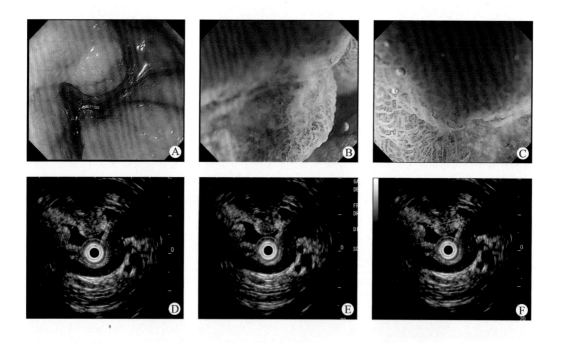

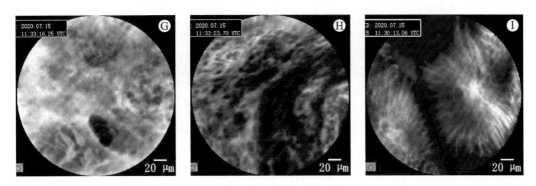

图 1-4　表现为Ⅱa+Ⅱc的浅表黏膜慢性炎 pCLE 图像

女性，57 岁，上腹部不适 1 个月，肿瘤学指标 CA19-9、CEA、CA125、AFP 正常。病理示浅表黏膜慢性炎伴局灶低级别上皮内瘤变，中度肠化，少量嗜酸性粒细胞。特殊染色：阿尔辛蓝染色（alcian blue staining）（+），高铁二胺（HID）（-），Hp（-），行内镜下射频治疗。胃镜：胃窦前壁近幽门处见一Ⅱa+Ⅱc病变，大小约为 1.0 cm，DL（+），表面结构、微血管轻微不规则（A~C）。超声内镜检查术（endoscopic ultrasonography，EUS）：黏膜层，偏低回声偏等回声（D~F）。pCLE：胃小凹不规则，微血管增粗紊乱，荧光素钠渗漏，上皮可见杯状细胞（G~I）

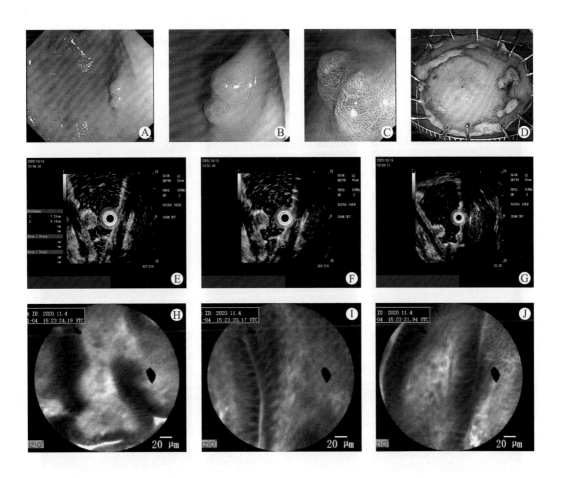

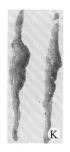
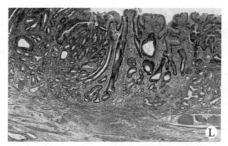
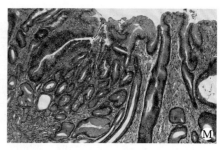

图 1-5　增生性息肉 pCLE 图像

女性，67 岁，上腹部不适 2 个月，肿瘤学指标 CA19-9、CEA、CA125、AFP 正常。胃镜：胃窦后壁见一隆起病变，大小约 1.0 cm×0.8 cm，表面糜烂（可能为活检所致）（A，B）。窄带成像放大内镜技术（NBI-ME）：隆起病灶大部分区域腺体结构规则，血管正常，局部（凹陷区域）血管密集，较紊乱（C）。EUS：病灶起源于黏膜下层及黏膜肌层，内呈偏低回声，中央呈管状，近无回声改变，大小 7.35 mm×6.14 mm，与固有层分界清楚（E～G）。pCLE：胃小凹结构不规则，呈腺瘤样改变，细胞极性可，未见明显异常增粗纹理微血管（H～J）。内镜黏膜下剥离术（endoscopic submucosal dissection，ESD）（D），术后病理示（胃窦，ESD）慢性萎缩性胃炎伴增生性息肉形成，小灶低级别上皮内瘤变（大小为 1 HPF），黏膜侧切缘及基底切缘均未见病变累及。免疫组化：低级别病变区 muc-6（-），MUC5AC（-），muc-2（少量+），Ki-67（热点区 40%+），P53（正常表达）（K～M）

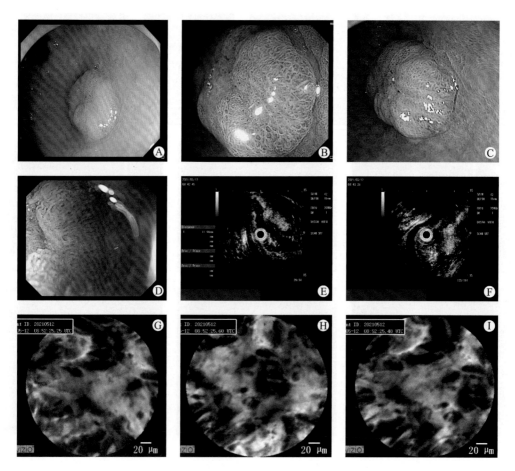

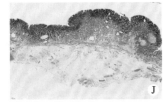
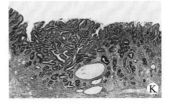
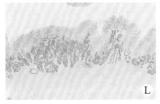

图 1-6 胃息肉伴高级别上皮内瘤变 pCLE 图像

女性，69 岁，上腹胀痛反复发作 2 年，加重 1 个月。外院胃镜：胃窦息肉样隆起。病理：管状腺瘤伴低级别上皮内瘤变。肿瘤学指标：CA19-9、CEA、CA125、AFP 正常。胃镜：胃窦近后壁可见一大小约 1.5 cm×2.0 cm Ⅱa 型病变，靛胭脂染色，表面凹凸不平，边界清楚；NBI-ME：DL（+），不规则微血管构造（IMVP）（+），不规则表面微结构（irregular microsurface pattern, IMSP）（+）（A～D）。EUS：黏膜层高回声改变，远场显示欠佳（E，F）。pCLE：背景胃黏膜呈萎缩性胃炎表现，病变处腺体大小不一，胃小凹和腺体排列紊乱，形态不规则，局部小凹结构破坏，明显紊乱、消失，微血管增粗紊乱，可见荧光素钠渗漏（G～I）。行 ESD，术后病理示（胃窦，ESD）低级别上皮内瘤变，局灶高级别（最大径 0.5 cm），黏膜侧切缘及基底切缘均未见病变累及，周围黏膜呈慢性萎缩性胃炎改变。免疫组化：高级别区 muc-2（部分+），MUC5AC（部分+），muc-6（部分+），Ki-67（热点区 50%+），CD10（-）（J～L）

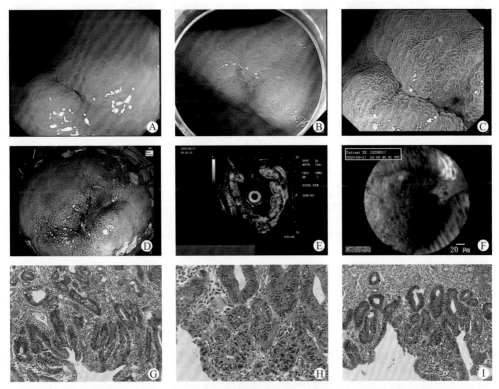

图 1-7 慢性萎缩性胃炎伴局灶高级别上皮内瘤变 pCLE 图像

男性，70 岁，腹部不适 1 月余。外院胃镜：隆起糜烂性胃炎。肿瘤学指标：CA19-9、CEA、CA125、AFP 正常。凝血功能正常。葡萄糖 7.1 mmol/L。胃镜：胃角黏膜不光滑，呈局灶萎缩表现，伴规则肠化黏膜；胃角偏后壁可见一 Ⅱa 型病变，可见活检痕迹；靛胭脂染色 NBI-ME：可见表面结构紊乱，微血管增粗，与周围黏膜有明显分界，范围约 1.5 cm×1.0 cm（A～D）。EUS：病灶位于黏膜层，回声偏低，不均匀，黏膜下层及固有肌层完整，分界清晰（E）。pCLE：胃角病变处胃小凹结构紊乱，可见肠化上皮，细胞极性可，未见明显异常微血管结构；胃窦处病变处胃小凹结构紊乱，可见肠化上皮，细胞极性可，未见明显异常微血管结构，胃窦背景黏膜呈广泛肠化表现（F）。行 ESD，术后病理示慢性萎缩性胃炎伴部分低级别上皮内瘤变，局灶高级别，黏膜侧切缘及基底切缘均未见病变累及（G～I）

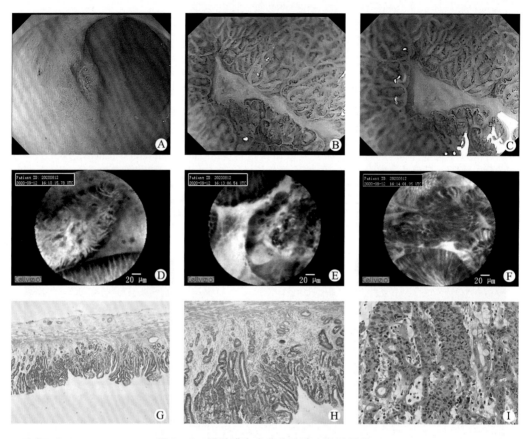

图 1-8　胃黏膜内中分化腺癌 pCLE 图像

女性，75 岁，上腹部不适 1 个月。肿瘤学指标：CA19-9、CEA、CA125、AFP 正常。胃镜：胃窦前壁 Ⅱa + Ⅱc 型病变，大小约 1.0 cm（A）。窄带成像技术（narrow-band imaging，NBI）：DL(+)，IMVP(+)，IMSP(+)（B，C）。pCLE：胃窦前壁病变，胃小凹结构破坏、紊乱，微血管增粗迂曲，直径达 20 μm，细胞极性差，边界处可见萎缩及肠化腺体（D～F）。行 ESD 切除，术后病理示（胃窦前壁）黏膜内中分化腺癌（直径约 0.5 cm），未见黏膜肌层侵犯，未见明确神经及脉管侵犯，黏膜侧切缘及基底切缘均未见肿瘤，周边黏膜中至重度慢性萎缩性胃炎伴中度肠上皮化生（G～I）

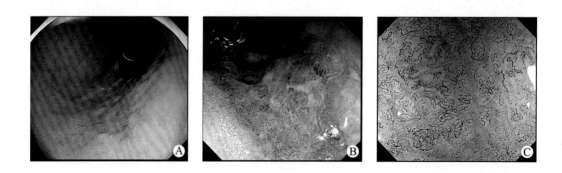

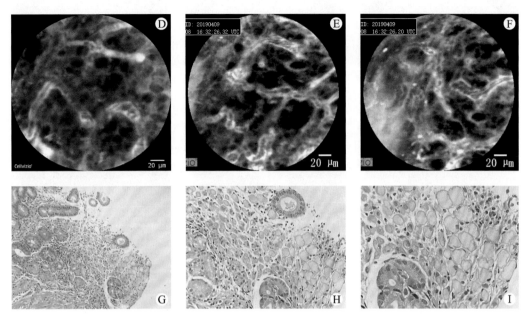

图 1-9　胃印戒细胞癌 pCLE 图像

女性，62 岁，上腹部胀满不适 1 年余。肿瘤学指标：CA19-9、CEA、CA125、AFP 正常。胃镜：胃体上段小弯侧见Ⅱc 型病变，边界不规则，周围呈褪色改变，中央凹陷处见腺体明显紊乱，血管不规则；凹陷表面无构造，局部出血丘样隆起，近口侧病变周围有蚕食像的黏膜中断，未见萎缩表现；病变表面构造消失，可见异常微血管增生（A～C）。pCLE：腺体构造消失，细胞极性消失，重度紊乱，大小不一，微血管增生扭曲变形（D～F）。行外科手术治疗，术后病理示低分化腺癌，部分为印戒细胞癌。免疫组化：CKpan（＋），CEA（部分＋），Vim（部分＋），P53（散在＋），Ki-67（约 30%）（G～I）

【结直肠疾病患者黏膜 pCLE 图像】

结直肠疾病患者黏膜 pCLE 图像见图 1-10～图 1-13。

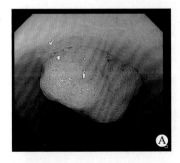
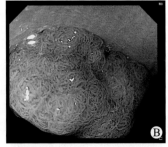
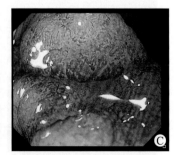

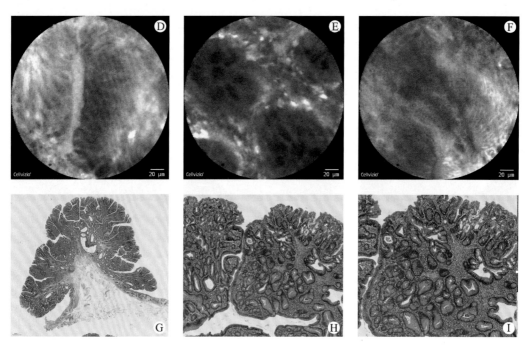

图 1-10　直肠息肉伴高级别上皮内瘤变 pCLE 图像

男性，76 岁，大便习惯改变 1 月余。既往结肠多发息肉，直肠 Is 病变。肿瘤学指标：CA19-9、CEA、CA125、AFP 正常。血糖 6.5 mmol/L。肠镜：直肠见一 Is 型病变，大小约 1.5 cm，靛胭脂染色边界清晰，表面构造规则；NBI：JNET 2A 型，pit pattern ⅢL（A～C）。pCLE：病变处隐窝结构不规则，排列紊乱，杯状细胞消失，细胞极性可（D～F）。ESD 术后病理：（直肠）管状腺瘤伴低级别上皮内瘤变（大小 1.5 cm×1 cm×0.8 cm），小灶高级别（直径 0.1 cm），黏膜侧切缘及基底切缘均未见病变累及。免疫组化：高级别区 β-catenin［膜、浆（+）］，CK20（+），CEA（部分+），Ki-67（热点区 40%+），P53（异常表达，+）（G～I）

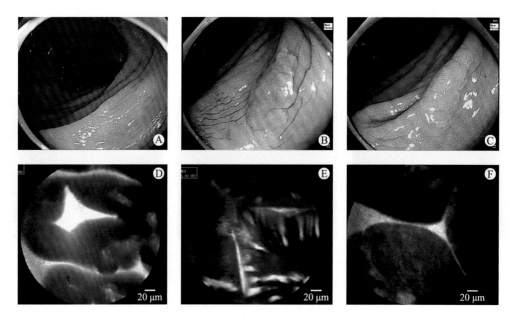

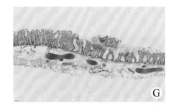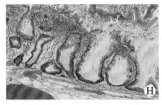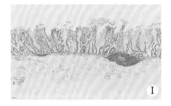

图 1-11 升结肠锯齿状腺瘤 pCLE 图像

男性，85 岁，发现结肠息肉 4 天。肿瘤学指标：CA19-9、CEA、CA125、AFP 正常。肠镜：升结肠近回盲部见一大小约 3 cm×2.5 cm 的Ⅱa 型息肉样隆起，边界不规则，靛胭脂染色后，边界清晰，pit pattern ⅡL+Ⅱ，可见黑点征，其旁见一大小约 1.0 cm×1.2 cm Ⅱa 型息肉（A~C）。pCLE：病灶处隐窝结构增宽、变形，部分呈锯齿状、绒毛样，未见明显异常微血管结构，细胞极性尚可（D~F）。ESD 术后病理：（升结肠，ESD）广基无蒂锯齿状腺瘤/息肉（SSA/P），黏膜侧切缘及基底切缘均未见病变累及，黏膜黑变病。免疫组化：腺体 β-catenin（胞膜 +），Ki-67（热点区 30% +），P53（正常表达），CEA（腔缘 +），SMA（平滑肌 +）（G~I）

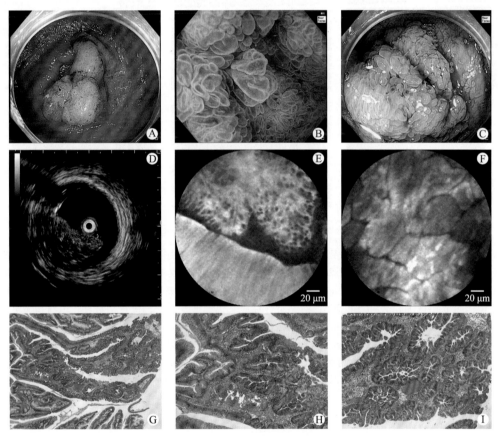

图 1-12 直肠管状腺瘤伴高级别上皮内瘤变 pCLE 图像

女性，67 岁，腹部不适 2 月余。肿瘤学指标：CA19-9 935.19 U/mL，CEA、CA125、AFP 正常。葡萄糖 10.80 mmol/L。肠镜：直肠Ⅱa+Ⅰs 型病变，大小约 3 cm×4 cm，表面呈褪色调，局部易出血，JNET 2A 型，pit pattern ⅢL（A~C）。EUS：病灶位于黏膜层，与黏膜下层分界清晰，突向肠腔，内部回声欠匀，伴偏低回声，截面大小为 35 mm×17 mm（D）。pCLE：腺体拉长，呈管状、绒毛样，局部腺体隐窝大小不等，结构紊乱不规则，杯状细胞大部分消失，细胞极性欠佳，未见异常增粗微血管（E，F）。ESD 术后病理：（直肠）管状腺瘤伴低级别上皮内瘤变（大小 1.5 cm×1 cm×0.8 cm），小灶高级别（直径 0.1 cm），黏膜侧切缘及基底切缘均未见病变累及（G~I）

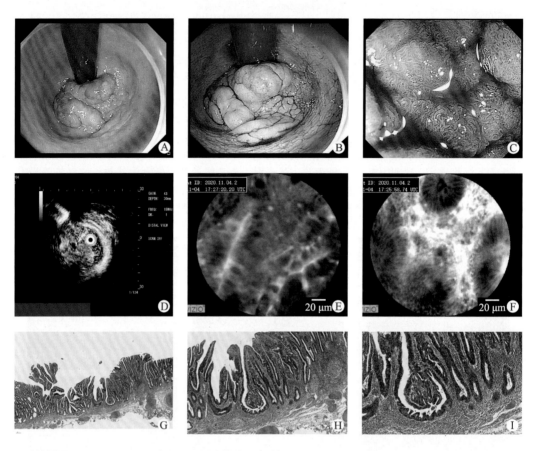

图 1-13　直肠管状腺瘤伴局灶黏膜内癌变 pCLE 图像

女性，83 岁，便血 1 个月。既往冠心病病史 5 年，2017 年行冠脉支架植入术。肿瘤学指标：CA19-9、CEA、CA125、AFP 正常。血糖 7.2 mmol/L。肠镜：直肠见侧向发育型肿瘤，其下缘越过齿状线约 1 mm，病变大小约 5.0 cm×4.0 cm，占据肠腔约 1/2 周，周围呈颗粒型，中央隆起呈结节样；JNET 2A 型，pit pattern ⅢL(A~C)。EUS：病变局部黏膜呈偏低回声改变，回声欠均匀；远场回声显示欠佳，似与黏膜下层分界不清（D）。pCLE：病变处肠隐窝结构大多呈绒毛样改变，局部隐窝结构紊乱，腺体破坏明显，血管增粗紊乱，腺体杯状细胞消失，细胞极性欠佳（E，F）。ESD 术后病理：（直肠）管状腺瘤伴低级别上皮内瘤变（范围 3.5 cm×3 cm×1 cm），部分区高级别（最大径 1.7 cm），灶性黏膜内癌变（高分化，单灶最大径 0.5 cm），癌未突破黏膜肌层，未见明确神经及脉管侵犯，基底切缘未见病变累及（G~I）

（龚　彪　余金钟　吴冬梅）

参考文献

1. CANTO M I, ANANDASABAPATHY S, BRUGGE W, et al. In vivo endomicroscopy improves detection of Barrett's esophagus-related neoplasia: a multicenter international randomized controlled trial (with video). Gastrointest Endosc, 2014, 79(2): 211-221.

2. TEMPLETON A, HWANG J H. Confocal microscopy in the esophagus and stomach. Clin Endosc, 2013, 46(5): 445-449.

3. GUO Y T, LI Y Q, YU T, et al. Diagnosis of gastric intestinal metaplasia with confocal laser endomicroscopy in vivo: a prospective study. Endoscopy, 2008, 40(7): 547-553.

4. PITTAYANON R, RERKNIMITR R, WISEDOPAS N, et al. Flexible spectral imaging color enhancement plus probe-based confocal laser endomicroscopy for gastric intestinal metaplasia detection. J Gastroenterol Hepatol, 2013, 28(6): 1004-1009.

5. NEUMANN H, VIETH M, ATREYA R, et al. Assessment of Crohn's disease activity by confocal laser endomicroscopy. Inflamm Bowel Dis, 2012, 18(12): 2261-2269.

6. WANDERS L K, EAST J E, UITENTUIS S E, et al. Diagnostic performance of narrowed spectrum endoscopy, autofluorescence imaging, and confocal laser endomicroscopy for optical diagnosis of colonic polyps: a meta-analysis. Lancet Oncol, 2013, 14(13): 1337-1347.

7. 左秀丽, 李长青, 李延青. 消化道共聚焦显微内镜诊断. 北京: 人民卫生出版社, 2014.

8. PILONIS N D, JANUSZEWICZ W, DI PIETRO M. Confocal laser endomicroscopy in gastro-intestinal endoscopy: technical aspects and clinical applications. Transl Gastroenterol Hepatol, 2022, 7: 7.

第二章 胶囊内镜

精彩视频请扫描二维码

传统消化内镜检查为插管式的纤维内镜检查，即纤维内镜经口或经肛门进入消化道进行检查，其过程中存在不适感强烈等问题，往往伴随恶心、呕吐、腹胀等。麻醉内镜虽然大大提升了检查的舒适感，但存在一定的麻醉风险。基于这些因素，很多人存在害怕、恐惧内镜检查的心理。为了克服传统内镜的检查盲区，2000年以色列科学家率先发明了小肠胶囊内镜，将传统内镜的功能集成于一颗胶囊大小的内镜中，患者吞服后胶囊内镜随胃肠道的蠕动即可进行小肠黏膜的检查。

胶囊内镜是外表像传统胶囊药丸的内镜系统，相当于把摄像机缩小，植入医用胶囊，长度一般在24~32 mm，直径在11 mm左右，表面光滑，易于吞服。胶囊内镜的内部包含微型彩色照相机、光源、电池、传感器、无线传输模块等元件。此外，内镜系统还包含体外图像记录仪、影像工作站和控制设备。胶囊内镜的工作原理为患者吞服胶囊，胶囊随胃肠道的蠕动或受体外磁力控制在消化道内运动，同时按照预先设置好的拍摄频率进行图像拍摄并传输到体外图像记录仪和影像工作站，内镜医师通过图像记录仪中的图像数据进行阅片，查看受检者消化道黏膜情况，从而做出诊断。受检者吞服的胶囊为一次性使用，一般会在3天内随大便自动排出体外。

自2000年首例胶囊内镜被成功研发以来，经历20余年的发展，胶囊内镜的光电性能、控制性能有了优化提升，现可检查食管、胃、小肠、结肠等各个部位。现有的胶囊内镜根据检查部位不同，分为小肠胶囊内镜、磁控胶囊胃镜、结肠胶囊内镜等，其中小肠胶囊内镜和结肠胶囊内镜主要依靠受检者胃肠道的自身蠕动被动运动，在运动过程中对肠道黏膜进行图像拍摄。小肠胶囊内镜为单摄像头构造，结肠胶囊内镜因观察部位位于结肠，常为双摄像头构造，可高频拍摄。鉴于胃腔体积大，在传统胶囊内镜的基础上增加磁控装置，可在体外主动控制胶囊在胃腔内的运动位置和方向，一般称为磁控胶囊胃镜（图2-1，视频2-1，视频2-2）。

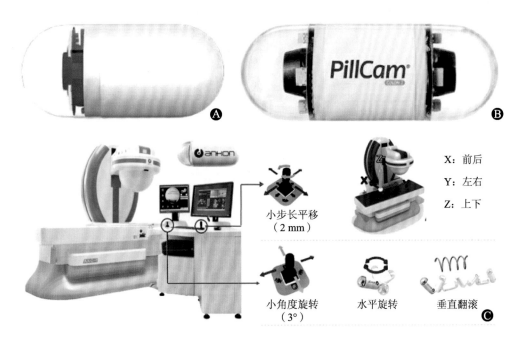

A. 小肠胶囊内镜；B. 结肠胶囊内镜；C. 磁控胶囊胃镜与操作台。

图 2-1　3 种胶囊内镜比较

第一节　磁控胶囊胃镜

磁控胶囊胃镜作为新兴检查技术，无须插管和麻醉，由我国研究团队率先将其转化应用于临床，其基于机械臂精准多维旋转移动的自适应匹配功能对胶囊的精准磁控原理，于 2012 年首次问世，先后获得国家食品药品监督管理局、欧盟 CE 和美国食品药品监督管理局创新医疗器械注册。作为我国高端医疗器械代表，磁控胶囊胃镜已被出口到美国、英国、德国、西班牙等国家，并在国内外 1000 余家单位应用于 100 余万例患者，成为广泛接受的舒适化胃镜检查新方法。

【适应证与禁忌证】

2021 年我国最新发布的《中国磁控胶囊胃镜临床应用指南（2021 年，上海）》对磁控胶囊胃镜检查的适应证与禁忌证做了归纳与总结，见表 2-1。

【诊断准确性】

磁控胶囊胃镜机器人通过精准磁控技术确保每颗胶囊检查都能够严格按照胃底、贲门、胃体、胃角、胃窦、幽门这一顺序对胃部进行有序的图像采集，从而保证了胃内各部位检查的完整性，最终达到胃部全面系统检查的目的（图 2-2）。

表 2-1 磁控胶囊胃镜检查的适应证与禁忌证

适应证	有或无上消化道症状拟行上消化道内镜检查者	最佳适应证	不愿接受或不能耐受传统胃镜（含无痛胃镜）或存在胃镜检查高风险人群； 健康管理（体检）人群胃部检查； 胃癌（浅表性肿瘤等）的初步筛查； 胃溃疡、胃息肉、胃底静脉曲张、糜烂性与萎缩性胃炎等病变检查随访； 药物相关性胃肠黏膜损伤的评估与监测； 无接触式（含远程操控）内镜检查
		相对适应证	急性上消化道出血（血流动力学稳定）； 食管静脉曲张与巴雷特食管等食管病变； 十二指肠溃疡与息肉等十二指肠病变； 胃部分切除及内镜微创治疗术后复查随访； 若胃部检查后可完成小肠检查，适应证同小肠胶囊内镜
禁忌证	存在普通小肠胶囊内镜或磁共振成像（magnetic resonance imaging，MRI）检查禁忌证者	相对禁忌证	已知或怀疑胃肠道梗阻、狭窄及瘘管； 吞咽功能障碍者
		绝对禁忌证	无手术条件或拒绝接受任何腹部手术者（包括内镜手术）； 体内有心脏起搏器、电子耳蜗、药物灌注泵、神经刺激器等电子装置与磁性金属物，但除外 MRI 兼容型产品； 身体状态或精神心理原因不能配合检查者； 妊娠期女性

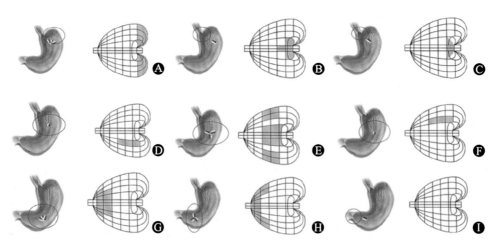

A. 胃底；B. 贲门远景；C. 贲门近景；D. 胃体后壁；E. 胃体大弯与小弯；F. 胃体前壁；G. 胃角；H. 胃窦；I. 幽门。

图 2-2 磁控胶囊胃镜的胃部检查流程示意

2012 年，我国学者纳入 68 名患者初步验证了磁控胶囊胃镜诊断的准确性，研究发现，与传统胃镜相比，磁控胶囊胃镜的阳性符合率为 96%，阴性符合率为 77.8%，总体诊断一致性为 91.2%，这表明机械臂式磁控胶囊胃镜诊断准确率与传统胃镜相似。2016 年，我国上海长海医院廖专教授团队在一项全国 7 个中心开展的大样本研究中进一步明确了磁控胶囊胃镜的诊断效能，研究发现以传统胃镜为金标准，磁控胶囊胃镜诊断胃疾病的敏感度为 90.4%，特异度为 94.7%，表明磁控胶囊胃镜与传统胃镜在胃病诊断方面具有高度一致性，研究论文及数据刊发在美国胃肠病协会（American Gastroenterological Association，AGA）的官方学术期刊《临床胃肠病学与肝病》（*Clinical Gastroenterology and Hepatology*，*CGH*）上，获得国际学术界高度认可。随着技术的不断创新，第二代磁控胶囊胃镜得以研发，其性能获得进一步提升。与第一代磁控胶囊胃镜相比，第二代磁控胶囊胃镜在拍摄频率、图像分辨率、电池电量方面有了明显优化。

【检查安全性】

磁控胶囊胃镜检查具有方便、无创伤、无痛苦、无交叉感染等优势，扩展了消化道检查的视野，克服了传统插入式内镜耐受性差等缺陷，同时其安全性也得到多项研究证实。

国内一项荟萃分析显示，胶囊滞留、吞咽困难、误吸、技术故障和操作不当等不良事件的发生率分别为 0.73%、0.75%、0%、0.94% 和 0.67%，且随着时间的推移，滞留率显著下降，表明磁控胶囊胃镜不良事件发生率较低，是一种安全的检查方式。针对胶囊滞留并发症，建立规范化胶囊滞留的处理流程无疑是必需的。针对吞咽困难的问题，研发的小型磁控胶囊胃镜降低了吞咽难度，显著提高了胶囊一次性吞咽成功率（89.58% *vs.* 60.42%）。新型冠状病毒感染疫情期间，研发的无接触式胶囊内镜检查法，通过 5G 或物理隔绝的方式远程操控胶囊胃镜，实现了医患之间完全无接触式检查，降低交叉感染风险（图 2-3）。

这样看来，对于亚健康人群及消化疾病患者来说，胶囊胃镜对胃部病变诊断效能高，是一项无痛、无交叉感染、不引起恐惧心理、舒适度高的检查方式，可作为临床诊断胃部疾病的重要手段，协助医师进行早期消化性系统疾病排查，值得在临床上进行深入研究和推广。

【检查流程】

胶囊内镜检查虽然简便，标准化的检查流程保证了诊疗工作的顺利有序开展；但是由于胶囊胃镜与传统胃镜工作方式不同，其工作时对胃部充盈度与清洁度要求较高，因此在进行磁控胶囊胃镜检查前，患者通常需要进行相应的胃肠道准备，具体检查流程如下。

1. 检查前1天，胃肠道准备要求：①饮食：早餐、中餐、晚餐清流质饮食（尽量喝粥、烂面条，富含纤维的蔬菜、坚果、难消化的肉类尽量不要食用，果蔬除皮后食用）；②空腹：晚8点后禁食；③饮水：晚8点后至检查前，可适量饮用无色透明纯净水，不能饮用带颜色的液体；④泻药：对于在胃部检查完成后继续进行小肠检查的患者，检查前4小时需喝清肠液进行清肠准备。

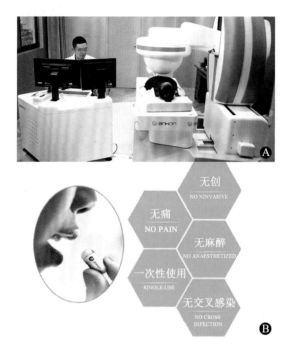

A. 磁控胶囊胃镜检查操作实景图；B. 磁控胶囊胃镜检查优势。

图2-3 磁控胶囊胃镜优势与安全性

2. 检查当天，磁控胶囊胃镜检查过程要求：①检查前40~60分钟喝祛泡剂（5 g二甲硅油散）消除胃腔中气泡，可同时加用20 000 U链霉蛋白酶。②反复翻身活动改变体位15分钟。③检查前10分钟起分次饮水（500~1 000 mL）至腹部有饱胀感，根据胃部充盈度评估情况适度增加饮水量（200 mL/次）。④穿检查服，接受胶囊内镜胃部检查（检查时间约15分钟）。⑤胶囊内镜胃部检查结束后，如需进行小肠检查，继续穿"数据传输仪背心"10小时左右，探查小肠情况，直至胶囊电池没电或排出体外；如不需要进行小肠检查，则脱掉"数据传输仪背心"离开检查室。⑥胶囊内镜胃部检查结束2小时后可饮水（无色），4小时后可进食固体食物。

3. 胶囊内镜检查结束后要求：①确认胶囊排出前禁止做磁共振检查；②注意排便情况并确认胶囊是否排出；③若胶囊14天未排出，请及时联系医师。

磁控胶囊胃镜整个检查过程舒适、便捷，在保证良好诊断效能的同时，使患者免于插入式内镜插管的痛苦，并且规避了麻醉的风险，为需要进行胃部检查的患者提供了一种全新的舒适化检查体验，大大提高了患者的依从性（图2-4）。

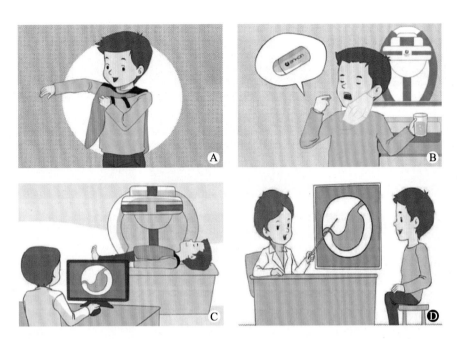

A. 检查服穿戴；B. 胶囊吞服；C. 磁控下检查；D. 医师阅片。

图2-4　磁控胶囊胃镜检查流程

【结果判读】

胶囊内镜拍摄的图像应由专业阅片医师进行阅片并给出报告，磁控胶囊胃镜阅片医师须取得执业医师资格证书，有200例以上胃镜检查经验，接受含阅片训练的规范化培训并取得相应合格证书。典型磁控胶囊胃镜图像如下。

（1）磁控胶囊胃镜典型解剖标志见图2-5。

（2）磁控胶囊胃镜典型病灶：①反流性食管炎（图2-6）；②食管癌（图2-7）；③食管黏膜下隆起（图2-8）；④糜烂性胃炎（图2-9）；⑤胃窦溃疡（图2-10）；⑥胃息肉（图2-11）；⑦胃黏膜下隆起（图2-12）；⑧十二指肠球炎（图2-13）；⑨十二指肠息肉（图2-14）；⑩十二指肠溃疡（图2-15）。

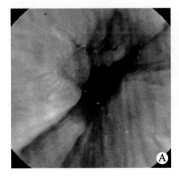
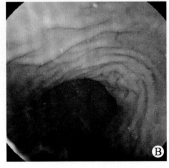
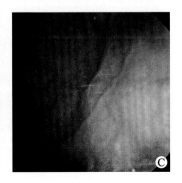

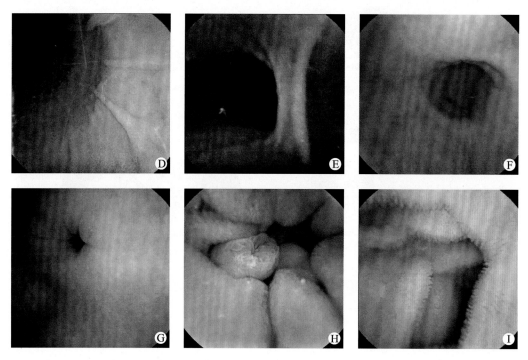

A. 齿状线；B. 贲门；C. 胃底；D. 胃体；E. 胃角；F. 胃窦；G. 幽门；H. 十二指肠乳头；I. 小肠。

图2-5 磁控胶囊胃镜典型解剖标志

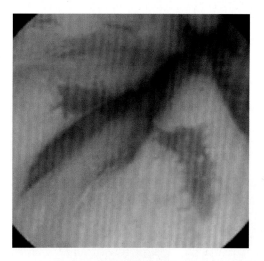

图2-6 反流性食管炎

35岁女性，反酸、胃灼热1月余，卧位时加重

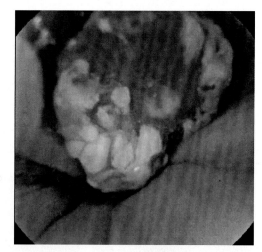

图2-7 食管癌

老年男性，进行性吞咽困难2月余，进食时有哽咽感

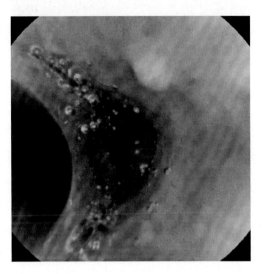

图2-8 食管黏膜下隆起

男性，43岁，体检

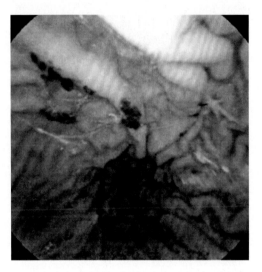

图2-9 糜烂性胃炎

男性，51岁，腹部隐痛不适1周余，近期有大量饮酒史，作息时间不规律

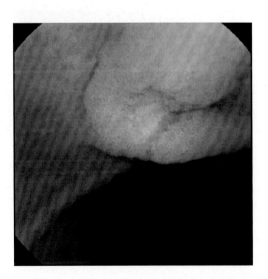

图2-10 胃窦溃疡

女性，25岁，反酸、胃灼热1周，进食后加重

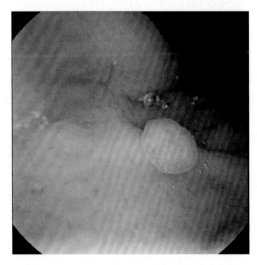

图2-11 胃息肉

男性，45岁，体检

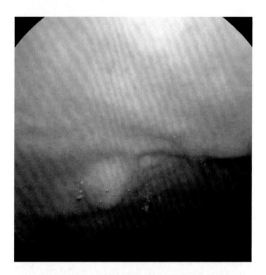

图 2 - 12　胃黏膜下隆起

女性，55 岁，体检

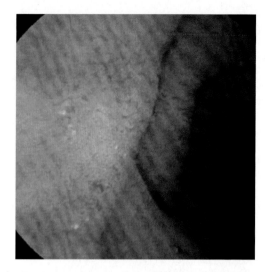

图 2 - 13　十二指肠球炎

男性，23 岁，腹胀、嗳气 1 月余，口干伴异味

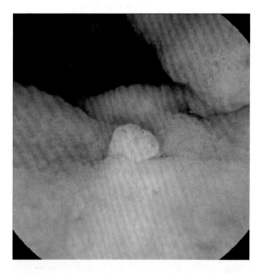

图 2 - 14　十二指肠息肉

男性，53 岁，体检

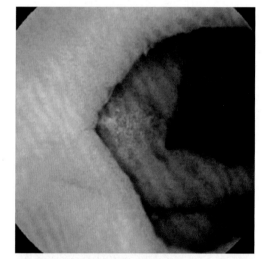

图 2 - 15　十二指肠溃疡

女性，26 岁，反酸、胃灼热 1 周，空腹时加重，进食后缓解

第二节　小肠胶囊内镜

【适应证】

小肠胶囊内镜适用于各种小肠疾病的诊断，对多种小肠疾病的检查率优于传统小肠镜检查。

1. **小肠出血**：胶囊内镜对小肠出血的总体诊断率为 38% ~ 83%（图 2 - 16），最佳检查时机为出血刚停止数天至 2 周内。

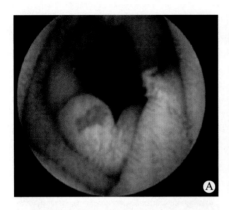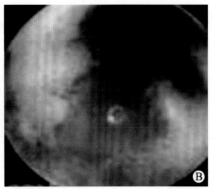

图 2 - 16　小肠出血

女性，21 岁，呕血、黑便入院 1 天，行上消化道内镜检查未见活动性出血，遂行胶囊内镜检查排查小肠出血

2. **缺铁性贫血**：小肠胶囊内镜在缺铁性贫血患者中的总体诊断效能为 53%，高于推进式小肠镜（25% ~ 35%），且推进式小肠镜存在未能发现胶囊内镜检出的病变的情况。

3. **克罗恩病**：小肠胶囊内镜对克罗恩病的诊断率为 43% ~ 77%（图 2 - 17），优于小肠钡灌肠、CT 小肠重建、MRI 小肠重建、结肠镜逆行回肠检查，诊断敏感度达 90%。

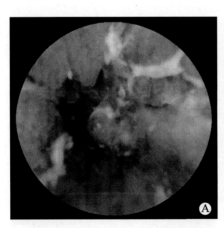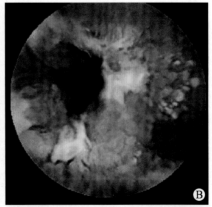

图 2 - 17　克罗恩病

男性，24 岁，体重 42 kg，体重指数（body mass index，BMI）14 kg/m^2，因消瘦伴肛周不适入院。肛周有 1 个 1 cm 左右的脓包，伴有触痛。行小肠胶囊内镜检查，提示肠道有节段性的溃疡病变。综合临床表现、生化指标、小肠 CT 造影（computed tomography enterography，CTE）、肠镜及病理结果，诊断为"克罗恩病肛周病变"

4. **小肠肿瘤**：小肠肿瘤大多见于因其他指征而进行的胶囊内镜检查（图 2 - 18），尽管胶囊内镜的发现率高于 CT 检查，但仍存在约 19% 的漏诊率。

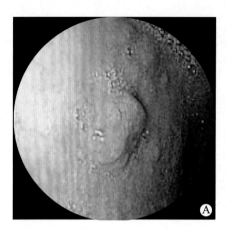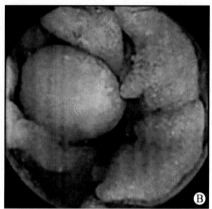

图 2 - 18　小肠肿瘤

女性，67 岁，因上腹部反复疼痛 1 个月入院。近 1 个月左、中、上腹部反复腹痛，呈隐痛，时有绞痛发作，伴呕吐，发作时可见腹部"鼓包"。近 2 周上述症状加重，行常规胃肠镜未见明显异常，腹部 CT 增强扫描示"左中腹局部空肠管壁增厚"，遂行小肠胶囊内镜检查

5. **遗传性息肉病综合征**：在非家族性腺瘤性息肉病、非波伊茨 - 耶格综合征患者中，胶囊内镜息肉检出率显著高于 MRI 小肠重建，尤其在检出 <5 mm 的息肉方面更具优势，但对十二指肠息肉的诊断效能低于传统胃镜。而对于家族性腺瘤性息肉病和波伊茨 - 耶格综合征等遗传性息肉病的患者来说，由于需要定期随访和监控，小肠胶囊内镜更具优势（图 2 - 19）。

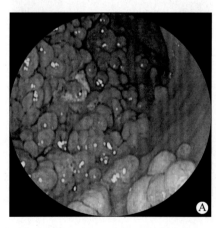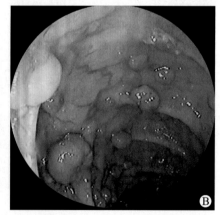

图 2 - 19　遗传性息肉病综合征

男性，7 岁，因频繁腹泻伴便血 3 年余入院。频繁腹痛，平日大便带血，因肠套叠多次赴医院行灌肠，遂行小肠胶囊内镜检查提示小肠多发息肉

6. 乳糜泻：小肠胶囊内镜在可疑乳糜泻患者中诊断的敏感度为70%～100%，特异度为64%～100%，但无法进行活检，因此对于确诊乳糜泻仍然存在一定局限性（图2－20）。

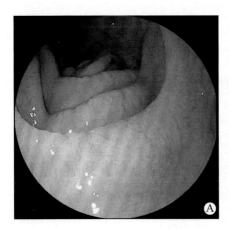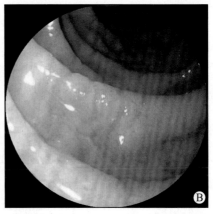

图2－20 乳糜泻

男性，48岁，因无明显诱因双下肢水肿1年余入院。近1年来无明显诱因双下肢轻度水肿，下午、夜间较重，无尿量减少和颜面部水肿。7个月来进食肉类后感腹胀不适，有时发热达38℃，伴恶心、呕吐胃内容物或腹泻水样便，禁食1～2天后好转，无腹痛，2个月内发作4～6次。实验室检查结果示严重的低白蛋白血症，血单克隆免疫球蛋白增高。胶囊内镜检查示空肠黏膜水肿，脑回样改变。综合考虑诊断为乳糜泻

7. 非甾体抗炎药相关性小肠黏膜损害：小肠胶囊内镜对非甾体抗炎药相关性小肠黏膜损害的检出率高达68%，远超传统检查方法（图2－21）。

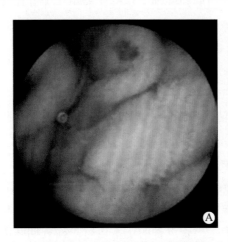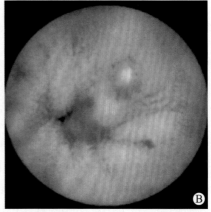

图2－21 非甾体抗炎药相关性小肠黏膜损害

男性，68岁，因上中腹部不适1月余入院。1年前行经皮冠脉介入术（percutaneous coronary intervention，PCI）后长期服用阿司匹林行抗血小板治疗。近1个月偶感腹部不适。行上消化道内镜检查见胃黏膜损伤，遂行小肠胶囊内镜检查提示小肠黏膜损伤

小肠胶囊内镜在多种小肠疾病的诊断中具有优势，把小肠胶囊内镜和传统小肠镜检查方法相结合可极大地提高小肠疾病的检出率。

【禁忌证】

1. 绝对禁忌证：无手术条件或拒绝接受任何腹部手术者（一旦胶囊滞留将无法通过手术取出）。

2. 相对禁忌证：①已知或怀疑胃肠道梗阻、狭窄及瘘管；②心脏起搏器或其他电子仪器植入者；③吞咽障碍者；④孕妇。

【安全性】

胶囊滞留是小肠胶囊内镜检查最常见的并发症，总体滞留率在2%左右，炎症性肠病患者的胶囊内镜滞留率为4%~8%。发现胶囊滞留后，除非高度怀疑恶性肿瘤，大多数情况下采取保守治疗。期间可应用针对性的药物治疗（如皮质醇等）促进炎症性肠病等患者中滞留胶囊的排出。当需要取出小肠滞留胶囊时，可通过器械辅助式小肠镜和手术方式取出。如果小肠有胶囊滞留且不需要早期手术治疗时，可采取双气囊小肠镜避免手术。但是在所有明确或高度怀疑肿瘤的病例中，手术干预仍是取出滞留胶囊的第一选择，此时手术的主要目的是治疗小肠疾病，同时取出滞留胶囊。

除此之外，胶囊误吸也是一种潜在的严重不良事件。目前认为胶囊总体误吸率约为0.1%，且主要存在于老年患者（约90%），未确诊的隐性吞咽功能障碍也是发生胶囊误吸的潜在原因。因此，在吞服胶囊之前必须详细采集临床病史，尤其应注意识别老年患者潜在的吞咽功能障碍，对吞咽障碍或吞咽困难的患者，应通过胃镜辅助等方式将胶囊送至十二指肠。

【检查流程】

1. 检查前准备：①检查前需禁食或进清流质10~12小时；②检查前夜行肠道清洁准备（推荐使用清肠剂和适当的祛泡剂）；③检查前半小时服用适量祛泡剂，以减少泡沫对视野的影响；④不推荐使用促胃肠道动力药。

2. 小肠胶囊内镜检查操作过程：检查时将数据记录仪通过导线与粘贴于患者腹部体表的阵列传感器电极相连或者穿戴记录仪背心。患者吞服胶囊后，按时记录相关症状，监视数据记录仪上闪烁的指示灯，以确定检查设备的正常运行。检查期间避免剧烈运动及进入强磁场区域，以防图像信号受到干扰。在服用胶囊2小时后可饮清水，4小时后可进少许固体食物。在胶囊电池耗尽时或胶囊经回盲瓣进入结肠（小肠胶囊内镜）或自肛门排出体外（结肠胶囊内镜）后将数据记录仪从患者身上取下，并连接到可进行数据处理的工作站。数据记录仪中的图像资料最终下载至工作站中，并由相关软件进行处理。

3. 检查后注意事项：临床上将胶囊内镜检查后 2 周及以上未从体内排出，定义为胶囊滞留。胶囊滞留部位以下消化道为主，大部分可无临床表现，但胶囊滞留体内时间过长可导致肠梗阻或穿孔。如果记录到胶囊已到达结肠，则可基本排除胶囊滞留（结肠滞留情况 < 所有滞留的 1%）。大部分滞留胶囊可自行排出，只有不到 2% 的患者会出现相应的临床症状，一旦出现临床症状，应尽快诊断处理。

腹部平片是确定胶囊滞留的首选检查方法，被欧洲胃肠道内镜学会（European Society of Gastrointestinal Endoscopy，ESGE）指南推荐，当需要明确胶囊具体位置时可行腹部 CT 检查。对于炎症性肠病患者，部分可通过使用药物治疗改善肠道炎症，继而促进胶囊自发排出，其余有症状的患者多通过内镜、外科手术或腹腔镜处理。胶囊长时间滞留，可能出现胶囊崩解、急性肠梗阻和肠穿孔的情况，此时建议行内镜或手术取出滞留的胶囊。

【结果判读】

小肠胶囊内镜检查的操作并不复杂，但胶囊内镜的读片是一项相当繁重的工作，也是胶囊内镜检查结果是否有临床价值的关键。胶囊内镜的图像解读结果取决于胶囊内镜图片本身的质量与阅片医师的经验和工作态度。除通过各种肠道准备方法尽可能提高图片质量以外，阅片医师的经验也是正确读片的重要因素。指南推荐可根据患者和阅片者的具体情况调整阅片的速度，保证病灶的检出效能，但近端小肠因病变发生率高，应尽可能降低阅片速率。

小肠的常见病灶包括小肠黏膜瘀点、红斑、糜烂、溃疡、出血、息肉、憩室、肿瘤等。临床上对于小肠疾病的诊断除胶囊内镜结果外，还需结合患者的病史、临床表现及其他辅助检查结果综合判断。

【最新进展】

随着技术的发展，小肠胶囊内镜的功能及应用前景被不断拓宽。释药胶囊在克罗恩病及不明原因的下消化道出血领域也有一定的需求，现有的技术可在小肠内定位并释放 1 mL 的靶向药物。活检功能的缺乏是小肠胶囊内镜面临的一大挑战，为克服这一难题，相关研究正在积极开展，并展示出强大的生命力。除此之外，为克服烦琐阅片程序导致的诊断率下降，AI 阅片系统正不断被开发，但是，目前 AI 阅片无法完全替代人工阅片，具有争议性的结果仍需有经验的医师进行裁定。最新研究证实胶囊内镜可用于年龄大于 8 个月的儿童患者及成人患者，小肠胶囊内镜在小肠疾病的诊断中发挥着至关重要的作用，在提高患者舒适度的同时具有较高的诊断率和安全性。

第三节　结肠胶囊内镜

2006 年 Eliakim 等开发了第一代结肠胶囊内镜（colon 1 capsule endoscope，CCE-1）。与小肠胶囊内镜相似，结肠胶囊内镜同样是由胶囊、数据记录仪、计算机工作站及图像管理软件（RAPID 软件）组成的新型结肠检查设备，随消化道蠕动获取沿途肠壁图像，观察肠道黏膜情况。其胶囊部分大小为 11 mm×31 mm，胶囊两端配有 154°视角的摄像装置，通过无线信号传输将获取的图像上传至计算机工作站。为进一步适应临床需求，2009 年第二代结肠胶囊内镜（Pillcam colon 2 capsule endoscopy，CCE-2）问世。相较于 CCE-1，CCE-2 的视角扩大至 172°，能够更加完整地观察同一平面的黏膜情况，从而适应肠道结构，减少漏诊发生。CCE-2 的数据记录仪（data recorder 3，DR3）能够实时调控胶囊的拍摄速度，并配有液晶显示屏，能够通过振动、蜂鸣协助操作者及患者完成检查（图 2-22）。随着结肠胶囊内镜的推广，2012 年欧洲消化内镜学会专门制定结肠胶囊内镜应用专家共识。2014 年，基于一项 884 例患者的 16 个临床中心关于结肠胶囊内镜应用的临床试验，结肠胶囊内镜获得美国食品药品监督管理局批准。作为常规结肠镜检查的一个重要补充，结肠胶囊内镜在欧美国家已经被广泛应用，而在国内的应用尚在起步阶段，尚须开展临床研究来证实其有效性和安全性。

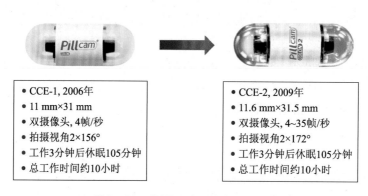

- CCE-1, 2006年
- 11 mm×31 mm
- 双摄像头，4帧/秒
- 拍摄视角2×156°
- 工作3分钟后休眠105分钟
- 总工作时间约10小时

- CCE-2, 2009年
- 11.6 mm×31.5 mm
- 双摄像头，4~35帧/秒
- 拍摄视角2×172°
- 工作3分钟后休眠105分钟
- 总工作时间约10小时

图 2-22　CCE-1 与 CCE-2 的比较

2018 年 Eliakim 等开发了一种能够评估克罗恩病严重程度及范围的新一代全肠胶囊内镜（Pillcam Crohn's），其在 CCE-2 的基础上增加了 Pillcam 软件（Version 9.0），胶囊吞入即开始拍摄，工作周期为 10~12 小时。Pillcam 软件将小肠分为 3 段，加上全结肠共 4 个部分，并评估各部分克罗恩病相关的参数，包括疾病分布、病变严重程度和范围。目前 Pillcam Crohn's 已获得美国食品药品监督管理局批准，可用于一次性观察小肠和结肠。

【适应证】

①需要接受结肠镜检查，但不能耐受或条件不允许者；②结肠镜检查无法到达回盲瓣，同时无消化道梗阻者；③溃疡性结肠炎的随访，以指导治疗；④普通人群的结肠病变筛查。

【禁忌证】

结肠胶囊内镜与小肠胶囊内镜的禁忌证相似。

1. 绝对禁忌证：无手术条件或拒绝接受任何腹部手术者（一旦胶囊滞留将无法通过手术取出）。

2. 相对禁忌证：①已知或怀疑胃肠道梗阻、狭窄及瘘管；②心脏起搏器或其他电子仪器植入者；③吞咽障碍者；④孕妇；⑤对肠道准备剂磷酸钠中毒者。因此，对于使用磷酸钠中毒的患者，应被扩大至结肠胶囊内镜的相对禁忌证中，如老年、低血容量、肾功能不全等患者。对于此类患者，也可选用其他肠道准备剂。

【准确性】

1. 结肠息肉与结肠癌：CCE-1 对于结肠息肉探测的敏感度和特异性仅为中等程度。2009 年进行的一项研究显示，CCE-1 对 ≥6 mm 的结肠息肉的敏感度和特异性分别为 64% 和 84%，对进展期腺瘤的敏感度和特异性分别为 73% 和 79%，对结肠癌的敏感度为 74%。自 CCE-2 上市以来，结肠胶囊内镜探查结肠息肉的准确性有所提高，对结肠息肉的敏感性范围为 84%~89%，特异性为 64%~95%。最新系统评价显示，CCE-2 对 >6 mm 的息肉的敏感性为 79%~96%，特异性为 66%~97%；对 ≥10 mm 息肉的敏感性为 84%~97%，优于 CT 结肠成像术。完整结肠胶囊内镜检查的结直肠癌检出率为 93%（25/27），因此 CCE-2 作为一种结直肠癌的筛查手段，诊断效能优于CT 结肠造影，可作为结肠镜检查的有效补充。

2. 炎症性肠病：结肠胶囊内镜在炎症性肠病方面的主要作用体现在监测疾病活动性的过程中，评估黏膜恢复情况。由于结肠胶囊内镜无法进行组织学活检，其监测炎症性肠病的数据并不充分。一项大型研究数据显示，与传统结肠镜相比，CCE-1 探测活动性溃疡性结肠炎的敏感性和特异性分别为 89% 和 75%；CCE-2 对黏膜炎症和中度至重度炎症的敏感性分别为 97.0% 和 94.0%。由于克罗恩病导致的肠腔狭窄会引起胶囊滞留，使用结肠胶囊内镜探查克罗恩病的文献相对较少。儿科克罗恩病患者数据显示，结肠胶囊内镜对肠道炎症检测的敏感性和特异性分别为 89.0% 和100.0%。结肠胶囊内镜的无创性及检查安全性，为儿童群体的结肠检查提供了更好的选择。

3. 结肠镜检查不完全患者和高危患者：2014 年，美国食品药品监督管理局批准了 CCE-2 在结肠镜检查不完全患者中的应用。对于结肠镜检查不完全的患者，结肠胶囊内镜完整结肠图像检查率达 75.0%~98.0%。对于不能进行麻醉和常规结肠镜检查风险比较高的患者，一项研究显示结肠胶囊内镜检查结肠的完成率为 83.2%。因此，对于不能耐受传统结肠镜或检查危险系数大的患者，可以选择结肠胶囊内镜检查。

【敏感性】

新一代全肠胶囊内镜（Pillcam Crohn's）的检查范围囊括小肠及结肠，其报告分为小肠Ⅰ、Ⅱ、Ⅲ段+结肠，全肠检查完成率为 83%~91%。该胶囊内镜可全面判断炎症性肠病等广泛肠道疾病的分布与活动度，结果优于生化指标；此外，在胃镜检查阴性的消化道出血患者中，其病因检出率达 83%。

【安全性】

结肠胶囊内镜具有舒适、无创、无交叉感染风险等特点，检查相对安全，但有时也会发生一些并发症。统计发现轻中度并发症的发生率达 4.1%，包括恶心、呕吐、头痛、腹痛、乏力、由电极胶带引起的过敏性皮疹等；重度并发症的发生率为 0.49%，包括低钾血症、心力衰竭、胶囊滞留、肠穿孔等。

【检查流程】

结肠胶囊内镜检查前需要进行肠道准备以保持肠道的清洁，帮助胶囊获取清晰、无遮挡黏膜图像，保证胶囊自然排出速度。目前临床上普遍使用的是 2012 年欧洲胃肠道内镜学会的标准化肠道准备方案：检查前 1 天清流质饮食，4 L 的复方聚乙二醇电解质散分次服用（检查前 1 天晚 2 L，检查当天早晨 2 L）；胶囊进入小肠后，在无禁忌证的前提下建议口服磷酸钠盐 2 次以促进胶囊运动和排出；吞服胶囊 1 小时后胶囊尚未通过幽门者，建议给予促胃肠动力药。

在良好肠道准备的前提下，结肠胶囊内镜进入肠道开始工作，其通过胶囊两端的摄像头拍摄肠道的图像，上传至 RAPID 软件。胶囊排出或数据记录仪无电时即可卸下记录仪，录取图像信息。经过培训的内镜医师利用 RAPID 软件自带的工具估计病变的大小，并得出最终报告。

【结果判读】

(1) 结肠胶囊内镜检查中观察到的结肠息肉（图 2-23）。

(2) 结肠胶囊内镜和结肠镜检查中观察到的结肠癌（图 2-24）。

(3) 结肠胶囊内镜和结肠镜检查中观察到的活动期溃疡性结肠炎，表现为全结肠炎（图 2-25）。

(4) 结肠胶囊内镜下观察到的活动期溃疡性结肠炎，严重程度分别为轻度、中度和重度（图 2 - 26）。

（5）结肠胶囊内镜下观察到的溃疡性结肠炎，可见炎性息肉（图 2 - 27）。

（6）结肠胶囊内镜检查中观察到的克罗恩病肠道溃疡（图 2 - 28）。

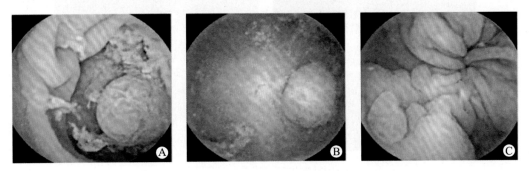

A. 息肉直径≥10 mm；B. 息肉直径≥6 mm；C. 息肉直径＜6 mm。

图 2 - 23 结肠息肉

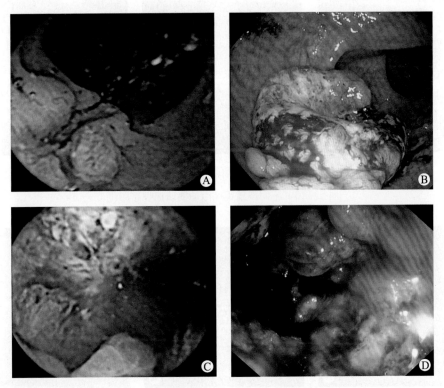

A，C. 结肠胶囊内镜所见；B，D. 结肠镜所见。

图 2 - 24 结肠癌

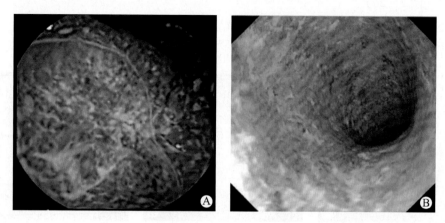

A. 结肠胶囊内镜所见；B. 结肠镜所见。

图2-25 活动期溃疡性结肠炎

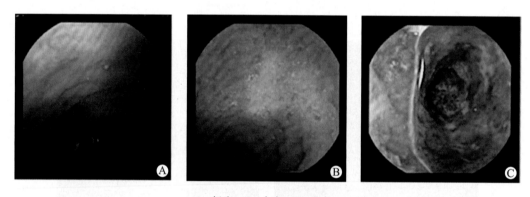

A. 轻度；B. 中度；C. 重度。

图2-26 不同严重程度活动期溃疡性结肠炎

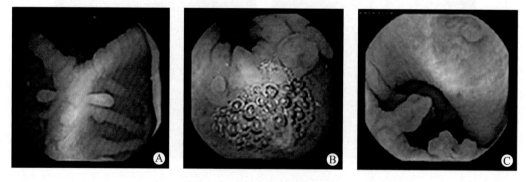

图2-27 炎性息肉

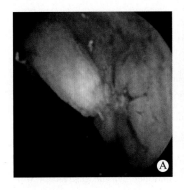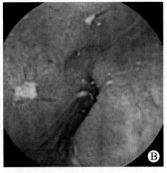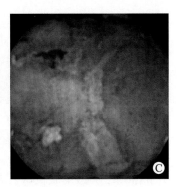

图 2-28 克罗恩病肠道溃疡

【最新进展】

由于结肠胶囊内镜具有舒适、无创、无交叉感染风险、诊断准确率高等特点，在临床上值得推广运用，特别是在新型冠状病毒感染疫情期间其能够减少对结肠镜检查的需求，降低医护人员的感染风险。随着技术的进步和发展，结肠胶囊内镜以下几个方面将会成为未来研究热点：①改良肠道准备。充分的肠道准备和良好的结肠清洁度与胶囊内镜检查的准确性息息相关，目前用于改善肠道准备的新方法和装置不断涌现以提高肠道清洁度和胶囊排出率，提升胶囊可视化，包括使用促动力剂、搭载于结肠胶囊内镜的结肠清洗系统（magnetic air capsule，MAC）及 X 线辅助成像等。②人工智能（AI）阅片。AI 技术在胃肠病学，尤其是内镜影像阅片与诊断领域的应用，为临床医师阅片诊断提供了极大的便利。目前卷积神经网络（convolutional neural network，CNN）被应用于胃肠镜的辅助诊断。一项研究将 CNN 用于结肠胶囊内镜下结肠息肉自主检测和定位，与人工阅片相比，展示出了高准确度（96.4%）、敏感性（97.1%）和特异性（93.3%）。随着 AI 的不断开发，更多算法被应用于结肠胶囊内镜指日可待。③体外实时操控胶囊并实时成像。在结肠中，磁控胶囊内镜技术的可操作性和安全性已得到证实，在不久的将来可以期待其在探测和监视结肠病灶的过程中有更好的应用。

（廖 专 钱阳阳 蒋 熙）

参考文献

1. 国家消化系统疾病临床医学研究中心(上海)，国家消化内镜质控中心，中华医学会消化内镜学分会胶囊内镜协作组，等. 中国磁控胶囊胃镜临床应用指南(精简版，2021 年，上海). 中华消化杂志，2021，41(9)：582-587.

2. 国家消化内镜质控中心，中国医师协会内镜医师分会消化内镜专业委员会，中国医师协会内镜医师分会消化内镜健康管理与体检专业委员会，等. 磁控胶囊胃镜系统医疗质量控制技术规范. 中国实用内科杂志, 2018, 35(4): 345－347.

3. JIANG X, PAN J, LI Z S, et al. Standardized examination procedure of magnetically controlled capsule endoscopy. VideoGIE, 2019, 4(6): 239－243.

4. ZOU W B, HOU X H, XIN L, et al. Magnetic-controlled capsule endoscopy *vs.* gastroscopy for gastric diseases: a two-center self-controlled comparative trial. Endoscopy, 2015, 47(6): 525－528.

5. LIAO Z, HOU X, LIN-HU E Q, et al. Accuracy of magnetically controlled capsule endoscopy, compared with conventional gastroscopy, in detection of gastric diseases. Clin Gastroenterol Hepatol, 2016, 14(9): 1266－1273.

6. JIANG B, QIAN Y Y, PAN J, et al. Second-generation magnetically controlled capsule gastroscopy with improved image resolution and frame rate: a randomized controlled clinical trial (with video). Gastrointest Endosc, 2020, 91(6): 1379－1387.

7. WANG Y C, PAN J, LIU Y W, et al. Adverse events of video capsule endoscopy over the past two decades: a systematic review and proportion meta-analysis. BMC Gastroenterol, 2020, 20(1): 364.

8. WANG Y, LIAO Z, WANG P, et al. Treatment strategy for video capsule retention by double-balloon enteroscopy. Gut, 2017, 66(4): 754－755.

9. JIANG X, QIU X O, LI Z, et al. Small-sized versus standard magnetic capsule endoscopy in adults: a two-center, double-blinded randomized controlled trial. Endoscopy, 2023, 55(1): 52－57.

10. PAN J, LI Z, LIAO Z. Noncontact endoscopy for infection-free gastric examination during the COVID-19 pandemic. VideoGIE, 2020, 5(9): 402－403.

11. 国家消化系统疾病临床医学研究中心(上海), 国家消化内镜质控中心, 中华医学会消化内镜学分会胶囊内镜协作组, 等. 中国小肠胶囊内镜临床应用指南(2021, 上海). 中华消化内镜杂志, 2021, 38(8): 589－614.

12. ROCKEY D C. Occult and obscure gastrointestinal bleeding: causes and clinical management. Nat Rev Gastroenterol Hepatol, 2010, 7(5): 265－279.

13. DIONISIO P M, GURUDU S R, LEIGHTON J A, et al. Capsule endoscopy has a significantly higher diagnostic yield in patients with suspected and established small-bowel Crohn's disease: a meta-analysis. Am J Gastroenterol, 2010, 105(6): 1240－1248.

14. DUBCENCO E, JEEJEEBHOY K N, PETRONIENE R, et al. Capsule endoscopy findings in patients with established and suspected small-bowel Crohn's disease: correlation with radiologic, endoscopic, and histologic findings. Gastrointest Endosc, 2005, 62(4): 538－544.

15. ESAKI M, MATSUMOTO T, WATANABE K, et al. Use of capsule endoscopy in patients with Crohn's disease in Japan: a multicenter survey. J Gastroenterol Hepatol, 2014, 29(1): 96－101.

16. KONO T, HIDA N, NOGAMI K, et al. Prospective postsurgical capsule endoscopy in patients with Crohn's disease. World J Gastrointest Endosc, 2014, 6(3): 88－98.

17. NIV E, FISHMAN S, KACHMAN H, et al. Sequential capsule endoscopy of the small bowel for follow-up of patients with known Crohn's disease. J Crohns Colitis, 2014, 8(12): 1616－1623.

18. SWAIN P. Wireless capsule endoscopy and Crohn's disease. Gut, 2005, 54(3): 323－326.

19. TRIESTER S L, LEIGHTON J A, LEONTIADIS G I, et al. A meta-analysis of the yield of capsule endoscopy compared to other diagnostic modalities in patients with non-stricturing small bowel Crohn's disease. Am J Gastroenterol, 2006, 101(5): 954－964.

20. HAKIM F A, ALEXANDER J A, HUPRICH J E, et al. CT-enterography may identify small bowel tumors not detected by capsule endoscopy: eight years experience at Mayo clinic rochester. Dig Dis Sci, 2011, 56(10): 2914-2919.

21. RICCIONI M E, CIANCI R, URGESI R, et al. Advance in diagnosis and treatment of small bowel tumors: a single-center report. Surg Endosc, 2012, 26(2): 438-441.

22. ZAGOROWICZ E S, PIETRZAK A M, WRONSKA E, et al. Small bowel tumors detected and missed during capsule endoscopy: single center experience. World J Gastroenterol, 2013, 19(47): 9043-9048.

23. CASPARI R, VON FALKENHAUSEN M, KRAUTMACHER C, et al. Comparison of capsule endoscopy and magnetic resonance imaging for the detection of polyps of the small intestine in patients with familial adenomatous polyposis or with Peutz-Jeghers' syndrome. Endoscopy, 2004, 36(12): 1054-1059.

24. MATSUMOTO T, ESAKI M, MORIYAMA T, et al. Comparison of capsule endoscopy and enteroscopy with the double-balloon method in patients with obscure bleeding and polyposis. Endoscopy, 2005, 37(9): 827-832.

25. POSTGATE A, HYER W, PHILLIPS R, et al. Feasibility of video capsule endoscopy in the management of children with Peutz-Jeghers syndrome: a blinded comparison with barium enterography for the detection of small bowel polyps. J Pediatr Gastroenterol Nutr, 2009, 49(4): 417-423.

26. GUPTA A, POSTGATE A J, BURLING D, et al. A prospective study of MR enterography versus capsule endoscopy for the surveillance of adult patients with Peutz-Jeghers syndrome. AJR Am J Roentgenol, 2010, 195(1): 108-116.

27. AKIN E, DEMIREZER BOLAT A, BUYUKASIK S, et al. Comparison between capsule endoscopy and magnetic resonance enterography for the detection of polyps of the small intestine in patients with familial adenomatous polyposis. Gastroenterol Res Pract, 2012, 2012: 215028.

28. MATA A, LLACH J, CASTELLS A, et al. A prospective trial comparing wireless capsule endoscopy and barium contrast series for small-bowel surveillance in hereditary GI polyposis syndromes. Gastrointest Endosc, 2005, 61(6): 721-725.

29. ROKKAS T, NIV Y. The role of video capsule endoscopy in the diagnosis of celiac disease: a meta-analysis. Eur J Gastroenterol Hepatol, 2012, 24(3): 303-308.

30. TACHECÍ I, BRADNA P, DOUDA T, et al. NSAID-induced enteropathy in rheumatoid arthritis patients with chronic occult gastrointestinal bleeding: a prospective capsule endoscopy study. Gastroenterol Res Pract, 2013, 2013: 268382.

31. REZAPOUR M, AMADI C, GERSON L B. Retention associated with video capsule endoscopy: systematic review and meta-analysis. Gastrointest Endosc, 2017, 85(6): 1157-1168.

32. LIAO Z, GAO R, XU C, et al. Indications and detection, completion, and retention rates of small-bowel capsule endoscopy: a systematic review. Gastrointest Endosc, 2010, 71(2): 280-286.

33. YUNG D E, PLEVRIS J N, KOULAOUZIDIS A. Short article: aspiration of capsule endoscopes: a comprehensive review of the existing literature. Eur J Gastroenterol Hepatol, 2017, 29(4): 428-434.

34. DAI N, GUBLER C, HENGSTLER P, et al. Improved capsule endoscopy after bowel preparation. Gastrointest Endosc, 2005, 61(1): 28-31.

35. DE FRANCHIS R, AVGERINOS A, BARKIN J, et al. ICCE consensus for bowel preparation and prokinetics. Endoscopy, 2005, 37(10): 1040-1045.

36. CHEN H B, HUANG Y, CHEN S Y, et al. Small bowel preparations for capsule endoscopy with mannitol and simethicone: a prospective, randomized, clinical trial. J Clin Gastroenterol, 2011, 45(4): 337 – 341.

37. ITO T, OHATA K, ONO A, et al. Prospective controlled study on the effects of polyethylene glycol in capsule endoscopy. World J Gastroenterol, 2012, 18(15): 1789 – 1792.

38. 戈之铮, 李兆申. 中国胶囊内镜临床应用指南. 中国实用内科杂志, 2014, 34(10): 984 – 991.

39. NATALI C D, BECCANI M, OBSTEIN K L, et al. A wireless platform for in vivo measurement of resistance properties of the gastrointestinal tract. Physiol Meas, 2014, 35(7): 1197 – 1214.

40. WOODS S P, CONSTANDINOU T G. Wireless capsule endoscope for targeted drug delivery: mechanics and design considerations. IEEE Trans Biomed Eng, 2013, 60(4): 945 – 953.

41. YIM S, GULTEPE E, GRACIAS D H, et al. Biopsy using a magnetic capsule endoscope carrying, releasing, and retrieving untethered microgrippers. IEEE Trans Biomed Eng, 2014, 61(2): 513 – 521.

42. SOFFER S, KLANG E, SHIMON O, et al. Deep learning for wireless capsule endoscopy: a systematic review and meta-analysis. Gastrointest Endosc, 2020, 92(4): 831 – 839.

43. ARGÜELLES-ARIAS F, DONAT E, FERNÁNDEZ-URIEN I, et al. Guideline for wireless capsule endoscopy in children and adolescents: a consensus document by the SEGHNP (Spanish Society for Pediatric Gastroenterology, Hepatology, and Nutrition) and the SEPD (Spanish Society for Digestive Diseases). Rev Esp Enferm Dig, 2015, 107(12): 714 – 731.

44. ELIAKIM R, FIREMAN Z, GRALNEK I M, et al. Evaluation of the Pillcam colon capsule in the detection of colonic pathology: results of the first multicenter, prospective, comparative study. Endoscopy, 2006, 38(10): 963 – 970.

45. ELIAKIM R, YASSIN K, NIV Y, et al. Prospective multicenter performance evaluation of the second-generation colon capsule compared with colonoscopy. Endoscopy, 2009, 41(12): 1026 – 1031.

46. SPADA C, HASSAN C, GALMICHE J P, et al. Colon capsule endoscopy: European Society of Gastrointestinal Endoscopy (ESGE) guideline. Endoscopy, 2012, 44(5): 527 – 536.

47. REX D K, ADLER S N, AISENBERG J, et al. Accuracy of capsule colonoscopy in detecting colorectal polyps in a screening population. Gastroenterology, 2015, 148(5): 948 – 957.

48. ELIAKIM R, SPADA C, LAPIDUS A, et al. Evaluation of a new pan-enteric video capsule endoscopy system in patients with suspected or established inflammatory bowel disease—feasibility study. Endosc Int Open, 2018, 6(10): E1235 – E1246.

49. ENNS R A, HOOKEY L, ARMSTRONG D, et al. Clinical practice guidelines for the use of video capsule endoscopy. Gastroenterology, 2017, 152(3): 497 – 514.

50. SPADA C, HASSAN C, BELLINI D, et al. Imaging alternatives to colonoscopy: CT colonography and colon capsule. European Society of Gastrointestinal Endoscopy (ESGE) and European Society of Gastrointestinal and Abdominal Radiology (ESGAR) guideline—update 2020. Endoscopy, 2020, 52(12): 1127 – 1141.

51. VAN GOSSUM A, MUNOZ-NAVAS M, FERNANDEZ-URIEN I, et al. Capsule endoscopy versus colonoscopy for the detection of polyps and cancer. N Engl J Med, 2009, 361(3): 264 – 270.

52. SPADA C, PASHA S F, GROSS S A, et al. Accuracy of first-and second-generation colon capsules in endoscopic detection of colorectal polyps: a systematic review and Meta-analysis. Clin Gastroenterol

Hepatol, 2016, 14(11): 1533 – 1543.

53. SPADA C, HASSAN C, MUNOZ-NAVAS M, et al. Second-generation colon capsule endoscopy compared with colonoscopy. Gastrointest Endosc, 2011, 74(3): 581 – 589.

54. MÖLLERS T, SCHWAB M, GILDEIN L, et al. Second-generation colon capsule endoscopy for detection of colorectal polyps: systematic review and meta-analysis of clinical trials. Endosc Int Open, 2021, 9(4): E562 – E571.

55. VUIK F E R, NIEUWENBURG S A V, MOEN S, et al. Colon capsule endoscopy in colorectal cancer screening: a systematic review. Endoscopy, 2021, 53(8): 815 – 824.

56. SUNG J, HO K Y, CHIU H M, et al. The use of Pillcam colon in assessing mucosal inflammation in ulcerative colitis: a multicenter study. Endoscopy, 2012, 44(8): 754 – 758.

57. SHI H Y, CHAN F K L, HIGASHIMORI A, et al. A prospective study on second-generation colon capsule endoscopy to detect mucosal lesions and disease activity in ulcerative colitis (with video). Gastrointest Endosc, 2017, 86(6): 1139 – 1146.

58. OLIVA S, CUCCHIARA S, CIVITELLI F, et al. Colon capsule endoscopy compared with other modalities in the evaluation of pediatric Crohn's disease of the small bowel and colon. Gastrointest Endosc, 2016, 83(5): 975 – 983.

59. DEDING U, KAALBY L, BØGGILD H, et al. Colon capsule endoscopy vs. CT colonography following incomplete colonoscopy: a systematic review with Meta-analysis. Cancers (Basel), 2020, 12(11): 3367.

60. TAI F W D, ELLUL P, ELOSUA A, et al. Panenteric capsule endoscopy identifies proximal small bowel disease guiding upstaging and treatment intensification in Crohn's disease: A European multicentre observational cohort study. United European Gastroenterol J, 2021, 9(2): 248 – 255.

61. MUSSETTO A, ARENA R, FUCCIO L, et al. A new panenteric capsule endoscopy-based strategy in patients with melena and a negative upper gastrointestinal endoscopy: a prospective feasibility study. Eur J Gastroenterol Hepatol, 2021, 33(5): 686 – 690.

62. TAL A O, VERMEHREN J, ALBERT J G. Colon capsule endoscopy: current status and future directions. World J Gastroenterol, 2014, 20(44): 16596 – 16602.

63. PECERE S, SENORE C, HASSAN C, et al. Accuracy of colon capsule endoscopy for advanced neoplasia. Gastrointest Endosc, 2020, 91(2): 406 – 414.

64. MEISTER T, HEINZOW H S, DOMAGK D, et al. Colon capsule endoscopy versus standard colonoscopy in assessing disease activity of ulcerative colitis: a prospective trial. Tech Coloproctol, 2013, 17(6): 641 – 646.

65. YE C A, GAO Y J, GE Z Z, et al. Pillcam colon capsule endoscopy versus conventional colonoscopy for the detection of severity and extent of ulcerative colitis. J Dig Dis, 2013, 14(3): 117 – 124.

66. D'HAENS G, LÖWENBERG M, SAMAAN M A, et al. Safety and feasibility of using the second-generation Pillcam colon capsule to assess active colonic Crohn's disease. Clin Gastroenterol Hepatol, 2015, 13(8): 1480 – 1486.

67. MACLEOD C, WILSON P, WATSON A J M. Colon capsule endoscopy: an innovative method for detecting colorectal pathology during the COVID-19 pandemic? Colorectal Dis, 2020, 22(6): 621 – 624.

68. DEDING U, KAALBY L, BAATRUP G, et al. The effect of prucalopride on the completion rate and polyp detection rate of colon capsule endoscopies. Clin Epidemiol, 2022, 14: 437 – 444.

69. VALDASTRI P, CIUTI G, VERBENI A, et al. Magnetic air capsule robotic system: proof of concept of a novel approach for painless colonoscopy. Surg Endosc, 2012, 26(5): 1238 – 1246.

70. GLUCK N, HALF E E, BIEBER V, et al. Novel prep-less X-ray imaging capsule for colon cancer screening: a feasibility study. Gut, 2019, 68(5): 774 – 775.

71. BLANES-VIDAL V, BAATRUP G, NADIMI E S. Addressing priority challenges in the detection and assessment of colorectal polyps from capsule endoscopy and colonoscopy in colorectal cancer screening using machine learning. Acta Oncol, 2019, 58(sup1): S29 – S36.

72. GU H, ZHENG H, CUI X, et al. Maneuverability and safety of a magnetic-controlled capsule endoscopy system to examine the human colon under real-time monitoring by colonoscopy: a pilot study (with video). Gastrointest Endosc, 2017, 85(2): 438 – 443.

第三章 小肠镜

精彩视频请扫描二维码

小肠起始于胃幽门口,终止于回盲瓣,全长5~7 m,是人体消化道最长的器官。因小肠壁表面含有大量的小肠绒毛,成为人体消化吸收面积最大的器官,也是最重要的消化吸收场所,但因小肠远离口腔及肛门,传统检测手段受限,使之成为消化道最后的盲区。直到2001年日本发明了双气囊小肠镜(double-balloon enteroscopy,DBE),人们才揭开了小肠的神秘面纱。2007年,日本进一步推出了单气囊小肠镜(single-balloon endoscopy,SBE),自此DBE与SBE被统称为气囊辅助式小肠镜(balloon-assisted enteroscopy,BAE)。而近年来,电动螺旋式小肠镜(powerspiral enteroscopy,SPE)进一步缩短了小肠镜的检查时间,简化了小肠镜操作难度。

我国自2003年引进双气囊小肠镜开展小肠镜常规检查技术,并逐步掌握了小肠镜下相关治疗技术,使得许多以往无法展现和解决的小肠疑难疾病得到有效破解。近年来,小肠镜技术越来越受到重视,小肠镜逐渐成为我国大型综合医院的标配。2008年我国推出了《双气囊内镜临床应用规范草案》,其是我国第1部小肠镜专家共识,制定了适应证、禁忌证等各种规范,为小肠镜技术的临床开展提供了强有力的支撑及指导。2018年,中华医学会消化内镜学分会小肠镜和胶囊镜学组制定了《中国小肠镜临床应用指南》,其在2008版草案的基础上结合小肠镜临床发展进行了修改,更加强调小肠镜在治疗上的作用,能更好地指导临床开展小肠镜诊疗技术。

本章以双气囊小肠镜为主要内容,阐述小肠镜的诊疗。

【适应证与禁忌证】

临床上遇到疑似小肠疾病、确诊小肠病变或需内镜下治疗时,传统方法包括消化道造影、胶囊内镜、小肠CT造影及胃肠镜技术等无法解决,此时小肠镜可派上用场,大显身手,其不仅可以直视下清晰观察病变,还可以精准活检,得到病理,明确病灶的性质,甚至可以行内镜下治疗。但因小肠肠壁薄、肠腔小、长度长,使得小肠镜操作技术复杂,难度大,操作时间长,具有一定的风险,故需严格掌握其适应证和禁忌证,做好充分的小肠镜术前准备,从源头上控制风险(表3-1)。

表 3 - 1 小肠镜诊疗的适应证与禁忌证

适应证	禁忌证
① 潜在小肠出血及不明原因缺铁性贫血；	绝对禁忌证
② 疑似克罗恩病；	① 严重心、肺等器官功能障碍者；
③ 不明原因腹泻或蛋白丢失；	② 无法耐受或配合内镜检查者
④ 疑似吸收不良综合征（如乳糜泻等）；	相对禁忌证
⑤ 疑似小肠肿瘤或增殖性病变；	① 小肠梗阻无法完成肠道准备者；
⑥ 不明原因小肠梗阻；	② 有多次腹部手术史者；
⑦ 外科肠道手术后异常情况（如出血、梗阻等）；	③ 孕妇；
⑧ 临床相关检查提示小肠存在器质性病变可能；	④ 其他高风险状态或病变者（如中度以上食管－胃底静脉曲张者、大量腹水等）；
⑨ 已确诊的小肠病变（如克罗恩病、息肉、血管畸形等）治疗后复查；	⑤ 低龄儿童（＜12 岁）
⑩ 小肠疾病的治疗：如小肠息肉切除术、小肠异物（如胶囊内镜等）取出术、小肠血管病变治疗术、小肠狭窄扩张术等；	
⑪ 困难结肠镜无法完成的全结肠检查；	
⑫ 手术后消化道解剖结构改变常导致常规十二指肠镜无法完成的经内镜逆行胆胰管成像（endoscopic retrograde cholangiopancreatography，ERCP）	

近年来也有研究指出小肠镜对于低龄儿童小肠疾病诊断具有较高价值，且具有较高安全性，故低龄儿童是否为小肠镜禁忌证需进一步讨论。

2018 版《中国小肠镜临床应用指南》在 2008 版《双气囊内镜临床应用规范草案》中的 9 种适应证的基础上，增加了小肠疾病治疗、困难结肠镜、术后困难 ERCP 等 3 项，扩展至 12 种适应证。适应证的扩增反映了近年来小肠镜下治疗技术的成熟，小肠镜已从单纯的诊断逐步向诊治一体化过渡。

【术前准备】

一、进镜途径选择

小肠镜有 2 种进镜途径，分别为经口和经肛。

1. 经口进镜：适用于考虑病变部位位于空肠时。一般可通过临床症状、胶囊内镜或小肠 CT/MRI 判断，胶囊内镜发现病变部位所需时间/整个小肠通过时间≤0.6，或小肠 CT/MRI 提示病变位于空肠（图 3 - 1）。

2. 经肛进镜：适用于考虑病变部位位于回肠时。一般也可以通过临床症状、胶囊内镜或小肠 CT/MRI 判断，胶囊内镜发现病变部位所需时间/整个小肠通过时间＞0.6，或小肠 CT/MRI 提示病变位于回肠（图 3 - 2）。

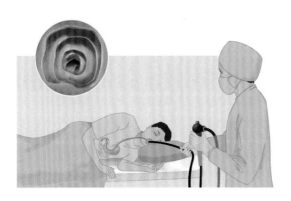
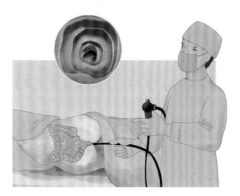

图 3-1 经口进镜示意   图 3-2 经肛进镜示意

二、肠道准备

检查前 1 天开始低纤维饮食，晚餐后开始禁食。经口检查者在检查前 8～10 小时禁食，4～6 小时禁水；经肛检查者在检查前 4～6 小时开始服用肠道清洁剂，2 小时内服用完毕。对于无法耐受一次性大剂量清洁剂的患者，可考虑分次服用法，即一半剂量在检查前 1 天晚上服用，另一半剂量在检查当天提前 4～6 小时服用。

三、麻醉准备

建议小肠镜检查在麻醉或镇静状态下进行，通常推荐静脉麻醉方式。经口进镜时建议采用气管插管麻醉以避免误吸，经肛进镜时可不采用气管插管而仅静脉麻醉，但当存在肠梗阻或胃潴留时也需要气管插管以避免误吸。当患者存在麻醉禁忌、有强烈小肠镜检查指征（如小肠出血或辅助检查明确提示小肠病变等）、预估检查时间较短的，在与患者充分沟通的情况下，可以在镇静状态下行小肠镜检查。

四、设备准备

在做小肠镜检查前操作者需将相关设备彻底清洗消毒，并仔细检查机器设备、外套管、气囊、气泵等器材设备完好性，尤其需要注意外套管或内镜前端的气囊是否有漏气或无法完成注气/放气的现象。另外，外套管与镜身需润滑油充分润滑，有利于保证操作灵活度和减少小肠镜摩擦损耗（视频 3-1）。

【双气囊小肠镜】

一、经口进镜途径

双气囊小肠镜由口腔进镜至胃窦，通常由操作者单独完成（图 3-1）。在进镜前需将外套管尽量往镜身后部推送，最大限度地将镜身前部伸出，有利于进镜。一般手握镜身前部，注意不要握外套管，到达胃部时，助手可将外套管尽可能推送至镜身前部（直到刻度标记为止），操作者再以外套管为支撑点，继续插入镜身通过幽门口、十二指肠，此时，再将外套管尽可能推送至镜身前部，并将外套管气囊和内镜气囊都注气，再勾拉，拉直镜身使小肠尽可能套在外套管上，根据"插入镜身—推送外套管—双气囊注气—勾拉—插入镜身"的循环操作进入空肠，直至到达目标位置或不能再进镜为止。

二、经肛进镜途径

双气囊小肠镜经肛进镜分2个阶段。

1. 结肠进镜阶段：双气囊小肠镜由肛门插入直肠后，操作者手握镜身前部，注意不要握外套管，直至无法再进镜时，助手可将外套管尽可能推送至镜身前部（直到刻度标记为止），并将外套管气囊和内镜气囊都注气，再勾拉，操作者再以外套管为支撑点，继续插入镜身，再推送外套管，后注气勾拉，经过2~3个循环，使镜身前部依次通过横结肠、升结肠，直至回盲部。

2. 小肠进镜阶段：在准备进入回肠末端时，确定小肠镜在结肠内不成袢（可通过镜身在体内的长度和自由度判断），操作者手握镜身，以外套管为支撑点，继续插入镜身通过回盲瓣进入回肠末端，并尽可能到达回肠深处，此时，助手再缓慢推送外套管，尽可能推送至镜身前部，然后将外套管气囊和内镜气囊都注气，再缓慢勾拉（一定需缓慢，勿让外套管脱出至回盲部），接着根据"插入镜身—送外套管—双气囊注气—勾拉—插入镜身"的循环操作进入回肠，直至到达目标位置或不能再进镜为止（图3-3，视频3-1）。

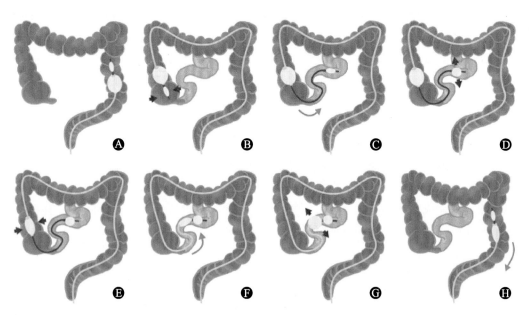

图3-3 经肛进镜操作示意

通常经肛进镜途径操作难度大于经口进镜途径，尤其是对于有腹部手术史、消瘦和慢性便秘患者，故选择经口进镜途径时，需尽量到达小肠深处，以减少后面经肛进镜的深度。另外，因小肠镜镜身长，硬度软，插入小肠深部时易成袢，头端控制困难，需要操作者与助手相互沟通、默契配合，才能顺利完成小肠镜检查。

【诊断】

双气囊小肠镜对小肠疾病的总体诊断率为40%～80%。根据内镜下所见病变特点，小肠疾病分为小肠溃疡性病变、小肠隆起性病变、小肠血管畸形和小肠寄生虫病等。下面着重介绍几种常见疾病类型及其特点。

一、小肠溃疡性病变

1. 克罗恩病

克罗恩病是一种以免疫紊乱为主要发病机制的慢性非特异性肉芽肿性炎症性疾病，主要累及胃肠道，其中小肠及回盲部最常受累。

临床表现：好发于中青年，表现为腹痛、腹泻、发热、消瘦，可伴有肛瘘、肛周脓肿、虹膜炎、关节疼痛等肠外表现，具有病程长、易复发等特点。

内镜下克罗恩病的典型表现：节段性分布病灶，黏膜非对称性病变，阿弗他溃疡、纵行溃疡、铺路石样改变、假性息肉形成，狭窄及瘘管形成（图3－4）。

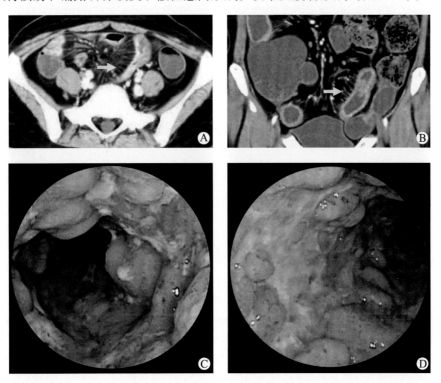

图3－4 内镜下克罗恩病的典型表现

女性，31岁，腹泻2个月。小肠CT造影示回肠节段性肠壁增厚，伴浆膜面模糊，部分呈"木梳征"改变（A，B）。小肠镜示回肠多发纵行、裂隙样溃疡，可见铺路石样改变，呈节段性分布，溃疡表面附着白苔，周边黏膜充血水肿明显（C，D）。临床诊断：克罗恩病

2. 小肠淋巴瘤（溃疡型）

小肠淋巴瘤起源于小肠黏膜下的淋巴滤泡，属全身性淋巴瘤的局部表现，发病机制与免疫系统失衡有关，也有认为与 EB 病毒感染有关。该病大体分为溃疡型、动脉瘤型、浸润缩窄型和息肉型。

临床表现：以发热和贫血为常见表现，伴有腹痛、腹泻、消瘦、乏力、呕吐等症状。患者常因出现并发症而就诊，如肠梗阻、消化道出血、贫血和肠套叠等。

内镜下小肠淋巴瘤（溃疡型）的典型表现：病灶多发于回肠末端和回盲部，溃疡深大，表面常附着污苔，周边呈结节样增生隆起（图 3 -5）。

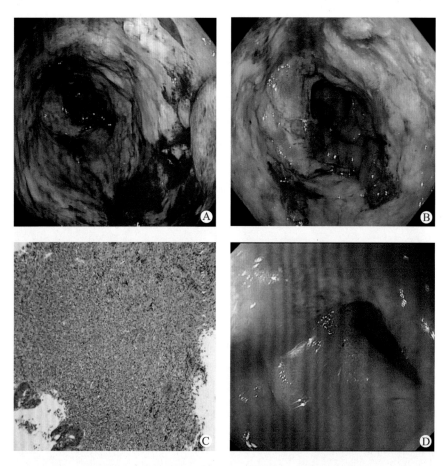

图 3 -5 内镜下小肠淋巴瘤（溃疡型）的典型表现

女性，70 岁，反复腹痛 2 个月。全身正电子发射计算机体层显像仪（PET/CT）示回肠末端肠壁增厚伴肠腔扩张，糖代谢增高，伴病灶周旁及肠系膜内多发淋巴结肿，考虑淋巴瘤可能性大。小肠镜示回肠末段见环周溃疡性病变，溃疡表面附着污苔，溃疡与周边黏膜界线清晰，周边结节样增生（A，B）。病理示弥漫性大 B 细胞淋巴瘤（C）。免疫组化示肿瘤细胞 CD20（＋），PAX5（＋），Bcl-6（＋），Bcl-2（弱＋），MUM-1（＋），Ki-67（＋80%），CD5（－），Cyclin D1（－），ALK（－），CK（－），c-myc（＋30%），EBER（－）。临床诊断：小肠淋巴瘤（溃疡型）。经 8 次 R-CHOP 方案（利妥昔单抗联合环磷酰胺＋多柔比星＋长春新碱＋泼尼松）化疗后，复查肠镜示回肠末段溃疡明显好转，呈瘢痕样改变（D）

3. 肠结核

肠结核是结核分枝杆菌感染引起的特异性感染性疾病，分继发性和原发性。继发性肠结核常继发于肺结核，原发性肠结核仅表现为肠道受累。

临床表现：患者常有低热、盗汗、消瘦等结核毒血症表现，亦有腹痛、大便习惯改变、肠梗阻、肠穿孔、消化道出血等胃肠道症状。实验室检查提示结核菌素试验（PPD）强阳性，T-SPOT. TB试验阳性，血沉、CRP升高。

内镜下肠结核的典型表现：溃疡好发于回肠末端和回盲部，溃疡深大，呈环形分布，表面常附着白苔，周边呈结节样增生隆起（图3-6）。

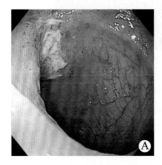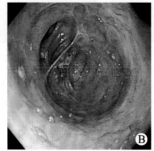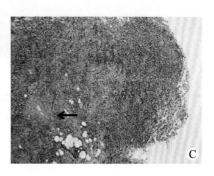

图3-6　内镜下肠结核的典型表现

女性，36岁，反复腹痛1年。小肠镜示回肠末段可见一不规则溃疡性病变，溃疡表面附着白苔，周边稍充血水肿（A）；回盲部可见多发瘢痕挛缩，回盲瓣变形（B）。病理示慢性活动炎伴溃疡形成，淋巴组织增生，肉芽肿形成，可见朗汉斯巨细胞，灶区见干酪样坏死（C）。临床诊断：肠结核

4. 非甾体抗炎药相关性小肠炎

非甾体抗炎药相关性小肠炎是一种因长期服用非甾体抗炎药（nonsteroidal anti-inflammatory drug，NSAID）导致的小肠黏膜损害的常见疾病，常在用药过程中或停药之后，往往发生于老年或基础疾病多的患者。

临床表现：多数患者可无症状，少数出现腹痛、消化道出血、贫血及肠梗阻等临床症状。患者常有高血压、冠心病、脑梗死和关节痛等病史，以及长期口服NSAID史。

内镜下非甾体抗炎药相关性小肠炎的典型表现：溃疡多为类圆形或不规则的浅表溃疡，大小不一，好发于十二指肠屈氏韧带远端，伴黏膜充血水肿、糜烂表现（图3-7）。

5. 感染性小肠炎

感染性小肠炎是因细菌、病毒、真菌等各种病原微生物侵袭小肠引起的急性或慢性小肠炎症改变。常见病原体有大肠埃希菌、肺炎克雷伯菌、EB病毒、巨细胞病毒等。本文着重介绍细菌性小肠炎。

细菌性小肠炎是由某种特定的细菌感染小肠所致的疾病，其病因多为食用含有被细菌污染的水或食物，多为急性或亚急性起病。

临床表现：腹痛、腹泻、腹胀、低热等症状，粪便培养或组织培养可培养出致病

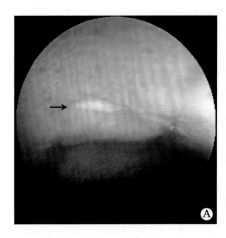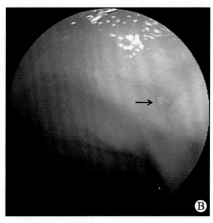

图 3-7　内镜下非甾体抗炎药相关性小肠炎的典型表现

男性，65 岁，黑便 3 天。既往有冠心病病史，长期口服阿司匹林片。实验室检查示血红蛋白 78 g/L。小肠镜示空肠见多发不规则溃疡，大小不一，表面附着白苔，周边黏膜稍充血水肿（A，B）。临床诊断：非甾体抗炎药相关性小肠炎

菌。经抗菌药积极抗感染治疗后，临床症状改善，短时间内溃疡修复好转。

内镜下细菌性小肠炎的典型表现：溃疡好发于回肠末端，形态多为类圆形或不规则，大小不一，伴有黏膜充血水肿、糜烂表现。病理提示中性粒细胞浸润（图 3-8）。

6. 肠白塞病

白塞病是一种累及全身多器官的自身免疫性疾病，常以反复发作的口腔和生殖器溃疡为首发症状，亦可出现皮肤病变及眼部、神经系统、胃肠道症状。其中有 3% ~ 60% 的患者胃肠道受累，称为"肠白塞病"。

临床表现：起病隐匿，常以发热、腹痛为首发症状，伴有腹泻、便血、消瘦等不适。针刺试验阳性，相关免疫学指标异常。

内镜下肠白塞病的典型表现为常位于回肠末端或回盲部，单发多见，呈局灶分布的类圆形溃疡，溃疡孤立且深大，表面附着白苔，溃疡边界清楚，周边无明显反应性增生隆起，病情严重者可出现瘘管及肠腔狭窄（图 3-9）。

7. 隐源性多灶性溃疡性狭窄性小肠炎

隐源性多灶性溃疡性狭窄性小肠炎（cryptogenic multifocal ulcerous stenosing enteritis，CMUSE）是一种罕见的小肠溃疡性疾病，主要特点是小肠多发浅溃疡，溃疡部位呈纤维性狭窄，且炎症指标不高。

临床表现：慢性病程，容易复发，主要表现为反复肠梗阻、消化道出血、贫血及低白蛋白血症。

内镜下 CMUSE 的典型表现：溃疡部位主要位于空肠和回肠，回肠更为多见，亦有少部分病例累及十二指肠；溃疡以浅表溃疡为主，且数目较多，溃疡形态可为环形、圆形、线形。病理提示溃疡仅累及黏膜层及黏膜下层（图 3-10）。

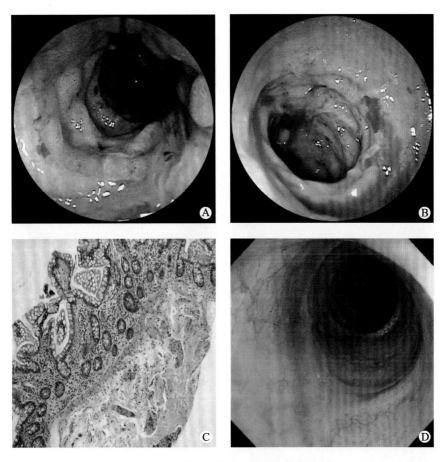

图 3-8 内镜下细菌性小肠炎的典型表现

女性，65 岁，腹痛 1 周。小肠镜示回肠末段见多发不规则溃疡，表面附着白色絮状物，周边黏膜稍充血水肿明显。病理示溃疡性病变，间质见急慢性粒细胞浸润（C）。组织培养示肠尿球菌。临床诊断：感染性小肠炎。经抗感染治疗后，复查小肠镜示溃疡较前明显好转，可见瘢痕形成（D）

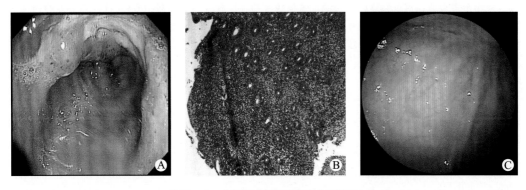

图 3-9 内镜下肠白塞病的典型表现

男性，51 岁，腹痛 1 个月。小肠镜示回肠末段距回盲瓣约 25 cm 处可见一大小约 1.5 cm×2 cm 溃疡灶，单发，溃疡表面附着白苔，周边黏膜稍隆起（A）。病理示回肠末段溃疡性病变（B）。临床诊断：肠白塞病。经激素＋环孢素治疗后，复查小肠镜示溃疡较前明显好转，可见瘢痕形成（C）

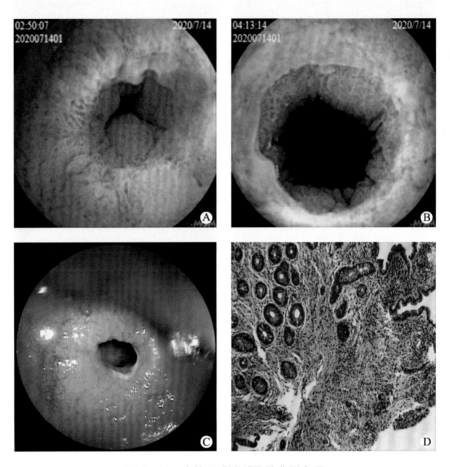

图 3-10　内镜下 CMUSE 的典型表现

男性，46 岁，反复腹痛、腹胀半年。实验室检查指标正常。胶囊内镜示空肠和回肠可见多发环形溃疡，大小不一，表面附着白苔，管腔狭窄（A，B）。小肠镜示回肠距回盲瓣约 70 cm 可见一环形溃疡，表面附着白苔，周边黏膜肿胀粗糙，管腔狭窄明显，镜身不能通过（C）。病理示黏膜慢性炎，固有层内见纤维细胞增生及个别可疑多核巨细胞、淋巴细胞、浆细胞浸润（D），抗酸染色阴性。临床诊断：隐源性多灶性溃疡性狭窄性小肠炎

二、小肠隆起性病变

1. 小肠间质瘤

胃肠道间质瘤（gastrointestinal stroma tumor，GIST）是最常见的胃肠道间叶源性肿瘤。其中小肠间质瘤约占 GIST 总数的 25%～30%，好发于近端小肠，以中老年患者多见。大多数 GIST 患者的 *KIT* 原癌基因（*c-kit*）或血小板衍生生长因子受体 α（PDGFRA）具有特征性突变。组织学上，间质瘤通常表现为梭形细胞增生。免疫组化示 CD34、CD117、Dog-1 阳性。

临床表现：常以不明原因消化道出血为表现，还可表现为腹痛、腹部包块、消瘦

和小肠梗阻等不适。若间质瘤位于十二指肠乳头附近可出现梗阻性黄疸、急性胰腺炎等。

内镜下小肠间质瘤的典型表现为：好发于十二指肠和空肠，表现为黏膜下隆起，表面黏膜光滑，可见中央糜烂或溃疡形成，肿块主要向管腔内生长，少数也可向管腔外生长。超声内镜示大多数小肠间质瘤起源于固有肌层；小部分起源于黏膜肌层，表现为低回声、均匀的病灶，边缘清晰（图 3 – 11）。

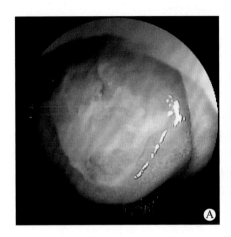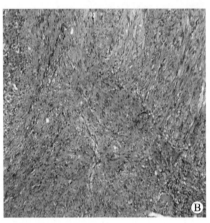

图 3 – 11　内镜下小肠间质瘤的典型表现

男性，51 岁，黑便 1 周。小肠镜示空肠近端可见一大小约 3 cm × 3.5 cm 半球状隆起，表面糜烂伴溃疡形成（A）。病理示黏膜下见梭形细胞结节状增生（B）。免疫组化示 Dog-1（＋），CD34（＋），CD117（＋），Vimentin（＋），Desmin（－），SMA（－），S-100（－），Ki-67 约 1%（＋）。临床诊断：小肠间质瘤。明确诊断后转外科行手术切除治疗，术后恢复良好，未再有消化道出血

2. 小肠癌

小肠癌发病率较低，约占胃肠道恶性肿瘤的 3%，发病机制尚不清楚，通常发现较晚，预后不佳。

临床表现：临床症状缺乏特异性，最常见症状为腹痛，其次为恶心、呕吐、贫血、消化道出血、腹部包块及消瘦等不适。

内镜下小肠癌的典型表现为：与大肠癌相似，可表现为小肠肿块，表面糜烂、溃疡、坏死或出血，甚至肠腔狭窄，镜身不能通过（图 3 – 12）。

3. 小肠淋巴瘤

小肠淋巴瘤起源于小肠黏膜下的淋巴滤泡，属全身性淋巴瘤的局部表现，发病机制与免疫系统失衡有关，也有认为与 EB 病毒感染有关。该病大体分为溃疡型、动脉瘤型、浸润缩窄型和息肉型。

临床表现：以发热和贫血为常见表现，伴有腹痛、腹泻、消瘦、乏力、呕吐等症状。患者常因出现并发症而就诊，如肠梗阻、消化道出血、贫血和肠套叠等。

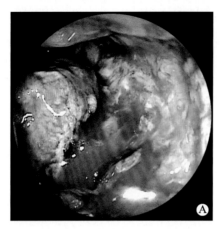
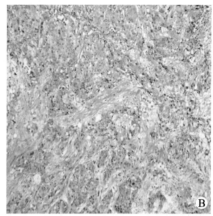

图 3 - 12　内镜下小肠癌的典型表现

男性，65 岁，腹痛 1 个月。腹部 CT 增强扫描示小肠肿物可能。小肠镜示距幽门口约 180 cm 处见一不规则增生隆起，表面糜烂伴溃疡形成，溃疡表面附着污苔，呈环周生长，肠腔狭窄，镜身勉强通过，活检质脆，易出血（A）。病理示低分化鳞状细胞癌（B）。临床诊断：小肠鳞癌

内镜下小肠淋巴瘤的典型表现为：①动脉瘤型：浸润至肠壁黏膜下层，侵犯肠壁肌层和肠壁内神经丛，引起肠壁增厚僵硬，失去弹性，呈动脉瘤样扩张。②浸润缩窄型：浸润肠壁导致局部增厚僵硬，蠕动消失，引起管腔狭窄甚至肠梗阻。③息肉型：病变位于黏膜下层，呈息肉状突入肠腔内，引起黏膜皱襞消失，一般呈多发性病灶（图 3 -13）。

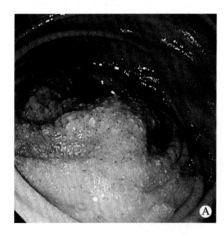
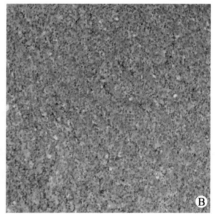

图 3 -13　内镜下小肠淋巴瘤的典型表现

女性，81 岁，恶心、呕吐 1 个月。小肠镜示十二指肠水平段见一不规则增生隆起，呈环周生长，表面充血糜烂伴白斑形成，肠腔严重狭窄，活检质硬，易出血。病理示十二指肠恶性淋巴瘤。临床诊断：小肠淋巴瘤浸润缩窄型

4. 小肠血管瘤

小肠血管瘤由血管发育异常导致，在小肠各段均可发生，最常见的发病部位是空肠，常发生于黏膜下血管丛，可分为毛细血管性、海绵状和混合性三类。

临床表现：早期大多无任何症状，随年龄增加而增大，从而出现消化道出血、腹痛、肠梗阻等临床症状。

内镜下小肠血管瘤的典型表现为：肉眼观察为结节状或海绵状隆起，可单发或多发，多数为隆起于小肠黏膜的结节，表面发红或紫蓝色，由密集的毛细血管组成（图 3 - 14）。

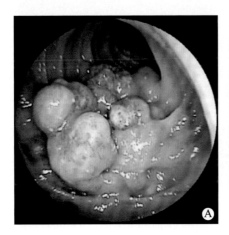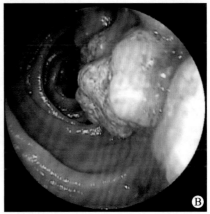

图 3 - 14 内镜下小肠血管瘤的典型表现

女性，41 岁，黑便 1 周。小肠镜示空肠距幽门口约 80 cm 可见一团块状蓝紫色瘤样扩张，表面充血明显，质软（A，B）。后转外科手术切除，术后组织病理提示空肠海绵状血管瘤。临床诊断：空肠海绵状血管瘤

5. 波伊茨 - 耶格综合征

波伊茨 - 耶格综合征（Peutz-Jeghers syndrome，PJS），又称家族性黏膜皮肤色素沉着胃肠道息肉病，以皮肤黏膜色素沉着、胃肠道多发息肉为主要特征，是一种常染色体显性遗传病，主要由 STK11（LKB1）基因突变引起。

临床表现：皮肤黏膜色素沉着，呈扁平状，多出现在口唇、颊黏膜、面部、手指、手掌、脚底等；息肉多发生在空肠，往往体积较大且数量多，大多数无症状，但也可引起肠梗阻、消化道出血、贫血、息肉恶变等并发症；往往有家族史。

内镜下波伊茨 - 耶格综合征的典型表现为息肉，最常见于空肠，其次为回肠和十二指肠；息肉数量较多，大小不等，从几毫米至 5 厘米以上；大息肉常常为亚蒂或长蒂，表面呈分叶状或结节状。组织病理提示错构瘤性息肉（图 3 - 15）。

6. 小肠息肉

小肠息肉是小肠最常见的良性病变，包括腺瘤性息肉、增生性息肉、炎性息肉

等。小肠息肉以多发为主,单发较少见;息肉的大小可自数毫米直到数厘米直径,肿瘤突出腔内,绝大部分息肉表面光整,有时表面充血,也可有小刺状突起。

临床表现:大多无明显症状,尤其是小息肉,行小肠镜检查时才被发现。若息肉表面充血糜烂,粪便隐血可呈阳性;若息肉体积巨大,占据肠腔,可出现腹痛等肠套叠和肠梗阻症状。

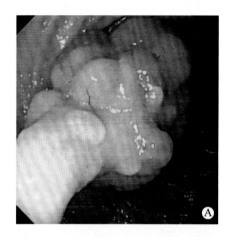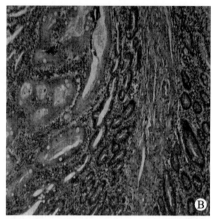

图3-15　内镜下波伊茨-耶格综合征的典型表现

女性,25岁,大便性状改变1年。小肠镜示回肠距回盲瓣约60 cm可见一长蒂息肉,大小约1.5 cm×2.5 cm,呈结节状,表面充血(A)。病理示错构瘤性息肉(B)。临床诊断:波伊茨-耶格综合征

内镜下小肠息肉的典型表现:小肠息肉根据形态分为无蒂、亚蒂和长蒂息肉,大多数表面光滑。对于广基息肉、巨大息肉或表面糜烂出血的息肉,需警惕恶变(图3-16)。

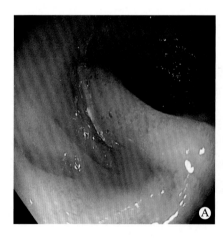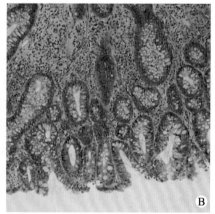

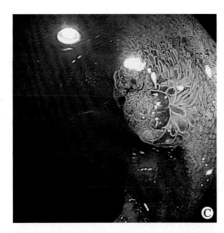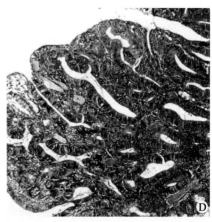

图 3 - 16 内镜下小肠息肉的典型表现

男性，45岁，体检，肠镜示回肠末端可见长柱状隆起，大小约0.4 cm×1.2 cm，表面光滑（A），病理示增生性息肉（B），临床诊断为小肠增生性息肉。女性，46岁，体检，肠镜示回肠末端隆起性病变（C），病理示管状腺瘤伴低级别上皮内瘤变、灶区高级别上皮内瘤变（D），临床诊断为小肠管状腺瘤

三、小肠血管畸形

小肠血管畸形包括小肠动静脉畸形、小肠毛细血管扩张和小肠血管发育不良。患者常因反复消化道出血或消化道大出血而就诊，但早期无任何临床症状，难以被发现，漏诊率高。

临床表现：早期大多无任何临床症状，发现时往往以不明原因的消化道出血为表现，出血特点为反复发作、间断性、量中等，偶可见持续出血至失血性休克。

内镜下小肠血管畸形的典型表现为：病变单发或多发，平坦或微隆起，表面发红，与周边黏膜分界清晰（图3 - 17）。

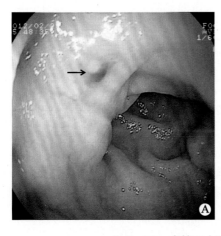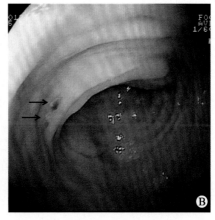

图 3 - 17 内镜下小肠血管畸形的典型表现

男性，77岁，间断黑便2个月。小肠镜示回肠距回盲瓣约100 cm处可见多处黏膜发红，伴血管扩张，无明显渗血（A，B）。临床诊断：小肠血管畸形

四、小肠钩虫病

小肠钩虫病是由钩虫寄生人体小肠所引起的疾病。钩虫的成虫寄生于人体小肠，借口囊内的钩齿叮咬小肠黏膜，吸食人体的血液、淋巴液及上皮细胞等，造成小肠黏膜损伤出血，导致腹痛、贫血等不适。

临床表现：一般有野外、田间作业或饮用生水史，常有贫血、腹痛、上腹部不适、乏力及黑便等症状，也可出现皮肤瘙痒和斑丘疹。

内镜下小肠钩虫病的典型表现为：多见于十二指肠或空肠上段，内镜下可见长条状透明或发红的虫体，可蠕动或卷曲，黏膜表面有新鲜血迹附着（图3-18）。

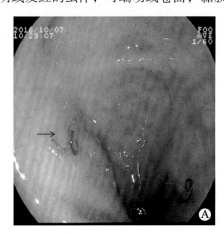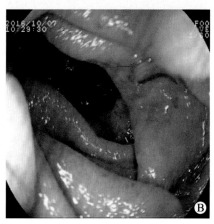

图3-18　内镜下小肠钩虫病的典型表现

男性，88岁，农民，反复黑便半个月。小肠镜示十二指肠球部和降段可见数条长条状发红的虫体，卷曲状，可见蠕动，局部黏膜表面有新鲜血迹附着（A，B）。临床诊断：小肠钩虫病

【治疗】

小肠具有肠管长、肠腔小、肠壁薄、走行弯曲等特点，在小肠镜操作过程中风险较大，尤其是在开展小肠镜下治疗技术时，更易发生消化道出血、穿孔等并发症，因此临床医师除需严格掌握小肠镜适应证和禁忌证外，还需不断提高自身的小肠镜诊治技术水平，以期最大限度地减少操作风险。但与外科手术相比较，小肠镜治疗仍具有创伤小、恢复快、费用相对低及风险相对小等优点。

目前双气囊小肠镜的镜身长度为152~200 cm，治疗镜操作孔径为2.8~3.2 mm。内镜下治疗附件包括小肠活检钳、异物钳、注射针、圈套器、高频电刀、氩气、金属夹、导丝、扩张球囊等，可完成包括小肠息肉摘除术、小肠出血内镜下治疗术、小肠异物取出术及小肠狭窄扩张术等治疗性操作。

一、小肠息肉摘除术

小肠息肉可分为腺瘤性息肉、增生性息肉、炎性息肉和错构瘤性息肉等。术前需评估患者的病情状况，如凝血功能、贫血程度、腹部手术史及心肺功能情况。对于小肠多发息肉，一次性难以处理完毕时，需优先处理"重点息肉"，如恶变倾向息肉、

表面糜烂息肉、渗血等，采取分次处理的策略，以减少并发症。

小肠镜操作及要点：到达病变部位时，在内镜下治疗开始前需尽量将内镜和外套管拉直，保持镜身自由度良好，方向控制精准。另外，在器械进入钳道前端时，往往遇到较大阻力，此时切记不可暴力推送，需松开大小旋钮，退镜，待器械通过后再重新进镜。

对于长蒂息肉，一般采取圈套器高频电摘除，但圈套器不能太靠近基底部，电切与电凝交替使用，避免过度损伤基底创面，引起迟发性穿孔、感染。对于短蒂或扁平息肉，建议先予以肾上腺素生理盐水黏膜下注射，待基底黏膜抬举后，予圈套器高频电摘除及金属夹夹闭创面。对于巨大息肉，首先，需仔细观察其基底部黏膜是否恶变，若怀疑恶变需转外科手术治疗。其次，予以肾上腺素生理盐水黏膜下充分注射，待基底黏膜抬举良好后，再予圈套器高频电摘除，过程中因息肉较大，助手需慢慢收紧圈套器，电切与电凝交替使用，期间观察创面是否新鲜渗血，有渗血需停止收紧圈套器，继续充分电凝。若息肉过大，可选择分块圈套电摘除；若创面较大，闭合创面难度大时，可不予金属夹夹闭，但需保持创面灰白，无渗血。

二、小肠异物取出术

小肠镜能取出多种异物，包括胶囊内镜、硬物、假牙等，其中以胶囊内镜最常见，可避免外科手术，减少术后狭窄、粘连等并发症。术前需评估异物滞留体内的时间，明确异物的性质和大小、异物现在所处的位置及是否已有消化道穿孔等并发症。

小肠镜操作及要点：到达异物部位时，在内镜下治疗开始前需尽量将内镜和外套管拉直，保持镜身自由度良好，方向控制精准。若为胶囊内镜等钝性异物，可通过圈套器圈套取出体外。若为尖锐异物时，需仔细观察小肠黏膜损伤情况，利用异物钳夹取异物，将异物尖端调整成肠腔轴方向一致，慢慢取出体外。若小肠黏膜损伤较重伴出血或有迟发性穿孔可能，建议予金属夹夹闭。当异物嵌入较深导致肠穿孔、无法完成内镜下治疗时，需进一步转外科手术治疗（图3-19）。

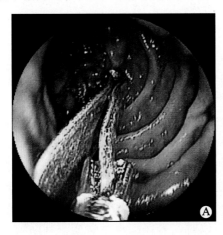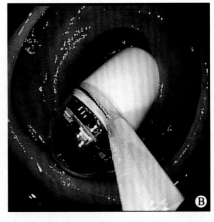

A. 男性，48岁，腹痛5小时，小肠镜示空肠近段可见一黄色异物（金戒指）滞留，予以异物钳夹闭取出体外；B. 女性，70岁，胶囊内镜滞留体内1周，小肠镜示回肠距回盲瓣约35 cm处可见一处环周溃疡性病变，伴肠腔狭窄，越过狭窄处可见胶囊内镜滞留，予以圈套器圈套取出体外

图3-19 小肠镜操作及要点

三、小肠出血内镜下治疗术

小肠出血约占整个消化道出血的 5%，其中主要为血管性病变，占小肠出血的 40.4%，炎症性肠病、肿瘤性病变及憩室也是小肠出血常见病因。目前小肠镜下止血方式主要包括高频电凝止血、金属夹止血、黏膜下注射、氩气刀治疗及硬化剂注射等，总体而言，小肠镜止血疗效确切、复发率低。术前需评估患者生命体征、凝血功能、贫血程度，并做好备血、输血处理。

小肠镜操作及要点：小肠出血时行小肠镜检查，往往视野较差，需以生理盐水反复冲洗，找到最可疑的出血点，根据出血病变性质，选择相应止血器械，进行有效止血。目前高频电凝止血、氩气刀治疗和金属夹止血是最常用的止血方式（图 3-20）。

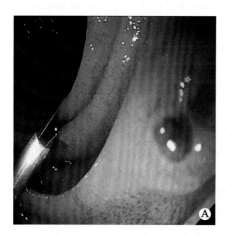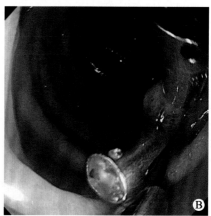

图 3-20　小肠出血内镜下治疗术中小肠镜操作及要点

男性，36岁，黑便3天。小肠镜示十二指肠水平段见一裸露血管残端（A），予以钛夹夹闭血管（B），术后未再出血

四、小肠狭窄扩张术

小肠狭窄的病因很多，主要有肿瘤性疾病、肠道溃疡狭窄及术后吻合口狭窄等。狭窄程度不同临床表现也各不同，其中重度狭窄可导致肠梗阻等并发症。目前小肠镜下治疗小肠狭窄的技术主要包括球囊扩张术和狭窄切开术。术前需充分评估病情，严格掌握适应证：①有肠梗阻症状；②影像学提示狭窄近端肠腔扩张明显且狭窄段≤5 cm；若出现重度感染、脓肿及瘘管形成、肿瘤性病变所致狭窄，行小肠狭窄扩张术风险大，易出现并发症，此时不建议行小肠狭窄扩张。本文着重介绍小肠镜下球囊扩张术。

小肠镜操作及要点：小肠镜到达狭窄部位时，需仔细观察病变，判断狭窄性质和程度。固定小肠镜前端位置，在内镜直视下置入黄斑马导丝越过狭窄处，在 X 线透视下确定导丝位置，再将球囊扩张器沿导丝通过狭窄部位，然后向球囊缓慢注气，使球囊逐渐扩张，并实时监测球囊压力，保持在安全范围内。球囊扩张程度和持续时间需根据病变性质、狭窄部位和程度综合考虑，一般扩张直径为 8~12 mm，持续时间 1~2 分钟，小肠镜镜身能轻松通过狭窄部位可作为有效扩张的简单依据（图 3-21）。

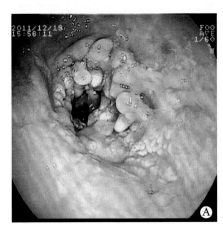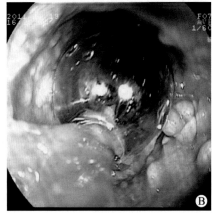

图 3-21　小肠狭窄扩张术中小肠镜操作及要点

男性，22 岁，反复腹痛、呕吐 2 个月，既往有克罗恩病病史。小肠镜示距幽门口约 100 cm 处可见肠腔黏膜环形结节状增生，管腔明显狭窄，镜身不能通过（A）。内镜直视下置入黄斑马导丝越过狭窄处，在 X 线透视下确定导丝位置，再将球囊扩张器沿导丝通过狭窄部位，然后向球囊缓慢注气，使球囊逐渐扩张至 12 mm，持续时间 2 分钟（B），后再次进镜，镜身顺利通过狭窄处

【术后管理】

一、麻醉苏醒及转运

小肠镜检查术后需严密观察患者生命体征是否稳定，保持呼吸道通畅，及时清理呼吸道分泌物。待患者意识清醒，定向力恢复，可深呼吸及咳嗽，血压、心率、血氧饱和度均平稳后由专人护送至病房，门诊患者可交由家属陪同并留下联络方式。

二、术后并发症的观察及处理

小肠镜术后并发症主要是消化道出血、穿孔及胰腺炎，发生率相对较低，分别为 0.9% 、0.2% 和 0.1% 。

1. 消化道出血：小肠镜术后消化道出血多见于小肠活检后、小肠息肉切除术后或小肠多发溃疡的患者，多数患者出血量较少，表现为少量黑便或血便，予以禁食、止血药物静脉输注等治疗后出血可自行停止。部分患者可表现为持续性出血或出血量较大，可以再次行小肠镜检查明确出血部位及原因并实施小肠镜下止血；对于出血量大或出血部位较深小肠镜难以抵达者，应及时行手术治疗。

2. 消化道穿孔：小肠镜术后穿孔是小肠镜检查的严重并发症，多发生在小肠镜下进行治疗操作后，诊断性小肠镜术后极少发生穿孔。消化道穿孔后患者表现为剧烈腹痛、板状腹，影像学可见膈下游离气体积聚，常需要外科手术治疗，但若小肠镜检查

术中发现穿孔且穿孔较小，可尝试使用钛夹夹闭并予以禁食及胃肠减压等治疗，如症状持续不缓解或加重仍需外科手术治疗。

3. 胰腺炎：小肠镜检查（经口进镜）过程中外套管会反复摩擦十二指肠乳头，牵拉肠系膜，进而引起胰腺微循环障碍导致胰腺炎，患者表现为中上腹持续性胀痛，血清淀粉酶升高，严重者可观察到胰腺周围渗出改变，治疗上应予以禁食、抑酸、抑制胰腺分泌等。小肠镜术后所致胰腺炎多程度较轻，常在 3~5 天内缓解。

（张奕秉　柯一帆　潘　杰）

参考文献

1. BEYNA T, ARVANITAKIS M, SCHNEIDER M, et al. Total motorized spiral enteroscopy: first prospective clinical feasibility trial. Gastrointest Endosc, 2021, 93(6): 1362 – 1370.

2. 中华医学会消化内镜学分会小肠病学组. 双气囊内镜临床应用规范草案. 中华消化内镜杂志, 2008, 25(1): 5 – 7.

3. 中华医学会消化内镜学分会小肠镜和胶囊内镜学组. 中国小肠镜临床应用指南. 现代消化及介入诊疗, 2018, 23(5): 672 – 678.

4. 戚士芹, 未德成, 吕成超, 等. 双气囊小肠镜对小儿下消化道出血的诊断及治疗作用. 中华小儿外科杂志, 2015, 36(8): 622 – 625.

5. 汪嵘, 原丽莉, 康艳, 等. 小儿无痛苦内镜的临床应用. 中华腹部疾病杂志, 2004, 4(9): 641 – 643.

6. ASGE Technology Committee, CHAUHAN S S, MANFREDI M A, et al. Enteroscopy. Gastrointest Endosc, 2015, 82(6): 975 – 990.

7. 周小楠, 师永红. EB 病毒及 EB 病毒感染相关淋巴瘤发病机制的研究进展. 中国肿瘤临床, 2022, 49(6): 309 – 313.

8. 霍晓霞, 李周, 刘茜, 等. 肠白塞病 47 例临床特征分析. 中华消化杂志, 2021, 41(11): 765 – 769.

9. MÖSCHLER O, MAY A, MÜLLER M K, et al. Complications in and performance of double-balloon enteroscopy (DBE): results from a large prospective DBE database in Germany. Endoscopy, 2011, 43(6): 484 – 489.

第四章 细胞内镜

精彩视频请扫描二维码

随着内镜成像技术日新月异的发展，窄带成像放大内镜技术（NBI-ME）和色素内镜的应用使消化道疾病的内镜下诊断进入了新时代，但是组织病理学仍是诊断的金标准，如何更加精准地进行活检是大家追逐的目标。

2003 年第一代细胞内镜（endocytoscopy，EC）的诞生，标志着"光学活检"时代的来到，当时的探头外径为 3.2 mm，可实现 1 125 × 的固定焦距。第二代细胞内镜在 2005 年出现，配备双集成式镜头，固定对焦 450 ×，外径为 11.6 mm。2009 年，第三代细胞内镜出世，单片集成型镜头，外径为 10.7 mm。对比前两者的固定焦点，第三代细胞内镜可连续放大至 380 倍，在细胞结构可视化方面也有了显著的改进，但是对细胞核的观察仍有很大的挑战。2015 年，最新的第四代细胞内镜采用单一集成型透镜反射，可连续变焦 500 倍，放大倍数为 570 ×，外径为 9.7 mm，可获得高清细胞图像，能更好地完成对细胞核的观察。

【术前准备及操作流程】

目前第四代细胞内镜已集成了高清白光检查模式，一般建议在静脉镇静下进行，具体流程为：白光—NBI—NBI-ME—染色细胞内镜放大观察 4 个步骤，根据不同的操作水平，操作时间为 10 ~ 20 分钟（图 4 - 1）。

染色是细胞内镜观察前准备的最为关键的一步，选择合适的染色溶液及方法对获得满意的细胞内镜图像至关重要。要求染料在保证活体细胞染色对人体无害的同时，可以使细胞及组织结构显现得更加清晰。目前对于最佳染料仍在探索中，常用染料为甲苯胺蓝（TB）、亚甲蓝（MB）和结晶紫（CV）。不同部位的观察采用不相同的染料，常将 1% MB 用于鳞状细胞异常增生和癌的观察，1% TB 用于肠型上皮化生的观察，0.5% TB 和 1% MB 适用于十二指肠正常绒毛及病变的染色观察。目前多数日本学者推荐 CM 双重染色，即 10 mL 0.05% CV 和 1 mL 1% MB 的混合物，使用时将 1 mL 的混合物和 9 mL 的空气混合在 10 mL 注射器中，通过多次喷洒，间隔 15 秒到 30 秒，直到染色效果满意（图 4 - 2），主要用于上消化道即食管和胃正常细胞及病变观察，MB 可显现细胞核，CV 使细胞质显现明显，这样更利于观察腺体结构，可得到病理组织苏木精 – 伊红染色（HE 染色）相似的效果，同时 CV 可以减小 MB 对细胞 DNA 的损伤，但因 MB 对细胞的潜在 DNA 损伤性，目前国内仍未推广。

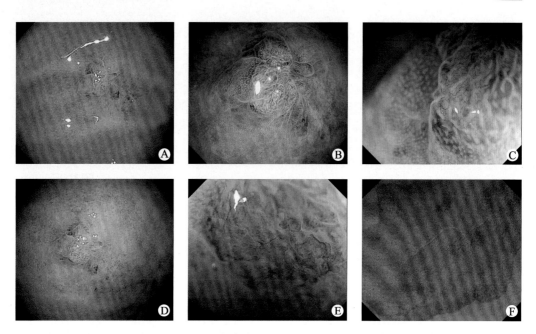

A. 白光；B. NBI；C. NBI-ME；D、E. CM 染色后；F. 细胞内镜。

图 4 - 1　细胞内镜检查流程

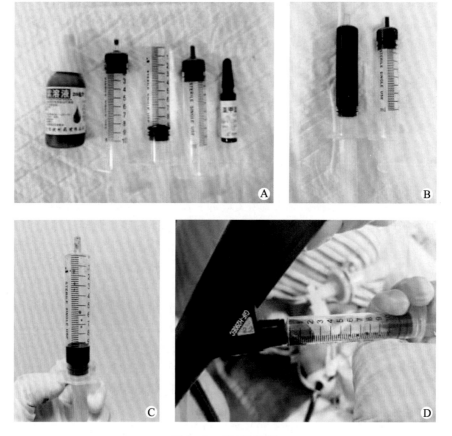

图 4 - 2　CM 液配制

【细胞内镜在消化道疾病中的应用】

一、食管

细胞内镜被逐渐应用于上消化道病变的观察中，因食管染色显色效果理想，目前对于鳞状上皮细胞观察已较成熟，故针对食管的新型 EC 分类，同样将病变划分为非肿瘤性、边缘性和肿瘤性病变（表 4-1，图 4-3，视频 4-1）。

表 4-1 食管黏膜 EC 分类

分类	结构	细胞核
EC1（非肿瘤性）		
a（正常）	规律排列的菱形细胞	同种大小一致的小圆核位于细胞中央
b（食道炎）	细胞边缘变钝，相比于菱形细胞变圆	
EC2（上皮内瘤变）	相对于 EC1，细胞密度增加，但细胞结构仍可识别	位于中央的圆形核依旧较小或轻度增大
EC3（鳞状细胞癌）	细胞密度显著增加，并且细胞排列结构消失	各种不同大小及形状肿胀的细胞核

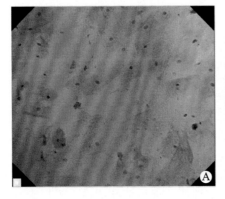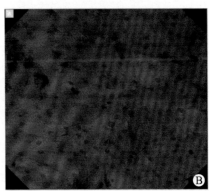

A. EC1；B. EC3。

图 4-3 食管的细胞内镜表现

二、胃

与食管癌相比，胃由于胃黏液分泌的原因导致较难获得高质量的图像，所以研究数量少。目前可应用多种方法，如术前使用含黏液消除剂和消泡剂、染色前使用低流量的水流辅助黏膜清洗及多次染色、在多重染色之间间隔 15~30 秒确保有足够的染料吸收等来改善黏液等问题，可帮助获得高质量的图像。

而针对胃的新型 EC 分类，同样将病变划分为非肿瘤性、腺瘤和肿瘤性病变

（表4-2，图4-4，视频4-2）。

表4-2 胃黏膜 EC 分类

分类	结构	细胞核
EC1（非肿瘤性）	规则形状的腺体排列，有清晰的腺腔	大小、形态一致的淡染小圆核
EC2（腺瘤）	可识别的腺体结构，腺腔变窄（但仍有腺腔）	淡染小圆核，可伴随复层结构
EC3（肿瘤）	扭曲和消失的腺体结构，腺腔消失	各种大小、形态及排列混乱的深染细胞核，典型肿胀的核＝"增大的核表现"

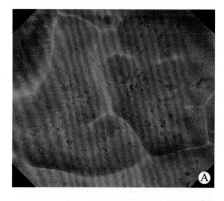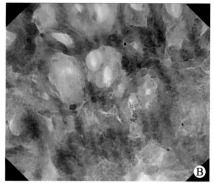

A. EC1；B. EC3。

图4-4 胃的细胞内镜表现

三、下消化道

　　细胞内镜最先被应用于下消化道病变的观察中，如结直肠息肉或肿瘤等病变，其可以在活体内从腺管结构及细胞排列判断病变性质，进行精准活检。根据细胞内镜图像特点表现，Kudo 等在 Rotondano 首次提出的 EC 分类基础上进行了改良，提出了更为成熟的 EC 分类，将病变分为 EC1～EC3 等级：①EC1a：纺锤形细胞核及小圆的腺腔；②EC1b：小而圆的细胞核及锯齿状腺腔；③EC2：略肿胀的圆形核及狭窄腺腔；④EC3a：大量圆核及不规则腺腔；⑤EC3b：肿胀的细胞核聚焦及消失的腺体结构。其中，EC1a 提示正常黏膜，EC1b 提示增生性息肉，两者代表非肿瘤性病变；EC2 提示腺瘤；EC3a 提示黏膜内癌或轻度浸润的黏膜下癌；而 EC3b 提示广泛浸润的黏膜下癌或者更差。多项研究表明 EC 分类对于肿瘤性病变的性质判断的准确性非常高，类似于活检的病理组织学诊断。

【不足及未来发展】

细胞内镜目前仍处于起步阶段，存在以下问题：①缺乏统一的诊断标准；②较难获得可靠清晰的高质量图片；③检查前需进行染色，对于染色剂及染色方法的选择目前无统一定论；④目前无法进行浸润深度的判断，不能进行分期判断；⑤对于操作者要求较高，需要有内镜和病理等多方面基础；⑥在内镜黏膜下剥离术前定位中的应用仍有困难。随着细胞内镜技术的不断发展，虽然在操作和染色等各方面有很大提升空间，但相信这一技术会给消化内镜开辟一片新的领域，到达"光学活检"时代。

（周乐盈 潘 杰）

参考文献

1. SHIMAMURA Y, INOUE H, RODRIGUEZ DE SANTIAGO E, et al. Diagnostic yield of fourth-generation endocytoscopy for esophageal squamous lesions using a modified endocytoscopic classification. Dig Endosc, 2021, 33(7): 1093 – 1100.

2. HORIUCHI Y, HIRASAWA T, ISHIZUKA N, et al. Diagnostic performance in gastric cancer is higher using endocytoscopy with narrow-band imaging than using magnifying endoscopy with narrow-band imaging. Gastric Cancer, 2021, 24(2): 417 – 427.

3. SATO H, INOUE H, HAYEE B, et al. In vivo histopathology using endocytoscopy for non-neoplastic changes in the gastric mucosa: a prospective pilot study (with video). Gastrointest Endosc, 2015, 81(4): 875 – 881.

4. FUJISHIRO M, TAKUBO K, SATO Y, et al. Potential and present limitation of endocytoscopy in the diagnosis of esophageal squamous-cell carcinoma: a multicenter ex vivo pilot study. Gastrointest Endosc, 2007, 66(3): 551 – 555.

5. ASGE Technology Committee, KWON R S, WONG KEE SONG L M, et al. Endocytoscopy. Gastrointest Endosc, 2009, 70(4): 610 – 613.

6. TAKAMARU H, WU S Y S, SAITO Y. Endocytoscopy: technology and clinical application in the lower GI tract. Transl Gastroenterol Hepatol, 2020, 5: 40.

7. NEUMANN H, KUDO S E, KIESSLICH R, et al. Advanced colonoscopic imaging using endocytoscopy. Dig Endosc, 2015, 27(2): 232 – 238.

8. MISAWA M, KUDO S E, MORI Y, et al. Characterization of colorectal lesions using a computer-aided diagnostic system for narrow-band imaging endocytoscopy. Gastroenterology, 2016, 150(7): 1531 – 1532.

9. GOETZ M, MALEK N P, KIESSLICH R. Microscopic imaging in endoscopy: endomicroscopy and endocytoscopy. Nat Rev Gastroenterol Hepatol, 2014, 11(1): 11 – 18.

10. KUDO T, KUDO S E, MORI Y, et al. Classification of nuclear morphology in endocytoscopy of colorectal neoplasms. Gastrointest Endosc, 2017, 85(3): 628 – 638.

11. SAKO T, KUDO S E, MIYACHI H, et al. A novel ability of endocytoscopy to diagnose histological grade of differentiation in T1 colorectal carcinomas. Endoscopy, 2018, 50(1): 69 – 74.

第五章　复杂食管狭窄的内镜下切开治疗术

精彩视频请扫描二维码

复杂食管狭窄（complex esophageal stenosis，CES）是指成角、不规则的狭窄，狭窄段长度≥2 cm，一般在进行3~5次内镜下扩张治疗后仍反复出现的食管狭窄。大部分CES都属于难治性食管狭窄，常规扩张治疗无效。受限于创伤大及较高的狭窄复发率，选择外科手术时也会顾虑重重。因此，CES目前尚无有效治愈性手段，属于世界性治疗难题。CES引起的吞咽困难，限制了正常饮食摄入，导致严重营养不良，部分患者仅靠鼻饲、静脉营养或胃肠造瘘等方式维持生命，严重降低了生活质量，临床迫切需要安全、有效的新方法解决这一临床难题。目前CES的一线治疗方法仍为食管扩张治疗，其可在短时间内解除狭窄，但需要长期反复进行扩张，给患者带来巨大痛苦，且治疗相关穿孔、出血等严重并发症常见。内镜下狭窄切开术是一种近年来发展起来的微创治疗方式，通过切开和（或）移除狭窄处瘢痕组织，联合局部曲安奈德注射以减少瘢痕组织再形成。

【适应证】

适用于各种原因导致的良性纤维性食管狭窄，尤其是难治性食管狭窄，包括食管胃吻合口狭窄、长段环周内镜黏膜下剥离术后食管狭窄、化学腐蚀性食管狭窄、反流导致的食管狭窄，以及其他少见原因导致的食管良性狭窄。

【禁忌证】

①因患有基础疾病或其他原因不能耐受内镜检查和（或）气管插管麻醉者；②食管恶性狭窄者或外压性食管狭窄；③食管狭窄合并食管瘘或急性活动性炎症（包括感染性和非感染性食管炎）；④存在曲安奈德超敏反应等禁忌证者；⑤凝血功能严重异常；⑥合并其他脏器严重疾病、预期生存期不足6个月者。

【内镜治疗前注意事项】

1. 要有充分的术前评估：包括基础疾病评估、凝血功能及肝肾功能评估、心肺功能评估、麻醉风险评估等。

2. 对狭窄食管进行术前评估：通过食管造影、纵隔CT、胃镜、超声内镜等检查明确食管狭窄的位置、狭窄的严重程度、狭窄的长度、狭窄的结构特点（是环周狭窄还是偏心性狭窄）、狭窄部位食管壁增厚程度，以及狭窄段有没有活动性炎症、溃疡等（图5-1）。

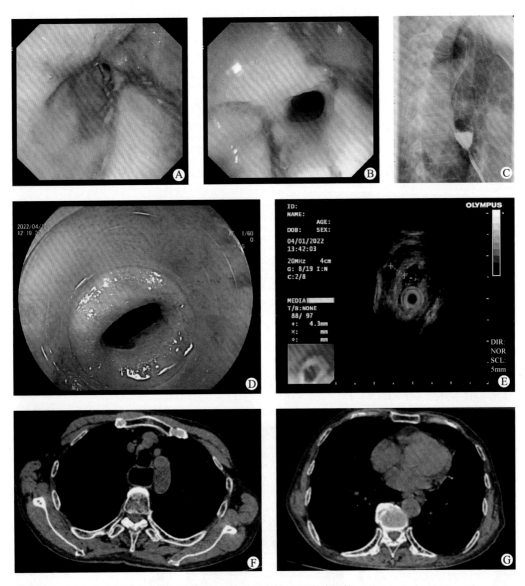

图 5-1 对狭窄食管进行术前评估

男性，76岁，间断反酸、烧心伴吞咽困难2年余。胃镜示反流性食管炎伴食管狭窄，孔径约3 mm（A，B）。食管造影示食管狭窄（C）。质子泵抑制剂（proton pump inhibitor，PPI）治疗2个月后胃镜示食管纤维瘢痕性狭窄（D）。超声内镜示食管黏膜层及黏膜下层明显增厚，约4.3 mm（E）。纵隔CT示食管上段明显扩张（F），食管下段增厚伴狭窄形成，紧邻主动脉（G）

【内镜治疗过程中注意事项】

1. **内镜下切开注意事项**：内镜前端附锥形透明帽，首选在狭窄段瘢痕组织最厚的一侧食管壁进行切开（必要时结合超声内镜或 CT 结果选择切开的位置），选择切开刀（Hook knife）自浅入深逐步切开瘢痕组织，直到暴露出肌层，之后将 Hook 刀插入瘢痕纤维组织与环形肌之间，保持良好视野，向管腔中心上翘内镜，在直视下进行瘢痕全层切开，尽量避免切开肌层以防止导致穿孔（视频 5 – 1）。如果狭窄部位瘢痕组织较厚时，可行内镜下瘢痕组织切除（视频 5 – 2），切开瘢痕同时逐渐推进内镜，直至内镜无阻力通过狭窄段达到治疗目标。对于不能经 1 个部位纵行切开通过狭窄段者，也可以选择 2 个或多个方位分别纵行切开狭窄段；对于重度环形狭窄，术中管腔难以辨认，可辅以斑马导丝置入狭窄段，在导丝指引下进行切开（视频 5 – 3）。

2. **手术并发症的预防及处理**：完成切开手术后需要仔细检查创面，查看有无穿孔及出血。对有活动性出血部位，行内镜下局部止血。如果发现有局部微小穿孔或肌层切开较深可疑穿孔者，可予以内镜下止血夹缝合；对于穿孔较大，无法内镜下缝合者，推荐置入覆膜食管支架，待 2~3 周后取出支架。

3. **药物局部注射**：狭窄切开后，创面周边黏膜下需要注射曲安奈德，建议注射剂量为 120~240 mg，原液注射（40 mg/mL），于切开创面处及周边黏膜下多点分次注射，0.2~0.5 mL/点位（视频 5 – 4）。

具体临床实践见图 5 – 2~图 5 – 8。该内镜治疗同样可用于其他部位狭窄，具体临床实践见图 5 – 9~图 5 – 11。

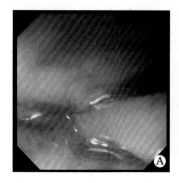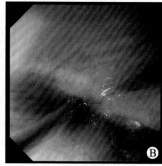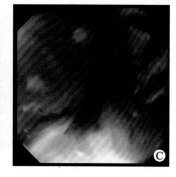

图 5 – 2　食管入口狭窄内镜治疗一例（首次治疗）

男性，22 岁，农民，因误服农药（敌敌畏）约 50 mL，逐渐出现吞咽困难 2 个月，入院时完全不能进食。2019 年 1 月 28 日我院首次行胃镜检查，提示距门齿约 17 cm 食管入口处见食管腔几乎完全闭塞，成角明显（A），斑马导丝引导经 5 mm、7 mm 探条扩张后（B，C），鼻胃镜可通过，观察狭窄段长度约 1 cm。扩张治疗后 2 周患者再次完全不能进镜

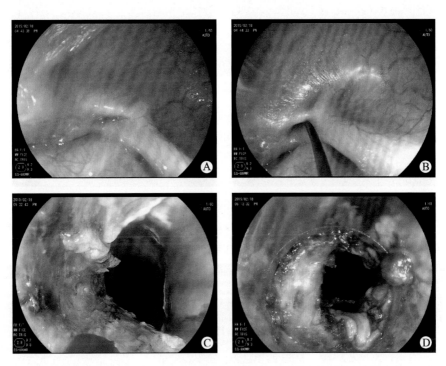

A. 食管几乎再次完全闭塞；B. 置入导丝；C，D. 狭窄切开及瘢痕祛除。

图5-3　食管入口狭窄内镜治疗一例（第2次治疗）

扩张1个月后给予患者第1次行狭窄切开＋曲安奈德注射治疗（视频5-5）

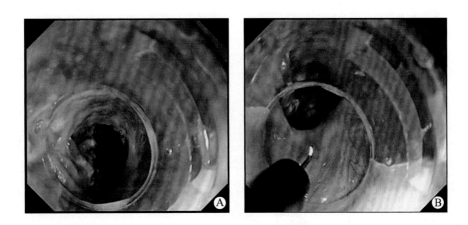

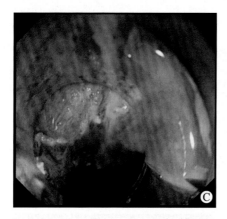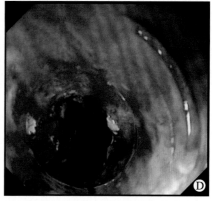

图 5-4　食管入口狭窄内镜治疗一例（第 3 次治疗）

切开 1 个月后复查胃镜见距门齿 17～18 cm 食管腔狭窄，直径约 7 mm，内镜不能通过（A），给予患者行第 2 次狭窄切开（B）+曲安奈德注射治疗（视频 5-6），狭窄切开后（C，D）

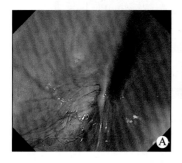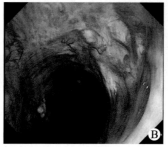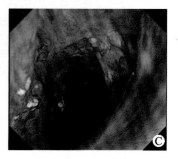

A. 食管入口处；B，C. 原食管狭窄处黏膜已完全覆盖创面，食管通畅，可见曲安奈德注射处白色沉淀。

图 5-5　食管入口狭窄内镜治疗一例（第 3 次治疗后复查）

切开 2 个月后复查胃镜，提示距门齿约 17 cm 处食管略狭窄，内镜通过无阻力（视频 5-7）。随访至今患者进食通畅

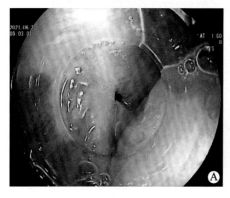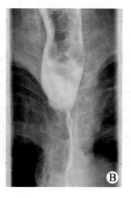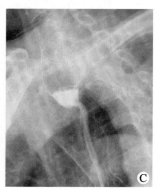

图 5-6　食管-胃吻合口狭窄治疗一例（首次治疗前评估）

男性，74 岁，农民，因食管癌术后吞咽困难 1 年余入院，入院时仅可进食液态食物。入院后行胃镜检查，提示距门齿 20 cm 处见食管狭窄，孔径约 1 mm（A）。食管造影见食管局限性狭窄，狭窄上端食管代偿性扩张（B，C）

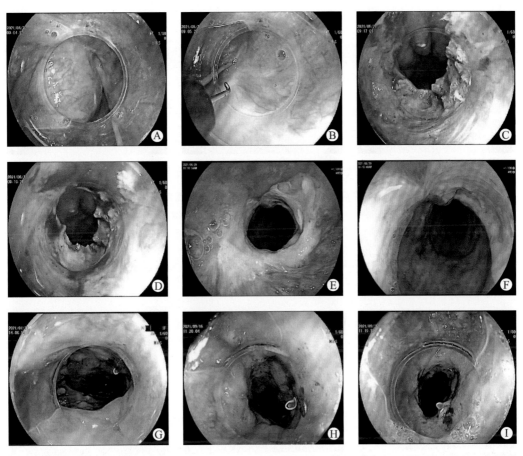

A，B．斑马导丝引导下用勾刀切开；C，D．狭窄切开后即刻镜下表现；E，F．狭窄切开后 1 周，可见切开创面处白苔附着；G．切开 1 个月后管腔通畅、溃疡未完全愈合；H，I．切开后 3 个月复查胃镜示溃疡已完全愈合，管腔通畅。

图5-7　食管-胃吻合口狭窄治疗一例（首次治疗及治疗后复查）

术后复查管腔通畅，不必再次切开治疗，给予补充注射曲安奈德

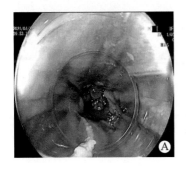
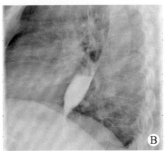
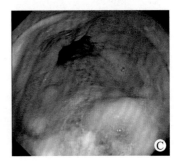

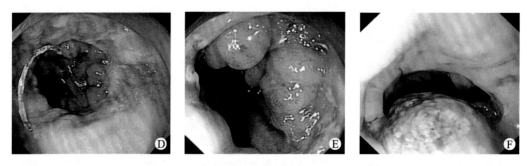

图 5-8　食管-空肠吻合口狭窄治疗一例（首次治疗及治疗后复查）

男性，68 岁，因贲门低分化腺癌伴印戒细胞癌术后 1 个月出现吞咽困难伴呕吐入院。我院查食管造影示食管空肠吻合口局限性狭窄，造影剂潴留（A）。胃镜示吻合口狭窄，孔径约 7 mm，内镜不能通过，且合并反流性食管炎（B），给予内镜下狭窄切开＋曲安奈德注射治疗，术后给予保护黏膜、促动力等药物治疗，进食通畅。狭窄切开后 1 个月复查管腔通畅（C），空肠侧黏膜结节状增生（D，E），病理示黏膜慢性炎。狭窄切开后 10 个月复查管腔通畅，但肿瘤复发（F）

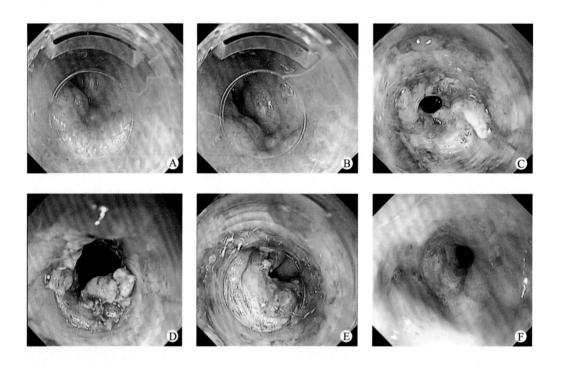

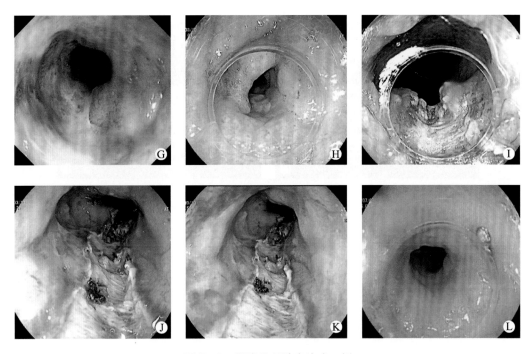

图5-9　胃窦幽门狭窄治疗一例

男性，68岁，因误服腐蚀性液体6月余，恶心、腹胀4月余，外院胃镜检查示幽门狭窄伴不全梗阻，为行内镜下狭窄切开治疗入院。我院胃镜检查示胃窦几乎闭锁，开口不可见（A，B），斑马导丝于皱襞集中处探查，顺利通过幽门，在导丝引导下分2处纵行切开狭窄段，切开后内镜即可顺利通过，切开后于创面及周围黏膜多点注射曲安奈德（C，D），术后患者腹胀、恶心、呕吐症状缓解。术后1周复查胃镜示切开处创面溃疡白苔附着，给予再次曲安奈德多点注射（F，G）。术后2个月复查胃镜示胃窦及幽门管处溃疡仍未完全愈合，幽门孔径约6 mm（H），内镜不能通过，再次给予狭窄切开及曲安奈德注射治疗（I~K）。术后半年返院复查患者一般情况良好，胃镜检查示切开处溃疡已愈合，胃窦略充血水肿，幽门孔径约8 mm（I），内镜通过顺利

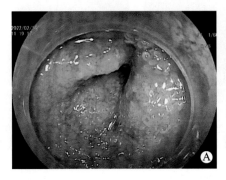

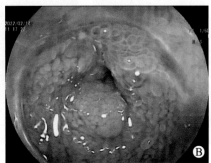

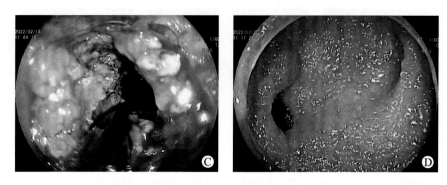

图 5-10　小肠狭窄一例

男性，20岁，因反复发作肠梗阻入院，外院胃镜及肠镜未见异常，小肠CT三维重建示回肠局限性增厚狭窄，伴肠系膜肿大淋巴结，我院经肛小肠镜检查示回肠距回盲瓣约70 cm处小肠增厚水肿，狭窄形成，孔径约1 mm（A，B），给予内镜下狭窄切开并取活检（C），病理结果提示小肠黏膜慢性炎，因患者PPD实验强阳性，γ-干扰素释放实验、结核杆菌抗体实验阳性，不能除外肠结核，行经验性抗结核治疗3个月后复查经肛小肠镜示原狭窄处小肠增厚水肿消退，仍有狭窄，孔径约3 mm（D），患者自切开后随访至今饮食、排便可，肠梗阻未再发作

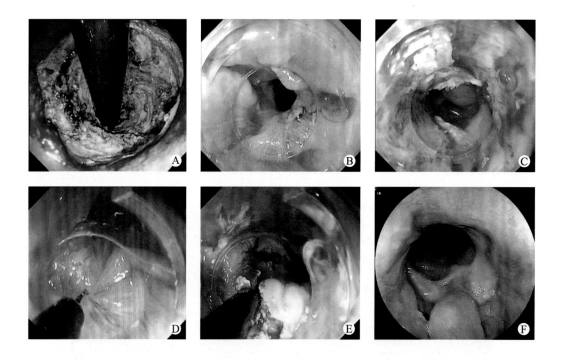

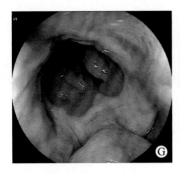 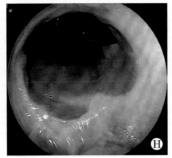 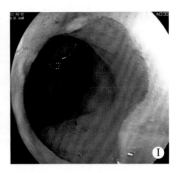

图 5-11　直肠肛管狭窄治疗一例

男性，78 岁，因直肠环周侧向发育型息肉（累及齿状线）行内镜黏膜下剥离术（ESD）治疗（A），剥离结束后给予创面及周围黏膜注射曲安奈德预防狭窄。术后 3 个月患者感排便困难，便细。术后 5 个月复查结肠镜示肛周狭窄，孔径约 5 mm（B），给予内镜下狭窄切开 + 曲安奈德注射治疗（C）。切开治疗后 1 个月复查结肠镜示肛周狭窄约 7 mm（D），再次给予狭窄切开 + 曲安奈德注射治疗（E）。此后患者感排便困难症状缓解，切开后半年复查肠镜示肛周略狭窄，内镜可顺利通过（F ~ H），切开治疗后一年半复查肠镜示肛周无明显狭窄（I）

【术后注意事项】

术中未发生穿孔者，术后常规禁食 12 小时，食管造影提示无造影剂外漏后即可进食。术中有穿孔者酌情给予抗生素治疗，禁食水 3 ~ 5 天，给予静脉营养支持，造影提示无造影剂外漏后给予流食。

（宁守斌　陈虹羽）

参考文献

1. SIERSEMA P D. How to approach a patient with refractory or recurrent benign esophageal stricture. Gastroenterology, 2019, 156(1): 7 - 10.

2. MIZUSAWA T, KOBAYASHI M, TERAI S. Radial incision and cutting for refractory benign esophageal stricture. Dig Endosc, 2019, 31(2): e46 - e47.

第六章 早期食管癌的内镜治疗

精彩视频请扫描二维码

【内镜下切除适应证】

根据《中国食管癌早诊早治专家共识》和日本胃肠内镜学会 2020 年制定并发布的《食管癌内镜黏膜下剥离术/内镜黏膜切除术指南》，食管癌内镜下切除的绝对适应证为病变局限于上皮层和黏膜固有层的食管癌，淋巴结转移风险低（淋巴结转移率仅为 0~5%）；内镜下切除的相对适应证为病变延伸至黏膜肌层或轻微浸润黏膜下层（黏膜下浸润深度 <200 μm）（淋巴结转移率为 10%~20%），范围 >3/4 环周或切除长度 >5 cm，切除后狭窄风险大，需慎重考虑，但应向患者充分告知术后狭窄等风险；浸润深度（>200 μm）达到黏膜下层的病变与转移有关（淋巴结转移率为 19%~56%），在这种情况下，即使它们被归类为浅表性癌，也应以晚期癌相同的方式进行治疗，不推荐行内镜治疗。

【禁忌证】

具有严重心肺脑血管疾病，无法耐受手术者；明显凝血功能障碍者，术中无法可靠止血者；患者及家属明确拒绝内镜手术者或不愿意承担手术风险者；内镜治疗无法获益者，如多脏器功能衰竭；合并其他障碍严重疾病而难以通过内镜治疗获益者。经过内镜评估考虑超过手术适应证者，或术后可能存在明显食道狭窄等严重并发症者，需要与患方充分沟通，可属于相对禁忌证。

【治疗前注意事项】

（1）与患方充分沟通手术方式和替代手术方案，需要详细描述术中、术后可能出现的情况，如麻醉意外、出血、穿孔、术后狭窄、术后感染等严重并发症，并得到书面认同。

（2）完善术前检查，如心肺功能评估、凝血功能评估、麻醉耐受评估等。

（3）相关术中治疗费用及材料费，特别是自费部分，需要和患方沟通，并得到书面认同。

（4）术前可根据各地政策，购买手术保险。

【器械及药物准备】

1. **黏膜剥离刀**：黄金刀（南微医学科技股份有限公司）、鲲鹏刀（江苏唯德康医疗科技有限公司）、Dual knife（日本奥林巴斯株式会社）等均可被选择使用。

2. **注射针**：一次性使用内窥镜活体取样针（22 G）（南微医学科技股份有限公司），相近规格者均可被选择。

3. **热凝钳**：热活检钳（南微医学科技股份有限公司），相近规格者均可被选择。

4. **钛夹**：可旋转重复开闭软组织夹（南微医学科技股份有限公司）、一次性使用止血夹［安瑞医疗器械（杭州）有限公司］等均可被选择。

5. **黏膜下注射液**：生理盐水注射液（250 mL 生理盐水 + 0.2 mL 亚甲蓝注射液 + 0.5 mL 肾上腺素注射液），羟乙基淀粉注射液（500 mL 羟乙基 + 0.3 mL 亚甲蓝注射液 + 0.5 mL 肾上腺素注射液），其中亚甲蓝量可以根据专家习惯增减。

【治疗过程中注意事项】

1. **确认病变位置**：根据白光、NBI-ME、鲁氏碘液染色确定病变的位置、大小、边界，可适当注水确认重力方向（图 6 - 1）。

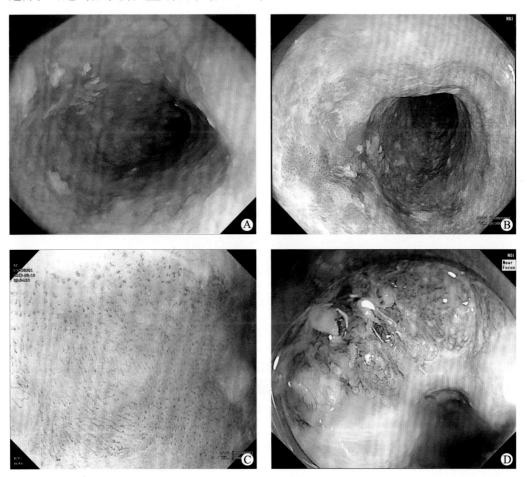

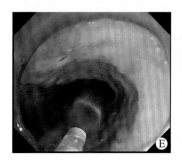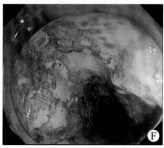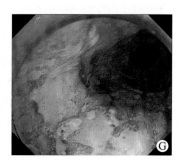

A. 白光观察病灶位于 9—12 点方向；B. NBI 观察；C. NBI-ME 见上皮内乳头状毛细血管袢（IPCL）呈现 B1 型改变（AB 分型）；D. NBI-ME 可清晰明确边界，IPCL 呈现 B2 型改变（AB 分型）；E. 鲁氏碘液染色；F. 鲁氏碘液染色确定位置；G. 鲁氏碘液染色确定边界。

图 6 - 1　确认病变位置

2. 标记：先在靠近病变边界 2～3 mm 处标记，如病灶面积超过环周 75%，具有并发术后狭窄高危因素，一定不要做不必要的扩大切除范围标记。考虑有异时癌的可能性，即使对术中预判不会造成术后狭窄的病变，也建议不要扩大标记（图 6 -2）。

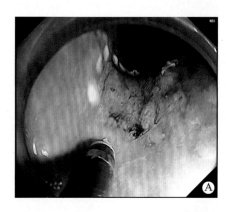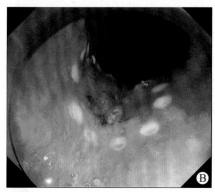

A. NBI 下标记；B. 标记后白光显示。

图 6 -2　标记

3. 局部注射：从病变肛侧向口侧黏膜下注射，注射液可根据单位具体情况选择生理盐水、甘油果糖、透明质酸等（图 6 -3）。

4. 环周切开：先从肛侧切开，最初从左向右，在接近黏膜肌层的深度进行浅切开，像描图一样修整黏膜肌层和其下的血管，建立明确的终点。接着先将重力侧从口侧向肛侧切开，当重力侧充分剥离、内镜能够依靠重力的作用钻入黏膜下层后，将剩余的黏膜环周切开（图 6 -4）。

5. 剥离：沿着长轴方向顺着黏膜下层从口侧向肛侧做黏膜下剥离，剥离过程中刀头与肌层平行，避免垂直接触以防止损伤肌层（图 6 -5）。

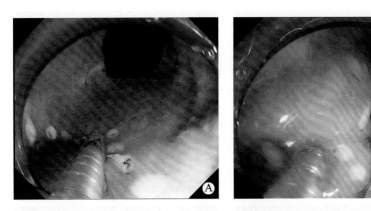

A. 从肛侧局部注射；B. 注射至黏膜下充分隆起。

图 6-3　局部注射

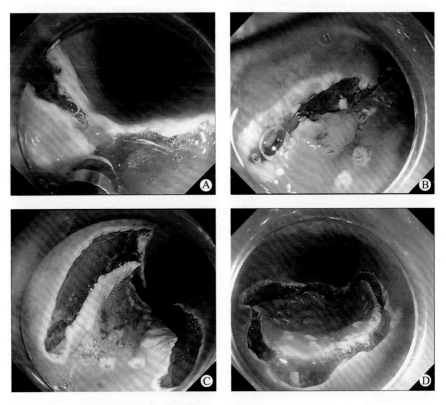

图 6-4　环周切开

先从肛侧开始自左向右切开，建立明确的终点（本案例使用南微医学科技股份有限公司的黄金刀，刀头 1.5 mm）（A），从重力侧自口侧向肛侧做切开（B），从另一侧做环周切开（C），从口侧切开，完成环周切开（D）

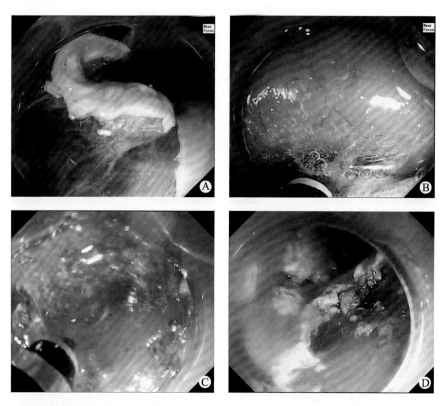

A. 从口侧向肛侧做黏膜下剥离；B. 明确层次，保持视野清晰下剥离；C. 刀头与固有肌层保持平行；D. 完成黏膜下剥离。

图 6-5 剥离

6. **创面处理**：用热活检钳处理创面及环周内侧的可见血管，充分止血（图 6-6）。

7. **标本处理**：将标本充分展平，用大头针固定，可采用染色内镜、鲁氏碘液染色，观察切缘是否完整（图 6-7）。

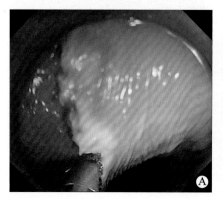 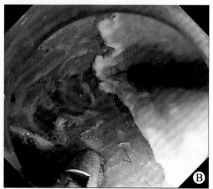

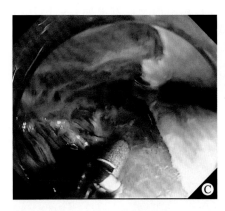
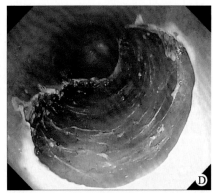

A. 热凝钳边缘处止血；B. 热凝钳创面中央止血血管残端，精准防止过度损伤肌层；C. 较大的残端可使用钳夹的方式热凝止血；D. 完成创面处理。

图 6-6　创面处理

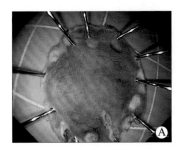
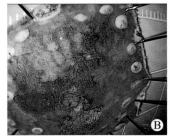
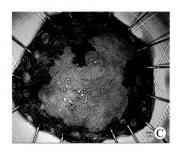

A. 展平标本，用大头针固定；B. NBI 观察边缘是否完整；C. 鲁氏碘液染色 NBI 观察。

图 6-7　标本处理

【治疗后注意事项】

（1）主刀医师或一助医师需要亲自和患者或被授权者交流术中情况及术后主要事项，如饮食、活动、陪护观察重点等。

（2）术后应当密切关注创面出血、穿孔等迹象，通常术后 8 小时内给予禁食，8 小时后无明显并发症迹象，结合术中情况，可考虑给予黏膜修复剂的同时适当开放流质饮食。

（3）密切关注术后病理，指导进一步治疗方案。

（4）密切随访患者术后远期并发症，如食道狭窄及迟发性出血、穿孔等情况。

【并发症的处理】

1. 出血的处理：就实际操作经验而言，食管内镜黏膜下剥离术（endoscopic submucosal dissection，ESD）术后出血发生率相对较低，预防出血的关键是术中明确结构层次，内镜进入黏膜下层与肌层之间，保持视野清晰，分清血管，认真而迅速地处理每一根血管，在出血之前通过电凝模式烧灼血管（图6-8）。剥离黏膜下层时，看到血管较细，可直接改用电凝模式剥离；如看到粗血管，将血管裸化，改用止血钳凝固预防出血。

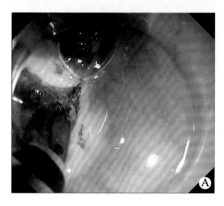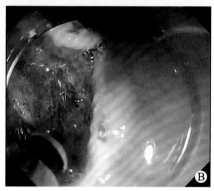

A. 保持视野，分清血管；B. 在出血之前通过电凝模式烧灼血管。

图6-8　电凝模式预防出血

术中对于少量渗血，如不影响继续剥离，为防止多次电凝导致肌层受损，通常继续剥离或在黏膜下追加注射后，采用"以凝代切"是方式进行剥离。如渗血较多，为避免频繁交换器械，可使用剥离刀缩回刀头，头端轻压出血点后，热凝止血（图6-9），用生理盐水冲洗出血点，明确完全止血。

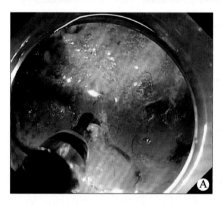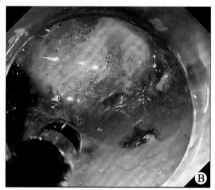

A. 有较多渗血，将剥离刀缩回刀头，头端轻压出血管；B. 直接用剥离刀电凝止血。

图6-9　较多渗血的处理

如该方法失败或目测出血仍较多时（如小动脉出血），使用止血钳夹住出血血管，选用SOFT凝固模式电凝止血。用止血钳的关键在于确认其已完全夹住出血部位，然后电凝止血（图6-10）；如果止血钳夹住后仍有出血，原因为没有夹住出血点，可适当注水看清出血点，重新钳夹。盲目的止血处理会导致过度凝固引发组织碳化和延迟性穿孔等严重并发症。

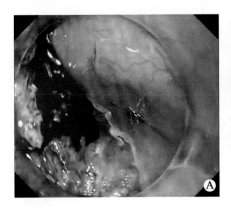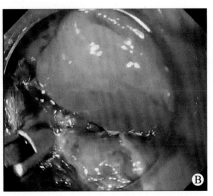

A. 术中有小动脉活动性出血；B. 使用止血钳夹住出血血管，选用 SOFT 凝固模式电凝止血。

图 6-10　出血较多时的处理

2. 穿孔的处理：早期食管癌 ESD 术中及术后穿孔，常见于活检后黏膜下局部有粘连、注射后抬举不佳；剥离过程中视野不清晰或剥离时刀头垂直于肌层导致剥离过深或止血中过度电凝以致穿孔发生。发现较小的穿孔，气道压无增高，在不影响剥离的前提下，可"忽略"并继续操作，直到操作完成再行"穿孔处理"；当穿孔较大，需要密切关注气道压力，并尽可能快地完成剥离，同时在创面止血后，使用钛夹充分夹闭穿孔点（图 6-11）。术后密切关注患者，若出现气胸、皮下气肿，适当延长禁食时间。当创面较大，出现呼吸、循环障碍或手

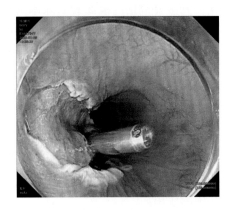

图 6-11　穿孔的处理

术后发现小穿孔，用金属夹夹闭穿孔点

术困难，一时间难以完成的，应当立即停止 ESD 手术，果断请胸外科介入治疗。

【手术实例】

患者，55 岁，农民，因上腹部不适行胃镜检查，既往无高血压、糖尿病病史，平时喜腌制高盐饮食及饮酒。胃镜检查在食道距门齿 30 cm 发现 Ⅱc 型病灶，表面黏膜粗糙。NBI-ME 示茶褐色背景，IPCL 为 B1、B2 型。鲁氏碘液染色为不染区，行 ESD 切除（视频 6-1，视频 6-2）。术后病理示高分化鳞状细胞癌，浸润深度为 50 μm，淋巴管阴性，脉管阴性，水平及垂直切缘阴性。

（周海斌　杨建锋）

第七章　胃内镜黏膜下剥离术

精彩视频请扫描二维码

目前，国内外多项指南与共识均推荐内镜下切除为早期消化道肿瘤的首选治疗方式，其主要包括内镜黏膜切除术（endoscopic mucosal resection，EMR）和内镜黏膜下剥离术（endoscopic submucosal dissection，ESD）。EMR 于 1984 年首次被报道，早期方法是将生理盐水注入黏膜下层，病灶与黏膜下层分离后出现抬举、隆起，再利用圈套器将病灶整片切除。作为一种有效的、微创的内镜治疗技术，EMR 目前已被广泛应用。然而，对于尺寸较大的病变，EMR 不能将病灶一次性完全切除，有较高的局部复发风险。1999 年，Gotoda 等在原有 EMR 程序基础上，通过高频切割电流，使用 IT 刀对病灶进行了黏膜下层剥离，取得了良好的效果。在 2004 年，这项技术被正式命名为 ESD。与 EMR 相比，ESD 能够对大面积的病变进行一次性整块切除，能提供准确的病理分期，并且使术后局部复发率更低。本章将重点介绍 ESD 技术在胃早期肿瘤治疗中的应用。

【术前准备与评估】

一、患者准备

检查前患者应禁食至少 8 小时，禁水至少 2 小时。对于某些特殊患者，如上消化道梗阻、胃排空障碍、胃食管反流等，应延长禁饮、禁食时间，甚至需要行术前胃肠减压。

胃镜检查前 15 ~ 30 分钟口服祛黏液剂（链霉蛋白酶）和祛泡剂（二甲硅油），配合平躺转动体位（平卧—右侧卧位—俯卧—左侧卧位—恢复平卧，每个体位保持 5 秒），可有效清除胃内黏液和气泡，有助于提高内镜检查质量，提供 ESD 手术相对清晰的视野，且可减少术中水的冲洗频率，缩短手术时间，减少并发症。

凝血功能检测：服用抗血小板和抗凝药物的患者，需停用阿司匹林和氯吡格雷至少 5 天；对于需要预防严重出血并发症的特殊患者，应根据具体情况延长停用时间。服用华法林的患者，至少需停用 5 天，同时可使用低分子肝素替代治疗 2 天，末次使用低分子肝素的时间与 ESD 手术时间的间隔需≥24 小时。

麻醉前评估：麻醉相对禁忌证主要包括美国麻醉医师协会（American Society of

Anesthesiologists，ASA）分级为Ⅳ级及以上、重要器官功能障碍（如近期心肌梗死或脑梗死）、严重的传导阻滞、恶性心律失常、重要器官功能失代偿、哮喘持续状态、严重肺部感染或上呼吸道感染等。对于行 ESD 患者，应重点关注心血管系统和呼吸系统。

二、麻醉方式及解痉

常见消化内镜手术的麻醉包括中度镇静、深度镇静/麻醉、气管插管全身麻醉。由于上消化道 ESD 存在术中冲洗液、出血，误吸风险较高，故首选气管插管全身麻醉。若患者能够耐受，同时 ESD 操作医师经验丰富，术式操作相对简单、时间较短，可选择中度镇静。在中等镇静下，患者存在意识，对语言和触觉刺激有反应，无须气道干预，心血管功能尚能维持；而在深度镇静/麻醉下，患者进入嗜睡状态，意识消失，但保留自主呼吸，有发生呼吸抑制的可能，此时误吸的风险较高，需谨慎选择。

消化内镜手术的麻醉药物包括镇静药（如咪达唑仑、瑞马唑仑、右美托咪定等）、麻醉性镇痛药（如芬太尼、舒芬太尼、瑞芬太尼、阿芬太尼等），全麻药（如依托咪酯、丙泊酚等），以及某些肌松药（如罗库溴铵、维库溴铵等）。

在手术过程中，胃壁受刺激易蠕动，会影响手术操作，静脉或肌内注射解痉药能够抑制胃肠蠕动和幽门口收缩，并可减少唾液、胃液的产生。应用前需排除前列腺增生、青光眼、重症肌无力及严重性心脏病等禁忌证。

三、内镜评估

为确定是否需要 ESD 或 EMR，需要进行术前评估，评估内容包括病变形态、范围大小、性质、浸润深度及是否存在溃疡。

【适应证】

目前国内外关于早期胃癌 EMR/ESD 治疗的最新适应证见图 7-1。

1. EMR 的绝对适应证：直径≤2 cm 的无溃疡或溃疡瘢痕（UL0）的分化型黏膜内癌（cT1a）。

2. ESD 的绝对适应证：直径 >2 cm 的 UL0 cT1a 期分化型癌；直径≤3 cm 的有溃疡或溃疡瘢痕（UL1）的 cT1a 期分化型癌；直径≤2 cm 的 UL0 cT1a 期未分化型癌。

3. ESD 的相对适应证：直径 >2 cm 的 UL0 cT1a 期未分化型癌；直径 >3 cm 的 UL1 cT1a 期分化型癌；UL1 cT1a 期未分化型癌；黏膜下浸润癌（cT1b）。

此外，ESD 技术还可治疗其他胃内病变，包括：①胃的癌前病变：病灶直径 <2 cm 可采用 EMR，直径 >2 cm 建议行 ESD 治疗。②胃良性肿瘤：来源于胃黏膜肌层或位于黏膜下层的良性肿瘤，包括胃息肉、胃间质瘤、胃异位胰腺、脂肪瘤等。

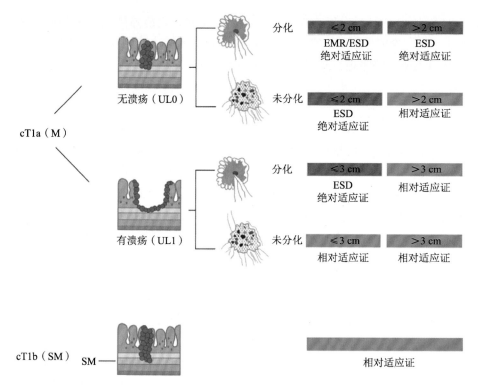

cT1a(M)：术前诊断为黏膜内癌；cT1b(SM)：术前诊断为黏膜下浸润癌；UL0：无溃疡或溃疡瘢痕；UL1：有溃疡或溃疡瘢痕。

图 7-1　早期胃癌 EMR/ESD 治疗的适应证

【禁忌证】

1. ESD 的禁忌证包括：①肿瘤侵犯固有肌层；②伴有淋巴结转移或远处转移患者；③合并心、肺、肾、脑、血液等严重疾病患者；④严重出血倾向者，如服用抗凝剂未纠正凝血功能。

2. 相对禁忌证：抬举征阴性，即在病灶基底部（黏膜下层）注射后局部不能形成隆起，抬举较差。该征象往往提示病灶基底部（黏膜下层）和肌层之间存在粘连，肿瘤可能浸润至肌层组织，此时操作难度大，易致穿孔，但对于技术熟练的内镜医师，遇到这种情况一般也可以安全地进行 ESD 治疗。

【操作器械及注射液】

一、常用的切开刀

IT 刀：前端带有陶瓷绝缘部的高频切开刀，纵向切开较方便，能进行长距离、全方位地切开剥离，前端的绝缘头能有效防止穿孔。

Hook 刀：前端为 360°自由旋转的"L"形刀头，能准确定位切开部位，操作过程中易于勾住组织并提起黏膜进行相对安全地操作。

Flex 刀：由柔软的刀丝和外鞘组成，前端为环状，操作过程中与黏膜的接触面积较大，切割效果较针状刀更快。

TT 刀（triangle tip knife）：刀部头端为三角形金属，在操作过程中改变切割方向时，无须旋转切开刀。

海博刀（Hybrid knife）：一种专门设计的用于 ESD 操作的切割刀，具有染色、标记、黏膜下注射、黏膜切开、环形切开、黏膜下剥离、冲洗、止血等八大功能，操作过程中无须频繁更换配件，大大缩短了手术时间。

二、常用的黏膜下注射液

生理盐水：便于获取，为等渗溶液，在黏膜下注射后易被组织吸收，维持时间较短，较难获得长时间的理想隆起高度，需反复较大量注射。

高渗盐水或高渗葡萄糖：为高渗溶液，相较于生理盐水，能够维持相对理想的隆起高度，维持时间较久。

甘油果糖：同样是高渗性溶液，使用安全，对组织没有损伤性，价格便宜，是一种理想的黏膜下注射液。

透明质酸钠：为高黏稠性物质，具有高黏性和保水性，维持黏膜下层隆起持续时间明显长于高渗溶液，可同肾上腺素液混合后注射，能相对较好地保证病变完整切除，但价格稍贵。

【技术流程】

主要包括标记、黏膜下注射、切开、黏膜下剥离、创面处理等 5 个步骤（视频 7-1，视频 7-2）。

【相关并发症及预防处理】

一、出血

出血包括术中出血或术后迟发性出血。

1. 术中出血：指 ESD 操作过程中引起的任何出血，通常为切开剥离过程中不可完全避免的事件。急性少量出血表现为术中创面渗血或喷射性出血，持续时间小于 1 分钟，内镜下采用药物喷洒（去甲肾上腺素、凝血酶和矛头蝮蛇血凝酶等）、氩等离子体凝固术、电凝、止血钳及金属夹等手段通常能够成功止血（视频 7-3）；急性大量出血表现为术中活动性渗血或喷射性出血，且内镜下止血困难，此时因内镜视野清晰度受影响，易致手术中断、失败，严重可致失血性休克，往往需中止手术和（或）输血治疗。

2. 术后迟发性出血：指在术中充分止血的情况下，术后出现人工溃疡灶导致的迟发出血。国外将其详细定义为：①出现呕血、黑便、头晕等不适症状；②血红蛋白下降 >20 g/L；③血压下降 >20 mmHg 或心率增加 >20 次/分；④胃镜检查示 ESD 术后溃疡出血；以上指标至少满足 2 项。若出现迟发性出血，首选内镜下止血治疗，同时需静脉应用大剂量 PPI，以降低患者再出血发生率，预防再次出血。

目前认为 ESD 手术的预防出血比止血更重要，预防措施包括在术前 1 周合理停用抗凝药及抗血小板药、术中对可见血管预防性止血处理、术后对人工溃疡创面裸露血管预防性电凝，以及应用 PPI、胃黏膜保护剂等，这些措施能在很大限度上减少出血风险。

二、穿孔

穿孔指胃肠道管壁穿破，导致胃肠道腔内与腹腔或胸腔相通的状态。

1. 术中穿孔：指 ESD 操作过程中直接导致的穿孔。术中穿孔多在操作过程中发生，通常面积较小且呈线形，内镜下多可成功夹闭。在术前充分禁食水情况下，若内镜下夹闭及时，穿孔部位污染较轻，配合术后禁食水、胃肠减压、抗生素使用等保守治疗，大多数可恢复，一般无须外科手术干预。如果穿孔未闭合或出现严重腹膜炎征象，应请外科医师评估是否需外科手术修补（视频 7-4）。

2. 迟发性穿孔：指 ESD 操作过程中无穿孔，术后即刻也无相应症状或游离气体存在，但是术后突发腹膜刺激症状或胸痛症状，腹部平片、胸腹部 CT 等辅助检查提示有游离气体。大部分与 ESD 操作中反复、过度电凝导致胃壁缺血坏死、大范围肌肉层剥脱有关。此时需协同外科医师制定治疗方案：若穿孔较小、早期发现，在未发生广泛性腹膜炎的情况下，可尝试内镜下夹闭配合内科保守治疗；若穿孔直径较大、发现晚，合并有严重腹膜炎，应及时进行外科干预。

三、狭窄

狭窄指 ESD 术后瘢痕纤维组织增生导致消化道管腔直径变小，影响消化道内容物正常通过的情况，通常发生于术后几周内的溃疡愈合期间，患者可表现为吞咽困难、恶心等症状。狭窄部位常见于贲门、幽门及胃窦部，术后黏膜缺损 >3/4 环周、切除纵向长度 >5 cm 是术后狭窄的高危因素。内镜下球囊扩张对大部分胃 ESD 术后狭窄治疗有效，多次治疗后可有效缓解相关症状（图 7-2）；对于部分病例，也可行内镜狭窄放射状切开术进行治疗（图 7-3）。若狭窄不适合进行内镜下治疗，可进行手术治疗。有证据支持术后应用糖皮质激素可预防和治疗狭窄。

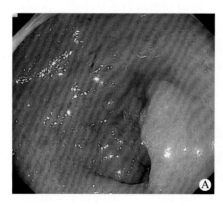
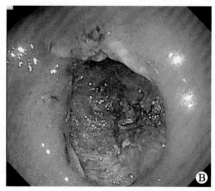

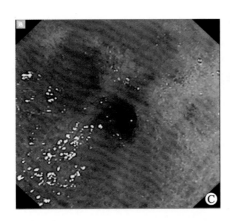
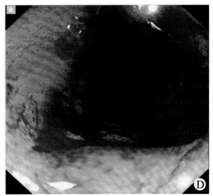

图 7-2　内镜下球囊扩张治疗胃 ESD 术后狭窄

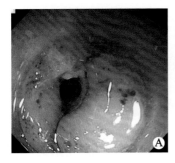
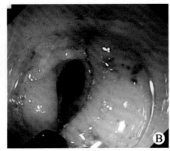
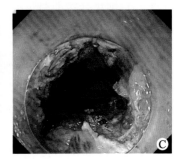

图 7-3　内镜下放射状切开治疗胃 ESD 术后狭窄

四、其他并发症

较少见，如肺部感染、气体栓塞、胃旁脓肿、胃腔血肿等，值得警惕。

【术后管理】

一、一般情况

术后第 1 天禁食，期间密切观察生命体征及腹部体征，进行血常规、粪便常规等相关化验，必要时行胸部、腹部影像学检查，若上述情况无明显异常，术后第 2 天可进流质或软食，随后逐渐恢复正常饮食。出现穿孔、出血等并发症时，应适当延长禁食水时间。

二、PPI 与胃黏膜保护剂

PPI 可促进 ESD 术后医源性溃疡的愈合、减少迟发性出血，建议常规应用。通常选择酸作用强效、持久的 PPI，从手术当天起静脉应用，第 2～第 3 天后改为口服标准剂量，疗程为 4～8 周。胃黏膜保护剂与 PPI 联用具有一定协同作用，能提高术后溃疡的愈合率。

三、抗生素

ESD 术后菌血症的发生风险较低，往往是一过性的，极少引起严重感染，不推荐常规预防性使用抗生素。对于术前评估切除范围大、操作时间长、合并消化道穿孔或大量出血，以及伴有糖尿病、免疫功能低下（尤其是接受器官移植者）、营养不良等感染高风险的患者，可酌情使用抗生素，常规应用不应超过 72 小时，视具体情况可酌情延长。

四、Hp 根除

早期胃癌患者若合并有 Hp 感染，术后应尽早行 Hp 根除治疗。有证据显示，术后尽早杀菌，根除率更高，并且早期胃癌 ESD 术后行 Hp 根除可显著降低异时癌的发生率。目前推荐铋剂四联根除方案，在术后 2 周内进行。

【治愈性评估】

目前采用 eCura 评分系统进行术后治愈性评估，可有效评估早期胃癌患者术后生存率，主要分为如下。

（1）eCura A：内镜下切除后的远期疗效与外科手术切除相当，甚至更优，属于根治性切除。

（2）eCura B：可以预期的内镜下治愈性切除，但缺乏充分、长期的随访结果。

（3）eCura C：不符合 eCura A 和 eCura B 的病变，内镜下切除后存在肿瘤残留可能。其中分化型病变未达到整块切除或水平切缘阳性，但其他标准符合 eCura A 和 eCura B 时，为 eCura C1，其余被归类为 eCura C2。

【术后标本的处理】

一、预处理

生理盐水冲洗：将表面黏液、血液等附着物冲洗干净，使病变部位暴露充分。

平铺延展：冲洗后的标本通常呈卷曲收缩状态，从最外侧边缘处展开标本，用细针固定于橡胶板或泡沫板上，同时标明口侧、肛侧等相对位置。距病变 3 mm 内的位置禁止用细针固定，否则会破坏局部结构，影响观察。

固定：完成上述步骤后，立即将标本浸泡于不少于标本体积的 5 倍、浓度为 10% 的福尔马林固定液中，室温静置浸泡 12 ~ 48 小时。

二、病理标本的处理

大体观察：拍摄大体照片、取材前全貌和取材切割图至少各 1 张。测量并记录组织信息，包括标本大小、病变范围、形状、颜色、硬度、水平边缘、肉眼分型（巴黎分型）（图 7 - 4）。

取材：确定切缘后，沿着病灶边缘至标本外侧缘最短距离的连线开始切片，然后平行于这条线连续切片，间隔为 2.0 ~ 3.0 mm。

脱水、包埋：将取材获得的组织条按顺序放入包埋盒，每盒 ≤ 3 条，并记录顺序。后续进行组织脱水、石蜡包埋、切片，切片厚度为 4 ~ 6 μm（视频 7 - 5）。

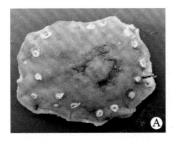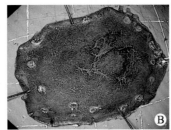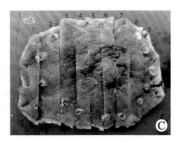

A. 固定后的标本；B. 结晶紫染色后的标本；C. 术后标本改刀。

图 7 - 4　大体观察

三、病理标本的关注要点

周围黏膜情况及有无溃疡：观察周围黏膜是否存在炎性反应、萎缩、化生等非肿瘤性改变。若存在溃疡及瘢痕，会影响预后判断。

组织来源和分型标准：包括上皮内瘤变，不确定的上皮内瘤变，低级别上皮内瘤变，高级别上皮内瘤变（原位癌可疑浸润癌、黏膜内浸润癌），以及黏膜下浸润癌等。

组织学类型及分化程度：如腺癌（高分化/中分化/低分化）、未分化癌、黏液癌及特殊类型癌。若多种组织病理学类型同时存在，应按照其对应面积大小进行降序排列，记录每种病理类型。

肿瘤浸润深度：以病灶浸润的最深层记录肿瘤的浸润深度。当肿瘤浸润至黏膜下层时，需测量黏膜肌层下缘至病灶最深处距离。在胃部，肿瘤浸润深度距离黏膜肌层小于 500 μm 时，定义为 SM1 期；超过这一深度时则为 SM2 期。

切缘状态：切除组织的各个水平、垂直切缘均未见肿瘤细胞，被定义为切缘干净。切缘阴性时，若肿瘤距切缘较近，应记录癌灶距切缘的最近距离。水平切缘阳性时，应记录阳性切缘块数。当垂直切缘阳性时，记录肿瘤所在部位。

脉管浸润：可借助免疫组织化学和组织化学染色协助判断。

（林介军　王顺才）

参考文献

1. ONO H, YAO K, FUJISHIRO M, et al. Guidelines for endoscopic submucosal dissection and endoscopic mucosal resection for early gastric cancer (second edition). Dig Endosc, 2021, 33(1): 4 - 20.

2. AJANI J A, D'AMICO T A, BENTREM D J, et al. Gastric cancer, version 2. 2022, NCCN clinical

practice guidelines in oncology. J Natl Compr Canc Netw, 2022, 20(2): 167-192.

3. PIMENTEL-NUNES P, DINIS-RIBEIRO M, PONCHON T, et al. Endoscopic submucosal dissection: European Society of Gastrointestinal Endoscopy (ESGE) Guideline. Endoscopy, 2015, 47(9): 829-854.

4. TADA M, MURAKAMI A, KARITA M, et al. Endoscopic resection of early gastric cancer. Endoscopy, 1993, 25(7): 445-450.

5. GOTODA T, KONDO H, ONO H, et al. A new endoscopic mucosal resection procedure using an insulation-tipped electrosurgical knife for rectal flat lesions: report of two cases. Gastrointest Endosc, 1999, 50(4): 560-563.

6. 国家消化系统疾病临床医学研究中心, 中华医学会消化内镜学分会, 中国医师协会消化医师分会. 胃内镜黏膜下剥离术围手术期指南. 中华消化内镜杂志, 2017, 34(12): 837-851.

7. 中华医学会消化内镜学分会麻醉协作组. 常见消化内镜手术麻醉管理专家共识. 中华消化内镜杂志, 2019, 36(1): 9-19.

8. 北京市科委重大项目《早期胃癌治疗规范研究》专家组. 早期胃癌内镜下规范化切除的专家共识意见(2018, 北京). 中华消化内镜杂志, 2019, 36(6): 381-392.

9. 姚礼庆, 周平红. 内镜黏膜下剥离术. 上海: 复旦大学出版社, 2009.

10. 国家消化内镜专业质控中心, 国家消化系统疾病临床医学研究中心(上海), 国家消化道早癌防治中心联盟, 等. 中国内镜黏膜下剥离术相关不良事件防治专家共识意见(2020, 无锡). 中华消化内镜杂志, 2020, 37(6): 390-403.

11. 汪鹏, 谢静, 王雷, 等. 中国消化内镜活组织检查与病理学检查规范专家共识(草案). 中华消化杂志, 2014(9): 577-581.

第八章 内镜十二指肠乳头切除术

十二指肠乳头肿瘤（图 8-1）占所有消化道肿瘤的 5%，发病率为 0.04%~0.12%。随着内镜、CT、MRI 等检查技术发展，十二指肠乳头肿瘤的发生率逐年升高。良性十二指肠乳头肿瘤包括管状腺瘤、绒毛状腺瘤及混合型腺瘤，其中管状腺瘤很少恶变，约 30% 的绒毛状腺瘤可以进展为腺癌，而混合型腺瘤则介于两者之间。以往对于确诊为此类肿瘤的治疗方法主要为外科手术治疗，手术方式包括十二指肠壶腹局部切除术和胰十二指肠切除术（Whipple 术）。对于不能耐受外科手术或者是拒绝手术的患者，则可以内镜下密切随访观察，当出现黄疸或胆管扩张，可考虑置入胆道支架。胰十二指肠切除术的治愈率在所有的治疗中最高，复发率最低，但文献统计其手术并发症的发生率为 25%~63%，病死率为 0~13%，尤其对于恶性肿瘤的患者，治疗总费用也是最高。而十二指肠壶腹局部切除术的并发症发生率和病死率较低，但复发率却比较高，因此需要长期的术后内镜随访。

内镜十二指肠乳头切除术（endoscopic papillectomy，EP）于 1983 年由 Suzuki 等首次报道，是指切除十二指肠壁的黏膜及黏膜下层，以及 Vater 壶腹的解剖附着区域，包括胆管和胰管口周围的组织。经过许多消化内镜医师多年的实践，EP 已被确立为一种有效的内镜治疗方法，目前已被公认为是可以替代外科手术的治疗手段。

治疗方案的选择受患者的意愿、肿瘤的良恶性程度、肿瘤的起源（散发性腺瘤或家族性腺瘤样息肉病）、治疗方式的相关并发症、内镜以及外科专家的技术水平、治疗费用等多因素影响。下面着重讨论一下内镜十二指肠乳头切除术。

【适应证及禁忌证】

一、适应证

（1）根据 2022 年日本指南，EP 可被用于治疗壶腹部腺瘤，其最常见的指征是没有侵犯到胆胰管内的腺瘤，有学者认为还应排除一些恶性征象（如乳头活动度差、黏膜脆、溃疡、自发性出血等）及病变局限在十二指肠肌层以内且直径 <5 cm。

（2）对于向内生长到胆总管 >1 cm 的病例，应转诊外科手术治疗；如果活检提示原位腺癌或分化良好的腺癌，而患者由于年龄和（或）合并症不适合外科手术治疗时，仍可以考虑内镜下切除。

（3）EP 经常作为一种诊断治疗，相当于大块活检。

（4）对于壶腹神经内分泌肿瘤和副神经节瘤行 EP 目前存在争议，部分学者认为外科手术是首选方法。

二、禁忌证

（1）EP 通常禁用于伴有凝血功能障碍和急性胰腺炎的患者。

（2）患者不能耐受内镜操作或拒绝内镜治疗。

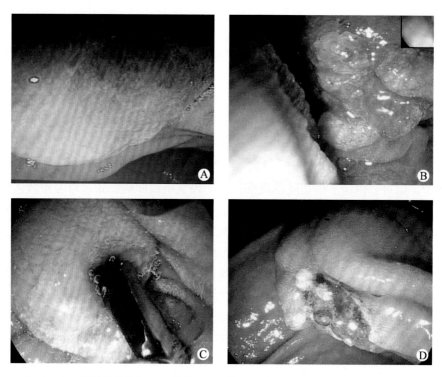

A ~ C. 十二指肠乳头腺瘤；D. 乳头开口见结节样隆起，病理提示腺瘤伴局部癌变。

图 8 - 1　十二指肠乳头肿瘤

【术前准备】

在执行 EP 之前，重要的一点是正确区分病变的良恶性。临床常用检查方法包括胃镜、十二指肠镜、EUS、胰胆管内超声、经内镜逆行胆胰管成像（endoscopic retrograde cholangiopancreatography，ERCP）、CT、磁共振胆胰管成像（magnetic resonance cholangiopancreatography，MRCP）及正电子发射计算机体层显像仪（PET/CT）等。

一、常规检查

术前需完善血常规、凝血功能、生化（血糖、肝肾功能、电解质）、肿瘤学指标、传染病筛查等检查。

二、术前需常规进行侧视镜（十二指肠镜）检查及活检

单纯从内镜下的表现不能明确分辨肿瘤的类型。内镜下一些表现可辅助辨别肿瘤的良恶性，如黏膜溃疡、组织脆、自发性出血等表现更倾向于恶性诊断，需要选择外科手术治疗。除白光观察外，NBI 和 NBI-ME 已被报道对腺瘤和腺癌的诊断和肿瘤边界判断有效。明确术前组织学诊断是正确处理乳头肿瘤的必要条件，但即使活检组织标本足够，仍有高达 30% 的恶性肿瘤漏诊率。根据手术标本的病理评价，肿瘤部位越深，恶性程度越高。因此，有学者认为可进行括约肌切开深凿活检和靶向高度怀疑为恶性的位点进行活检；相反也有学者认为对于乳头肿瘤的术前诊断，特别是腺癌，内镜活检联合括约肌切开术并不是一种可靠的方法。此外，如果括约肌切开术后进行内镜切除，可能会错失整块切除的机会。

三、超声内镜、胰胆管内超声及 ERCP

超声内镜可有效评估十二指肠肿瘤的导管内生长程度，进一步判断肿瘤局部情况，如肿瘤性质、肿瘤浸润深度等，其准确率优于 CT、MRCP 和经腹超声，故推荐超声内镜作为术前常规检查之一，尤其是对于腺瘤病变深度的判断，准确率可高达92.2%，但其准确率与超声内镜医师的经验、对疾病的理解深度及对超声内镜图像解读的程度密切相关；同时，不同的超声内镜型号、扫查方式及探头精度也决定着超声内镜的扫查结果。

胰胆管内超声（IDUS）对评估 Oddi 括约肌浸润灵敏度低，ERCP 仅在判断部分胰胆管内浸润程度时有一定意义，且两者均有术后胰腺炎的风险，各家医院操作经验及设备条件亦不一致，故不推荐两者作为常规检查，临床医师可根据当地医院及病人病情的实际情况灵活选用。

四、抗凝药物及抗栓药物

内镜十二指肠乳头切除术在 2022 年日本乳头切除指南中被提及，其属于高出血风险操作，抗凝药物及抗栓药物的使用需遵循日本胃肠内镜学会发布的《胃肠道内镜检查抗血栓形成治疗》。由于我国暂无相关指南，笔者中心主要结合我国《抗栓治疗消化道损伤防治中国专家建议（2016·北京）》，如果服用抗栓药物，对于血栓风险高的患者，建议尽量避免内镜手术；对于血栓风险低的患者，停用阿司匹林 5 ~ 7 天后行内镜治疗。如果服用华法林，对于血栓高风险患者，停用华法林 7 天，肝素替代；血栓低风险患者停用华法林 5 ~ 7 天，控制 INR 小于 1.5。如果口服新型抗凝药物，血栓低风险患者，至少停用 48 小时。

【内镜十二指肠乳头切除术】

内镜下治疗包括内镜十二指肠乳头切除术、内镜十二指肠乳头分片切除术、内镜黏膜下剥离术（适用于扁平侧向发育型肿瘤）、尼龙绳套扎术、导丝引导十二指肠乳

头切除术等。内镜十二指肠乳头切除术以圈套器切除为主，有手术时间短、切除标本完整、术后复发率低、利于术后病理评估等优点，因此下面将详细介绍（视频8-1）。

一、内镜的选择

目前可以采用直视镜加透明帽或十二指肠镜两种方法进行手术。因十二指肠腔相对狭窄，采用直视镜加透明帽操作相对更加容易，但是视野比较差，难以窥见十二指肠乳头全貌（图8-2），手术风险增加；而对于十二指肠镜（侧视镜），则视野更加清晰（图8-3），但是操作相对困难，尤其是在进行黏膜下注射、钛夹夹闭创面时（图8-4）。

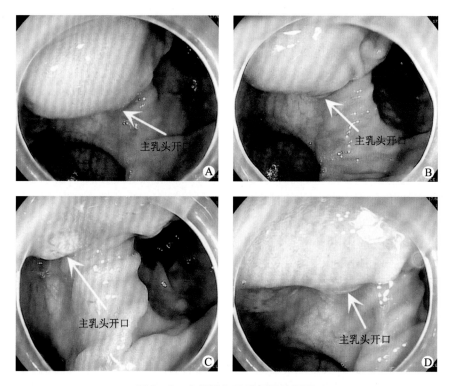

图8-2 直视镜加透明帽下的视野

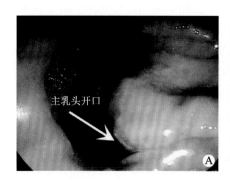
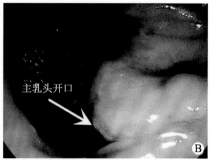

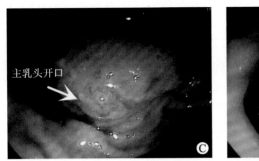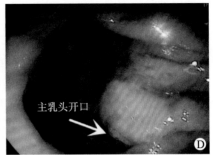

图 8-3　侧视镜下的视野

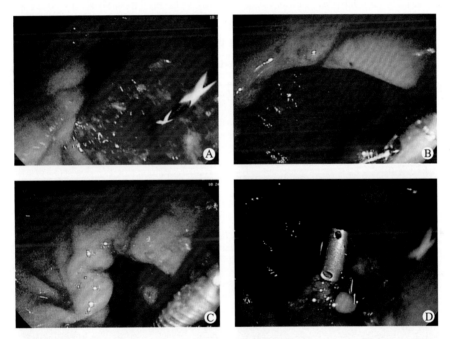

A. 止血前侧视镜下的视野；B，C. 当钛夹夹闭出血部位时的视野，此时已经不能看到出血部位；D. 钛夹夹闭出血部位后的视野。

图 8-4　侧视镜下钛夹止血

二、黏膜下注射

　　内镜十二指肠乳头切除术是否需要黏膜下注射仍存在争议。理论上黏膜下注射可更清晰地确定肿瘤边缘，减少术后出血及穿孔的风险；但是一项随机对照试验报告，当局部注射时，不良事件的发生率没有差异。此外，周围正常黏膜抬举后，中央病变部位往往相对凹陷，从而增加圈套难度，难以达到完整切除。2021 年发表在 *Gastrointestinal Endoscopy* 的专家共识中 88% 的专家推荐黏膜下注射仅适用于侧向发育性病变，因此有学者不建议行黏膜下注射。但是国内大部分操作者仍采用黏膜下注射法，与标准内镜黏膜切除术操作方法一样，将抬举征阴性作为恶性证据，以决定是否中转外科手术治疗。

黏膜下注射时需注意注射针要先从十二指肠镜活检孔道中送出，然后将针头从鞘管中推出，再抬起抬钳器，否则抬钳器将注射针鞘管压弯后，针头将不能正常推出。抬起抬钳器后，因为注射针针头较长，可能会损伤正常肠道黏膜，需要 down 大钮，使镜身稍远离乳头。注射时需要在乳头周围多点注射，将乳头完全抬起，但注意控制注射量，避免乳头抬举过高，影响圈套器的圈套。

三、切除

目前多选用圈套器，从乳头根部向远端圈套时，因为操作时内镜逐渐向乳头靠近，视野会保持得更加清晰（图 8 - 5）。而从乳头远端向根部圈套时，镜身将远离乳头，仅能保持部分视野（图 8 - 6）。操作时，先将圈套器的头端抵住乳头根部，然后张开圈套器，再 up 大钮，轻轻送镜身，让圈套器完整圈套住乳头，再逐渐收紧圈套器。完整圈套并收紧后，可以看到乳头黏膜由粉红色逐渐加深变为紫红色（图 8 - 7），即可进行切除。具体的切割模式和功率大小尚无达成一致意见，更多的内镜医师选择混合模式。

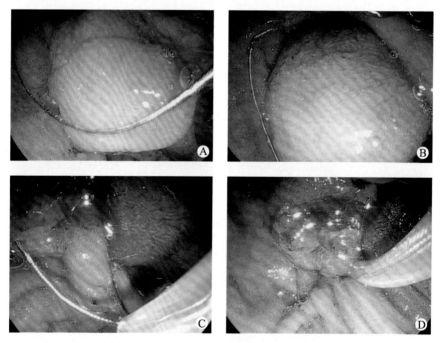

A. 圈套器抵住根部张开圈套器；B，C. up 大钮；D. 送镜身，完全圈套乳头。

图 8 - 5　从根部向远端圈套

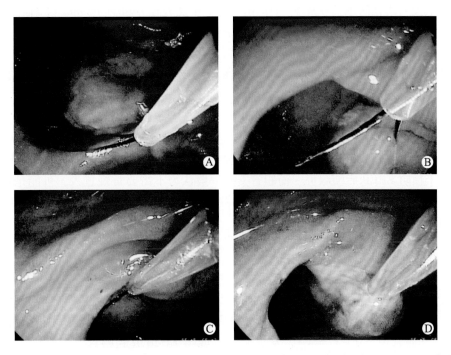

A. 圈套器抵住乳头远端张开圈套器；B，C. down 大钮，退镜身，此时仅看到部分视野；D. 完全圈套乳头。

图 8-6　从远端向根部圈套

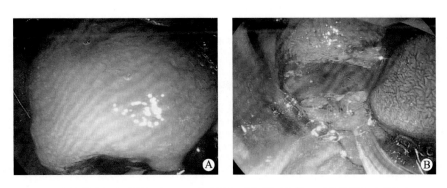

A. 圈套前黏膜颜色为粉红色；B. 完全圈套后收紧圈套器，可见黏膜变为紫红色。

图 8-7　圈套时黏膜色泽变化

四、切开括约肌

胆管括约肌及胰管括约肌常规不需要切开，若需要，均需在乳头切除后进行。

五、支架置入

EP 术后胰腺炎是常见并发症，最近的 2 篇系统综述和现有文献荟萃分析也支持胰管支架置入术预防术后胰腺炎的作用。2021 年发表在 *Gastrointestinal Endoscopy* 的专家共识及 2022 年日本 EP 切除指南也推荐常规行胰管支架置入，推荐在 EP 术后进行，因为在术前可能导致切除困难和耗时，并可能干扰完整的整块切除。到目前为止，还没有预防性胰腺支架最佳长度或直径的数据。最近 Minami 等在一项回顾性研究中报道，与短胰管支架（5 cm）相比，长胰管支架（7 cm）可显著降低 EP 术后胰腺炎的发生率，同时作者推测，EP 后由于 Oddi 括约肌与壶腹肿瘤同时被切除，短胰支架的稳定性可能已经丧失。因此，一个较短的塑料支架很容易脱位，可能干扰胰液流动，导致胰腺炎。此外，最近的一项荟萃分析显示，在高危病例中，5-Fr 支架比 3-Fr 支架更有利于预防 ERCP 后胰腺炎。而胆管支架一般认为不需要常规置入，可能是担心微穿孔或手术过程中乳头区持续出血。对于微穿孔，全覆盖自膨胀金属支架（FCEMS）优于塑料支架。

【术后处理】

一、并发症及处理

1. 早期并发症：包括急性胰腺炎（0 ~ 23.1%）、出血（0 ~ 21.6%）、穿孔（0 ~ 8.3%）和胆管炎（0 ~ 7.3%），发生原因可能与 EP 造成胆胰管开口水肿、引流不畅，以及肠道压力增加导致肠腔内容物反流至胆胰管、胰管内注射造影剂、切除术中的电流损伤有关。

（1）术后胰腺炎：大多数为轻至中度，极少数会发生重症坏死性胰腺炎。预防术后胰腺炎有胰管支架置入和术前非甾体抗炎药直肠给药，两者联合使用能更有效降低术后胰腺炎的发生和严重程度，而且胰管支架还能减少胰管开口狭窄的发生率，但也有研究认为，EP 术后无须常规预防性放置胰管支架。其他可根据《中国急性胰腺炎诊治指南》行对症处理。

（2）预防出血：创面的封闭及氩等离子凝固可能有效。对于术后出血，根据 2022 年日本乳头切除指南内镜下止血（钛夹夹闭、局部注射、电凝）可作为一线治疗方式，必要时采取介入栓塞或外科手术。最近一项小型前瞻性研究结果显示，EP 术后立即用夹子封闭黏膜缺损面是减少迟发性出血发生率的有效方法，不会延长手术时间或增加术后胰腺炎或穿孔的风险，然而资料有限。对于是否应在切除后对黏膜缺损进行标准封闭，目前没有一致意见。

（3）EP 术后的穿孔（图 8 - 8 ~ 图 8 - 10）：发生率与 ERCP 相当，但死亡率为 16% ~ 18%。常见原因为圈套面积过大、电凝时间过长、暴力插管等，少见原因为进镜不规范导致内镜损伤梨状隐窝或肠壁。穿孔的危险因素包括营养不良、肠壁水肿、腹腔粘连、食管或十二指肠憩室、消化性溃疡、十二指肠良性狭窄、胃大部切除术后等。穿孔的分型有 Howard、Stapfer、Kim 等几种。小的穿孔一般经禁食水、补液、抗感染可治疗，若保守治疗无效，可考虑尽早行胆管支架置入（图 8 - 11）、介入引流或外科手术。尤其要注意的是，十二指肠肠腔空间较小，而十二指肠的肿瘤较大，占据肠腔更多空间，导致内镜视野难以窥及十二指肠乳头全貌，经常需要 down 大螺旋才能保持视野，但此时进镜极有可能导致乳头对侧壁穿孔，而这种穿孔往往需要外科手术治疗。随着内镜技术的发展，对于大的穿孔可通过早期内镜下钛夹夹闭、荷包缝合等方式增加保守治疗的成功率，因此早期识别穿孔症状是重中之重；同时术中应用CO_2灌注也有利于降低穿孔风险，减少术后气腹和后腹膜气肿的程度。

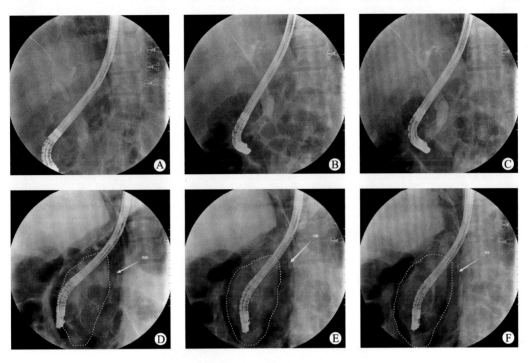

图 8-8　穿孔征象之一

中年女性，反复发作胰腺炎，考虑胆总管狭窄及泥沙样结石。柱状球囊扩张前 X 线下表现（A ~ C）；柱状球囊扩张后 X 线下表现，其中黄色虚线区域为肾影表现（D ~ F）

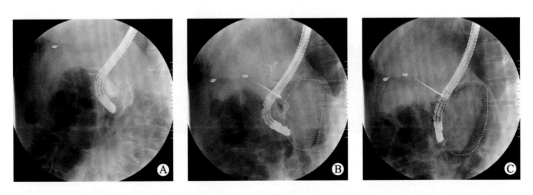

图 8-9　穿孔征象之二

老年女性，胆囊切除术后 1 年，反复发作右上腹痛伴肝功能异常，考虑壶腹括约肌功能障碍（SOD）。为困难插管，X 线下见假道形成（A）；X 线下见导丝走形异常，右侧见肾影（黄色虚线部分），考虑导丝造成穿孔（B，C）

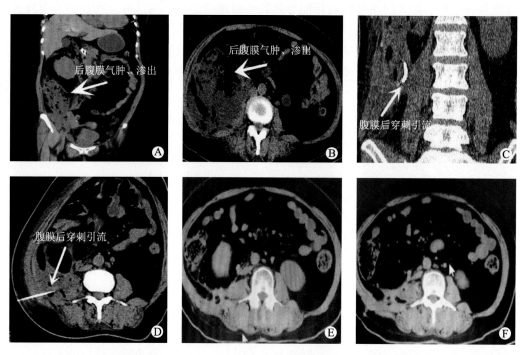

A，B. 腹膜后穿孔表现；C，D. 介入穿刺引流术后；E，F. 半年后复查。

图 8 - 10　后腹膜穿孔后的 CT 表现

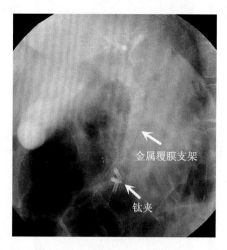

图 8 - 11　穿孔后钛夹夹闭创面，并置入金属覆膜支架

（4）预防性放置胆管支架可显著降低 EP 术后胆管炎的发生率，可作为一线选择，不可行情况下可考虑经皮经肝胆管引流术，但也有文献认为只有当术后胆汁引流不畅、存在微小穿孔时，才需要置入胆管支架。

2. 远期并发症： 包括乳头口狭窄和胆管结石，主要建议经内镜置入支架和取石治疗。

二、随访（图 8 - 12）

（1）如果病理提示低级别上皮内瘤变（LGD），首次随访应在 3 ~ 6 个月内进行，随访间隔应为 12 个月或更短，至少随访 5 年。

（2）如果最初的病理提示高级别异型增生（HGD），首次随访应在 3 个月内进行，随访间隔应为 6 个月或更短，至少随访 5 年。

（3）如果切除和（或）热凝凝除完全，每 6 个月行 ERCP 和内镜多点病理活检，随访至少 2 年。

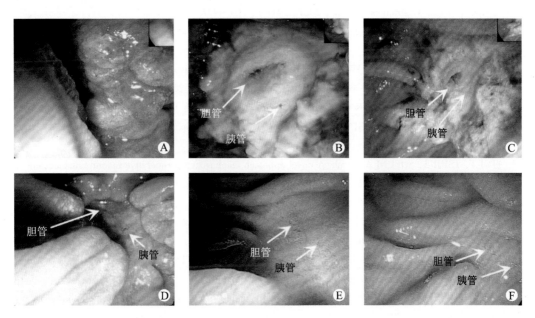

A ~ C. 壶腹切除后内镜下表现；D. 1 个月后复查时内镜下表现；E，F. 3 个月后复查时内镜下表现。

图 8 - 12　随访

（赵江海　甘世保　李　慧）

参考文献

1. SCARPA A, CAPELLI P, ZAMBONI G, et al. Neoplasia of the ampulla of Vater. Ki-ras and p53 mutations. Am J Pathol, 1993, 142(4): 1163 - 1172.

2. GROBMYER S R, STASIK C N, DRAGANOV P, et al. Contemporary results with ampullectomy for 29 "benign" neoplasms of the ampulla. J Am Coll Surg, 2008, 206(3): 466 - 471.

3. ROSENBERG J, WELCH J P, PYRTEK L J, et al. Benign villous adenomas of the ampulla of Vater. Cancer, 1986, 58(7): 1563 - 1568.

4. RYAN D P, SCHAPIRO R H, WARSHAW A L. Villous tumors of the duodenum. Ann Surg, 1986,

203(3): 301 – 306.

5. SUZUKI K, KANTOU U, MURAKAMI Y. Two cases with ampullary cancer who underwent endoscopic excision. Prog Dig Endosc, 1983, 23: 236 – 239.

6. DE PALMA G D. Endoscopic papillectomy: indications, techniques, and results. World J Gastroenterol, 2014, 20(6): 1537 – 1543.

7. ITOI T, RYOZAWA S, KATANUMA A, et al. Clinical practice guidelines for endoscopic papillectomy. Dig Endosc, 2022, 34(3): 394 – 411.

8. ASGE Standards of Practice Committee, CHATHADI K V, KHASHAB M A, et al. The role of endoscopy in ampullary and duodenal adenomas. Gastrointest Endosc, 2015, 82(5): 773 – 781.

9. FRITZSCHE J A, FOCKENS P, BARTHET M, et al. Expert consensus on endoscopic papillectomy using a Delphi process. Gastrointest Endosc, 2021, 94(4): 760 – 773.

10. IGARASHI Y. Endoscopic diagnosis and treatment for major duodenal papilla tumors. Tando, 2015, 29: 26 – 30.

11. OKAMURA T, OZAWA E, IWATSU S, et al. A case of endoscopic papillectomy for gangliocytic paraganglioma of the duodenal main papilla. Gastroenterol Endosc, 2019, 61: 1115 – 1122.

12. UCHIYAMA Y, IMAZU H, KAKUTANI H, et al. New approach to diagnosing ampullary tumors by magnifying endoscopy combined with a narrow-band imaging system. J Gastroenterol, 2006, 41(5): 483 – 490.

13. ITOI T, TSUJI S, SOFUNI A, et al. A novel approach emphasizing preoperative margin enhancement of tumor of the major duodenal papilla with narrow-band imaging in comparison to indigo carmine chromoendoscopy (with videos). Gastrointest Endosc, 2009, 69(1): 136 – 141.

14. BELLIZZI A M, KAHALEH M, STELOW E B. The assessment of specimens procured by endoscopic ampullectomy. Am J Clin Pathol, 2009, 132(4): 506 – 513.

15. YAMAGUCHI K, ENJOJI M, KITAMURA K. Endoscopic biopsy has limited accuracy in diagnosis of ampullary tumors. Gastrointest Endosc, 1990, 36(6): 588 – 592.

16. KWON J, LEE S E, KANG M J, et al. A case of gangliocytic paraganglioma in the ampulla of Vater. World J Surg Oncol, 2010, 8: 42.

17. MENZEL J, POREMBA C, DIETL K H, et al. Tumors of the papilla of Vater—inadequate diagnostic impact of endoscopic forceps biopsies taken prior to and following sphincterotomy. Ann Oncol, 1999, 10(10): 1227 – 1231.

18. JORDAN P H JR, AYALA G, ROSENBERG W R, et al. Treatment of ampullary villous adenomas that may harbor carcinoma. J Gastrointest Surg, 2002, 6(5): 770 – 775.

19. MENZEL J, HOEPFFNER N, SULKOWSKI U, et al. Polypoid tumors of the major duodenal papilla: preoperative staging with intraductal US, EUS, and CT—a prospective, histopathologically controlled study. Gastrointest Endosc, 1999, 49(3 Pt 1): 349 – 357.

20. HYUN J J, LEE T H, PARK J S, et al. A prospective multicenter study of submucosal injection to improve endoscopic snare papillectomy for ampullary adenoma. Gastrointest Endosc, 2017, 85(4): 746 – 755.

21. KAGAWA K, KUBOTA K, KURITA Y, et al. Effect of preventive closure of the frenulum after endoscopic papillectomy: A prospective pilot study. J Gastroenterol Hepatol, 2020, 35(3): 374 – 379.

22. WANG Y, QI M, HAO Y, et al. The efficacy of prophylactic pancreatic stents against complications of post-endoscopic papillectomy or endoscopic ampullectomy: a systematic review and meta-analysis.

Therap Adv Gastroenterol，2019，12：1756284819855342.

23. SPADACCINI M, FUGAZZA A, FRAZZONI L, et al. Endoscopic papillectomy for neoplastic ampullary lesions：A systematic review with pooled analysis. United European Gastroenterol J, 2020, 8(1)：44 – 51.

24. MINAMI K, IWASAKI E, KAWASAKI S, et al. A long (7 cm) prophylactic pancreatic stent decreases incidence of post-endoscopic papillectomy pancreatitis：a retrospective study. Endosc Int Open, 2019, 7(12)：E1663 – E1670.

25. AFGHANI E, AKSHINTALA V S, KHASHAB M A, et al. 5-Fr *vs*. 3-Fr pancreatic stents for the prevention of post-ERCP pancreatitis in high-risk patients：a systematic review and network Meta-analysis. Endoscopy, 2014, 46(7)：573 – 580.

第九章 结直肠内镜黏膜下剥离术

内镜黏膜下剥离术（endoscopic submucosal dissection，ESD）是指首先在肿瘤黏膜下层注射透明质酸钠等溶液，然后用切开刀将病变周边黏膜切开，剥离黏膜下层，最终整块切除病变的技术。与内镜黏膜切除术（endoscopic mucosal resection，EMR）相比，其ESD有以下不同：①切开病变周围黏膜；②进行黏膜下层剥离。根据日本消化内镜学会《大肠ESD/EMR指南》（第2版），不使用圈套器，全程进行黏膜下层剥离者，属于狭义的ESD。

另外，使用以平尾等的ERHSE为原型的切开刀，或使用圈套器的前端将病变周边黏膜切开后，不进行黏膜下层剥离而直接圈套切除的方法称为预切开EMR（precutting EMR）。用切开刀或圈套器的前端将病变周边的黏膜切开后，进行黏膜下层剥离，最后用圈套器切除的方法，称为混合ESD（hybrid ESD）。换句话说，预切开EMR是用预切开作为辅助的EMR，混合ESD则包含在广义ESD内。

【ESD适应证】

ESD适应证为需要整块切除而EMR会造成分片切除的病变。根据日本消化内镜学会《大肠ESD/EMR指南》（第2版）的描述，具体包括以下情况：①圈套器整块切除困难的病变：A. 非颗粒型侧向发育型肿瘤（non-granular type laterally spreading tumor，LST-NG），尤其是假凹陷型；B. 具有Vi型pit pattern的病变；C. 黏膜下层浅浸润的T1期癌；D. 大的凹陷型肿瘤；E. 疑似癌的较大隆起型病变。②伴有黏膜下层纤维化的黏膜内病变。③以溃疡性结肠炎等慢性炎症为背景的单发局部肿瘤。④内镜切除术后局部残留的早癌等。

根据2018年4月修订的诊疗费用报销规定，在日本，大肠ESD的保险适用条件更改为"最大直径超过2 cm的早癌（图9-1）、最大直径为5 mm~1 cm的神

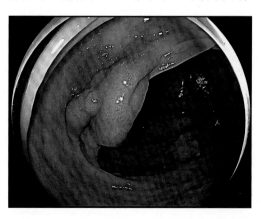

图9-1 最大直径超过2 cm的早期大肠癌

经内分泌肿瘤，以及最大直径小于 2 cm 的伴纤维化的早癌"。另外，大肠 ESD 的保险适用条件中术前诊断为早期大肠癌，并不要求必须有活检病理诊断。早期大肠癌中，腺瘤内癌居多，用活检钳取活检存在漏诊的可能。另外，如果术前诊断为早期大肠癌，即使 ESD 切除标本的病理诊断为腺瘤，也可申请医疗保险报销。

【内镜选择】

ESD 时，术前需要进行精查，评估病变的部位、肿瘤直径、内镜的操控性能及是否需要倒镜操作，要依据这些具体情况选择内镜。一般来说，建议使用细径内镜，其前端硬性部分较短，弯曲角度更充分。对于直肠至乙状结肠的病变，建议使用直径较细、反转操作较容易的上消化道内镜。

现在，笔者单位一般都使用在治疗方面具备特殊性能的内镜，其特点是内镜的外径与上消化道用的内镜直径相同，前端弯曲半径较小，与普通肠镜相比，倒镜功能提高。由于 P 角度钮的弯曲角度更大，即使病变位于皱襞内侧或直肠邻近齿状线的部位，也能轻松倒镜靠近。另外，该内镜的活检孔道设置在 5 点半方向，附送水出口在 6 点半方向，这两个位置均接近 6 点位，因此，ESD 操作中向左右两侧剥离时，可获得良好的操作视野。

【注射针、注射液的种类及选择】

黏膜下注射是 EMR 和 ESD 的重要步骤，尤其 EMR 中，黏膜下注射后的黏膜隆起对能否成功切除病变起重要作用。以下介绍注射针和注射液的种类和选择。

一、注射针的种类及选择

（一）种类

注射针的作用是将液体注入黏膜下层，因此，从功能上要考虑安全性、穿刺性及液体推送性能（图 9 - 2）。表 9 - 1 是目前市场上销售的不同种类的注射针。尽管这些注射针外观相似，但是不同公司的产品在针尖形状、针的粗细（单位：μg，G）、针的长度、鞘管直径、防止漏液（kik）、安全锁形状等方面均有各自的特点。

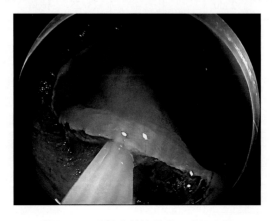

图 9 - 2　利用注射针黏膜下追加注射

表 9-1　注射针的种类和规格

名称	公司	鞘管长度（mm）	外径（最大）（mm）	针长（mm）	针型号（G）	针型	适合的钳道	鞘管性状
一次性注射针（MM-NM-200U）	奥林巴斯公司	2300	2.5	4/5/6	23/25	钝角	2.8	
一次性注射针 DNM（NM-400U）		2300	2.5	3/4/5/6	23/25	钝角（竹截面型）	2.8	
一次性注射针 Needle Master（NM-610U）		2300	2.6	1.8/3/4/5/6	23/25/26	钝角（柳叶刀型）	2.8	高流量
注射针（NM-4U-1·螺旋外鞘）		2300	2.4	4	23	钝角（竹截面型）	2.8	
Liftain® 针（KP 内镜注射针）	Kaigen Pharma 公司	1600/2200	2.25	3/4	25	钝角（竹截面型）	2.8	高流量
Multi-injector	住友电木公司	2200	2.4	4	23	锐角/钝角	2.8	高流量
Chrisco® 穿刺针	Terumo Clinical Supply 公司	2300		4	23	钝角	3.2	
Chrisco® Alpha		2300		4	23/25	钝角	2.8	
Top 内镜用穿刺针	Top 公司	2200	2.5	1.8/2/2.5/3/4/5	23/25/26	锐角/钝角/边缘平滑型/平滑钝角型（竹截面型）	2.8	标准/Hybrid/高流量/Ace
内镜注射针	宾得医学/HOYA 公司	2300	2.5	4/5/6	23/25	钝角	2.8	

（续）

名称	公司	鞘管长度（mm）	外径（最大）（mm）	针长（mm）	针型号（G）	针型	适合的钳道	鞘管性状
Interject	波士顿科学公司	2000/2400	1.8/2.3	4	23/25	先端渐变和双切面	2.8	高流量
Primeject		2200	2.4	3/4	23/26	钝角（Pro Bevel 针）	2.8	
Sure lifter		1600/2200	2.5	2/3/4/5	23/25	锐角型/钝角型	2.8	高流量
Mjector 针	Medico's Hirata 公司	1600/2200		3/4	23/25		2.8	

近年来，由于 ESD 数量逐渐增加，也趋向于选择黏稠度更高的注射液，而针芯直径越大，推送阻力越小，注射越容易。因此，各公司的主流产品均为高流量注射针。

（二）选择

注射针种类多样，也给选择造成了困难。有人认为应根据术者的操作习惯进行选择。笔者认为理想的注射针是"能够形成术者想要的黏膜下隆起效果的"注射针。具体来说，穿刺性好的穿刺针，可反复注射，并且注射液能注入黏膜下层，无漏液。与此相关的影响因素包括针尖形状、规格和针的长度。

1. 针尖形状：穿刺时最重要的是可穿透黏膜。针尖形状与穿刺性能相关。总体说来，主要与针尖斜面角度和针尖斜面的形状有关。针尖斜面的角度分为锐角型（12～14）和钝角型（18～20）。斜面的形状又可分为单个切面的竹截面型和多个切面的柳叶刀型。基于不同的针尖斜面角度和形状进行组合，注射针可分为 4 种，各具优缺点。锐角型的注射针优点是穿刺性能好，但缺点是针尖斜面大，针孔口径大，容易漏液，因此黏膜下层注射效率低，容易穿透肠壁。钝角型穿刺针缺点是穿刺阻力大、穿刺性能差，但优点是针尖斜面小，针孔口径小，不易漏液，黏膜下层注射效率高。

另外，从针尖斜面的形状看，单个切面的竹截面型穿刺针的针尖斜面形成 1 个连续的椭圆形，只有 1 个穿刺面；而柳叶刀型穿刺针则由多个不同斜面组成，其面与面的连接部形成新的切制刃，穿刺切面更多，穿刺性能提高；因此，基于上述原因，针尖形状为钝角型且为柳叶刀型的穿刺针更适合黏膜下注射。实际上，柳叶刀型通过增加更多的技术改进，如倒切制五面切脚等方法进一步提高了穿刺性能，但是这些穿刺针前端形状的详细信息尚未公布。

2. 针的粗细（型号规格）：与穿刺性能相关的另一个因素是穿刺过程中针尖穿过黏膜时，针尖斜面和针的侧面与黏膜之间的摩擦阻力，其与针的型号规格有关。目前市场上销售的注射针分为 23 ~ 26 G，型号数值越高代表针的直径越细。从理论上讲，直径越细，针尖斜面和侧面的表面积就越小，摩擦阻力越小，穿刺性能越高。针尖形状相同的 26 G 穿刺针比 25 G 的更细，穿刺所需施加的力量更小。因此，一般容易认为，穿刺针的型号越高，穿刺性能越好。但实际上，穿刺针的型号越高，针孔直径越小，通过改进鞘管所获得的高流量注射液功能也会降低。

3. 针长：针长也是影响注射针能否准确注入黏膜下层的重要因素。现在市面上销售的穿刺针，针长范围为 1.8 ~ 6 mm。但实际上，适合肠道的穿刺针并不多。肠壁的厚度一般为 2 ~ 3 mm，黏膜固有层为 0.4 ~ 0.5 mm（400 ~ 500 μm），为使注射针前端的针孔完全进入黏膜下层内，针尖刺入的垂直距离应为 0.5 ~ 2 mm。表 9 - 2 是不同针长的穿刺针穿刺角度与刺入的垂直深度之间的对应关系。可以认为，穿刺角度较小时，较长的针容易进入黏膜下层，但随着穿刺角度逐渐增加，注射的垂直深度就会超过 3 mm，超出黏膜下注射所允许的深度范围。

表 9 -2　穿刺针的注射角度与表层可达到的垂直深度

针长（mm）	1.8	3	4	5	6
15°	0.47	0.77	1.04	1.29	1.55
30°	0.90	1.50	2.00	2.50	3.00
45°	1.27	2.12	2.83	3.54	4.24
60°	1.56	2.60	3.46	4.33	5.20

注：白，针尖前端在黏膜下层内的范围；绿，针尖前端未达黏膜下层或刚好穿透黏膜下层；红，可能穿透肠壁的范围。

综上所述，前端形状为钝角且柳叶刀型、规格型号数值高、针尖短的注射针最理想。临床上，笔者最常使用的是钝角且柳叶刀型、26 G、3 mm 的穿刺针，在直肠、盲肠操作和进行墨标时则使用钝角且柳叶刀型、26 G、1.8 mm 的穿刺针，黏膜下注射的效果都很好。

二、注射液的种类及选择

目前，EMR 和 ESD 中使用的注射液（黏膜下注射液）为 0.9% 氯化钠溶液（生理盐水）、甘油/果糖溶液、透明质酸钠溶液。除上述注射液外，还常搭配佐剂，如肾上腺素、染色剂以提升效果。

1. 生理盐水：生理盐水在临床中应用广泛，安全性极高，在内镜领域也有很久的应用历史。很早以前，Deyhle 就将生理盐水用于早期 EMR 的基础实验和临床试验。多田等发明的切除活检，也使用生理盐水。生理盐水黏稠度低，价格便宜，使用方便，因此适合作为黏膜下注射液。另外，由于生理盐水是等渗液体，因此隆起程度较低，维持膨隆的时间也较短。但笔者认为，黏膜下注射生理盐水可控制黏膜下隆起的高度，EMR 操作时间一般较短，在实际操作中是没有问题的。

2. 甘油/果糖溶液：是高张溶液，既往用于治疗颅内高压，价格便宜。与生理盐水相比，甘油/果糖溶液黏稠度更高，黏膜下注射时膨隆效果更好，适合于体积较大的肿瘤及用生理盐水作为液体垫操作有难度的病变。

3. 透明质酸钠溶液：透明质酸钠是一种黏多糖类物质，在人体内广泛分布于皮肤、关节、玻璃体和脑组织，具有很高的保水性和黏稠度，一直被广泛应用于整形外科、眼科领域，也用于市售的化妆品，非常安全。作为黏膜下注射液，透明质酸钠溶液具有黏弹性，维持黏膜隆起的效果较好（图9-3）。

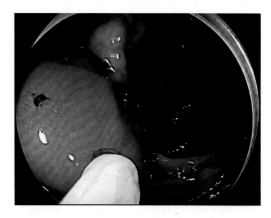

图9-3　透明质酸钠溶液黏膜下注射后病灶抬举良好

【透明帽的种类及选择】

一、目前常用的透明帽

肠镜用透明帽根据用途可分为3种：插入用、观察用和内镜治疗用。目前市售的透明帽包括奥林巴斯公司生产的带侧方排水孔的透明帽和富士胶片公司生产的适合剥离黏膜下层纤维化病变的前端较细的ST帽，后者又分为前端有排水槽的槽形和沟形等不同型号。使用时，应根据病变的性状和透明帽的种类进行选择，黑帽较为柔软，即使接触到病变也很少引起出血，可重复使用。此外，有的黑帽的前端有凹凸，也称为波形帽（Wavy帽），其不易在内镜画面中显露出来，且由于帽的壁内侧有凹槽，安装时容易控制安装的长度。

二、使用透明帽的优点和缺点

以下概述肠镜插入和观察时，使用透明帽的优点和缺点。

1. 优点：①由于透明帽能使内镜前端的镜头与黏膜保持一定距离，因此易于控制内镜的方向和角度。②易于保持视野，防止过度充气。③在结肠屈曲部位，可利用透明帽的前端进行钩拉、推压，保持视野，展开皱襞。④有利于发现和观察皱襞背面的病变。

2. 缺点：①透明帽安装在内镜前端，造成内镜前端的硬性部分加长。②透明帽有不同长度，较长的透明帽会显露在内镜图像中。③靠近观察时，透明帽接触黏膜，可能造成黏膜损伤和出血。④放大内镜观察时，若使用较长的透明帽，在接近最大倍率时无法对焦。

三、透明帽的选择

大肠ESD时，为了保持视野，利用反向牵引力，必须安装透明帽。另外，用透明帽抵住肠壁可减轻由于呼吸、心跳及肠管蠕动所致的干扰。

1. 标准平直型透明帽：是最常使用的透明帽，有排水侧孔，液体不容易积聚在透明帽中。

2. ST 短帽：与 ST 帽相比，前端突出的部分更短，视野更广。虽然附件旋转的难度略有增加，但较 ST 帽容易。

3. ST 帽：由于其前端更细，更容易形成反向牵引力，对重度纤维化的患者更有效，但附件的旋转操作比较困难。2019 年开发的新型 ST 帽（DH-33GR 等）结合了以往 ST 帽和 ST 短帽两者的优点。

【圈套器的种类及选择】

在 EMR 操作中，最重要的影响因素是黏膜下注射。可以说，黏膜下注射是决定 EMR 能否成功的关键。笔者认为，第 2 个重要因素是圈套器的选择。乍一看，图套器不过是一个环形的套圈，并无特殊。但在实际操作中，却有很多细节需要注意。以下介绍圈套器的功能和选择要点。

一、圈套器的种类

1. 单极型和双极型

单极型圈套器是指电流以人体作为导体，从体表贴附的负极板和圈套器之间流过，圈套器收紧的部位电流最高，电阻最大，产生的热效应使组织发生热变性、汽化，导致组织分离，从而将病变切除。与此相对，双极型圈套器是指电流仅从套芯内部通过，产生的热效应对人体组织影响较小。旧款圈套器左右两边的套芯部分被前端的绝缘体分离，使用时电流仅产生于套芯之间。而目前使用的新款圈套器更新为一体型，套芯与鞘管前端的电极之间均可通电。

2. 形状：
圈套器的形状大致可分为两类：一类是椭圆形系列的，包括六边形、半月形和新月形；另一类是复合型的，如组合型圈套器。各厂家圈套器的直径不同，最小直径为 9 mm，最大直径为 36 mm，最常用的是直径为 10 mm 和 15 mm 的圈套器。组合型圈套器是一种可两种直径（双套芯）兼用的圈套器。

圈套器套芯的构造有很多细节，不过目前有记载的详细资料较少。套芯通常不是由单股线构成，而是由较细的套芯缩绕呈螺旋状或三股线编织而成，也有的套芯是由直径不同的套芯编织围绕而成。总之，套芯直径设计有很多细节，这些细节与圈套器的硬度，即所谓的"弹性（硬度）"密切相关，详细数据并未公开。

二、圈套器的选择要点

1. 硬度：
关于圈套器（套芯）的硬度，如果圈套器过软，套芯容易弯曲，不能确切地圈住黏膜；如果过硬，则有套住固有肌层的风险，当收紧圈套器时，前端过度抵住黏膜，通电瞬间，可能会引起穿孔。因此，圈套器的硬度必须适合。以前在评价圈套器的优劣时有"弹性（硬度）不错"的说法，但是，这是术者的主观感受，难以客观评价。笔者经验，当圈套器套住病变周边黏膜时，感觉圈套器硬度合适，不觉得偏软，圈套器不打折，前端不反转，能不打滑地确切套住黏膜、勒紧病变，这就是所谓的弹性。这种弹性的关键点是圈套器套芯与黏膜间所产生的摩擦力。摩擦力是由摩擦系数（μ）和垂直方向的抵抗力（N）决定的，可以假定黏膜的摩擦系数是固定的，当把圈套器压在黏膜表面施加垂直方向的力量时，就会产生垂直负荷（垂直阻力），这是一个重要因素。笔者做过一个简单的垂直负荷试验模型，对圈套器施加一定的垂直方向的力量，令其保持原有的平面线圈形状而尖端不发生卷曲或反转。用这种方法对不同型号的圈套器进行评测，结果发现，垂直负荷存在一定的范围区间，该范围区间因圈套器的种类而有所不同，也与套芯的编织方式有关，即使是同种类型的圈套器，也因圈套器的直径不同而有差异。

由此可见，应选择垂直负荷大、范围区间广的圈套器。除此之外，收紧圈套器时的抵抗感也和圈套器的硬度有关，并不完全取决于垂直负荷，但可以认为，硬度是选择圈套器的重要因素。

2. 病变直径：目前圈套器种类很多，无法对所有圈套器的硬度进行评测。一般来说，圈套器的直径越大，垂直方向的负荷就越小；圈套器直径越小，垂直负荷范围越大。因此，在适合病变直径的前提下，应选择较小号的圈套器。在圈套器选择方面，像俗语所说的"大的可以兼顾小的"并不适用。

3. 单极型和双极型：对安装起搏器和植入型心律转复除颤器的患者行内镜治疗时，需要在单极型和双极型圈套器中进行选择。一般来说，当周围存在其他电器时，由于电磁波的干扰，有可能会引起电器误操作或降低其原有的性能。单极型圈套器由于存在朝向负极板的电流，与起搏器之间可产生较大的电位差，容易发生电磁波干扰；而双极型则极少发生这种情况；因此，对于安装起搏器的患者，应选择双极型圈套器。治疗前最好与心内科医师商讨，并由临床工学技师在治疗前后对起搏器的设置进行调整。当然，未安装起搏器的患者，也可使用双极型圈套器，但双极型圈套器种类少，构造特殊，费用较高，临床应用存在一定困难。

【切开刀的种类及选择】

一、ESD 切开刀的种类

当前，市场上有许多种大肠用 ESD 切开刀，包括以下种类：①先端系非绝缘型的切开刀（Dual J 刀等）；②前端有陶瓷头等绝缘体覆盖的部分绝缘型切开刀（IT nano™刀等）；③外侧整体有绝缘涂层的全层绝缘型剪刀型切开刀（SB Jr 刀等）；④混合 ESD 设计，可作为圈套器和切开刀兼用的 SOUTE。多数 ESD 切开刀属于单极切开刀，只有 Jet B 刀是唯一的双极切开刀。双极切开刀的优点是高频电流从切开刀的前端流向刀鞘，因这种构造使固有肌层侧很难通电，因此降低了穿孔的风险。此外，还有各种具有附送水功能的切开刀，如 Dual J 刀、Hook J 刀、Flush 刀/Flush BT-S 刀、Jet B 刀。这些切开刀兼具注射功能，无须更换附件也能进行黏膜下注射，因此可提高黏膜下层剥离的效率。

二、不同切开刀的使用方法

目前最常使用的切开刀是以 Dual J 刀为代表的先端系的黏膜切开刀，依据具体情况，有时还会使用 IT nano™ 刀或 SB Jr 刀。Dual J 刀作为 ESD 用切开刀，突出特点是：①既能进行锋利的切开，又可保证最大限度的安全；②操作简便，手动操作只需两步就可调节出刀的长度；③收刀（needle-in）时刀头仍伸出 0.1 mm，其优点是即使与肌层垂直，也能安全地进行黏膜下层剥离，还可进行简单的止血操作；④出刀（needle-out）时刀头最长可伸到 1.5 mm，在切开和剥离黏膜下层时，刀头的突起部分可钩住组织，使刀不易打滑，而且刀鞘的前端呈平缓的弧形，在黏膜切开和黏膜下层剥离时具有良好的接触性。

当呼吸和心跳搏动强烈时，使用先端非绝缘型切开刀会增加穿孔风险，使用 IT nano™ 刀或 SB Jr 刀更安全。内镜操控良好的状态下，使用 IT nano™ 刀可一次性切除较大范围的黏膜下组织，止血性能也很好，且其前端绝缘陶瓷头体积小，因此更适用于管腔较小的食管和大肠。另外，由于能看到肌层和黏膜下层的剥离线，可在保证安全的前提下，高效剥离，缩短治疗时间。SB Jr 刀适用于大肠 ESD，其特点是刀刃短，进行黏膜下层剥离时不易结痂，切割锋利，即使在血管较多、容易出血的部位，也可在夹住血管的同时通电止血，效率较高。另外，即使刀头的方向正对肌层，也可利用其整体外侧绝缘的特点，将刀插入黏膜下层进行剥离。剪刀钳（Clutch Cutter）与其类似，但需要注意的是，若不小心夹住肌层，会导致穿孔。

对于黏膜下层严重纤维化的病变，使用钩刀（Hook/Hook J 刀）也很有效，其可利用透明帽抵住并展开黏膜下层，直视下用钩刀挑起纤维组织，拉入透明帽中进行切开，尽管每次可剥离范围较小，但黏膜下层剥离精确，可有效避免穿孔。需要注意的是，大肠管壁较薄，肌层稀疏，刀头一旦接触创面，哪怕只是一点点，也可能造成穿孔。

【金属夹的种类及选择】

一、金属夹的种类

根据夹子腿长、形状、前端弯钩角度金属夹分为不同型号，有些还可反复张开闭合。使用时，应根据需要正确选择。一般来说，夹子腿长的金属夹夹持范围广，容易夹闭较大范围的组织；夹子腿短的金属夹对较硬的组织有更强的抓持力。夹子前端弯钩角度大（钝角）的金属夹，由于前端弯钩与组织正好相对，易于插入，夹闭时不易打滑；夹子前端弯钩角度小（锐角）的金属夹，由于夹子前端的两个弯钩彼此相对，夹闭位置精确，不易脱落。

二、针对 EMR/ESD 穿孔的金属夹缝合

穿孔是大肠肿瘤内镜治疗中最严重的并发症。学习和掌握穿孔时如何使用金属夹缝合，并根据术后创面的具体情况妥善处理是非常必要的。

1. EMR 穿孔时的金属夹缝合：为防止穿孔时肠液渗漏到腹腔，治疗时一般应调整体位，把病变放在肠液积聚方向的对侧开始进行 EMR。如果未按照此方法操作，应在确认穿孔后立即变换体位，尽量充分吸引肠液。除非术后创面和穿孔范围较小，仅

用一个金属夹就能完全缝合，否则不要从穿孔的中央打夹子，而应先从创面的两端开始夹闭，等穿孔部位面积逐渐缩小后，就能完全缝合了。

2. ESD 穿孔时的金属夹缝合：在剥离过程中发生穿孔时，如果立即打夹子，夹子会妨碍后续治疗，影响进一步剥离操作。因此，不要慌乱，先打夹子把穿孔处"补上"，之后继续进行剥离操作。此时，需要注意避免透明帽钝性扩大穿孔。由于大肠的肌层很薄，如果肠管张力较高的状态下用夹子用力抓住肠管壁的黏膜进行快速夹闭的话，夹子本身可能会造成肌层撕裂。因此，应轻轻抵住黏膜，稍微吸气，同时慢慢夹闭金属夹。还应注意，继续进行剥离时，尽可能避免触碰穿孔部位上夹闭的金属夹，尽快完成 ESD 操作。据文献报道，缝合大肠 ESD 术后创面，可降低迟发性出血和穿孔的风险，但如果内镜切除术后的黏膜缺损面积较大，仅靠常规的止血夹进行缝合是很困难的。参考文献报道，直径超过 2 cm 的病灶，EMR 术后创面的完全缝合率低，仅靠金属夹缝合较大的黏膜缺损是受限的。另外，某些部位用金属夹进行夹闭操作也很困难，如跨越皱襞的病变和褶皱背面的病变等。

3. 单纯使用金属夹就能完全缝合的 ESD 术后创面：当所要缝合的 ESD 术后创面比金属夹张开的最大幅度大几倍时，应先从创面的两端开始缝合，就像外科医师开腹手术后关腹一样，先从两端开始缝合切口，待切口逐渐缩小后，就能完全闭合了。ESD 术后创面的缝合也是同样的道理，从创面两端开始缝合，使创面逐渐缩窄，如果创面底部平坦，即便黏膜缺损较大也能完全缝合（图 9 -4）。

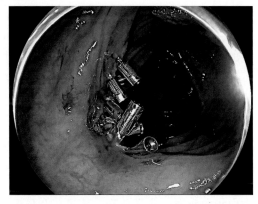

图 9 -4 单纯用金属夹闭合较大的黏膜缺损

4. 用 SB 夹可完全缝合更大的 ESD 术后创面：SB 夹的爪部具有锋利的齿，抓握更牢固，可先用夹子一侧的爪钩住一边的黏膜，牵拉到对侧再进行缝合。这种方法可缝合传统金属夹难以闭合的较大创面。由于夹子爪尖端锐利，若强行牵拉夹子，可能会造成黏膜损伤，但是，若先充分吸气，就可减少对黏膜的牵拉，操作就没有问题。缝合时，可全部使用 SB 夹，但由于 SB 夹尾端较长，会影响操作。因此，在确认黏膜充分闭合后，可改用普通金属夹缝合剩余的黏膜。

【ESD 的基本策略】

1. 判断自己能否切除病变：大肠 ESD 的难易程度受病变部位、内镜操控性能影响，有很大差别。术前精查时，先要预估自己是否有能力切除病变及操作难点。具体说来，治疗困难的因素包括跨越皱襞的病变、结肠屈曲部位的病变、正面朝向镜头。因此，正对肌层的病变、内镜操控性差、病变位于憩室旁、阑尾开口和痔疮上、治疗后复发等重度纤维化、cT1b 癌病变的手术穿孔率和不完全切除率将会增加，建议在高水平中心进行治疗。

2. 内镜和透明帽的选择：进行 ESD 时，如需倒镜操作，可选择易于反转操作的细径治疗内镜。但细径内镜插入右半结肠较为困难，操控性欠佳。因此，在选择内镜时，需兼顾手术视野和内镜操控性能。操控性不佳时，也可选择带单气囊的滑动外套管。选择透明帽时应结合病变特点，可供选择的透明帽包括视野较好的圆筒形透明帽、钻入黏膜下层性能较好的 ST 帽及介于两者之间的 ST 短帽。

3. 变换体位：充分利用重力及黏膜张力的牵引是高效完成 ESD 的关键。要随时注意患者的体位，以便更好地利用重力。基本原则是把病变放在肠腔积水位置的对侧，原因是重力产生的牵引力牵拉病变，切开和剥离时黏膜下层较易展开。但如果改变体位后，病变正对镜头也会造成操作难度增加，这时可先选择易于切开的体位。另外，治疗过程中也可适当变换体位，使切开和剥离维持最佳的张力。

4. 切开：为了形成黏膜瓣，应呈弧形切开（图 9-5）。倒镜操作时先从口侧切开，顺镜操作时先从肛侧切开。全周切开后，黏膜下注射液容易渗漏，不能维持黏膜下层的膨隆，因此要避免全周切开。继续切开后，修整黏膜切口边缘，做成黏膜瓣。为了以徐缓的角度进入黏膜下层，切开时应与病变边缘保持一定距离。

在修整病变远端时，如无法从切开方向的相反方向接近，可在切开线的非病变一侧的正常黏膜下方进行修整，而不是修整切开线的病变侧，这样操作比较安全。修整不充分时，就无法准确判断剥离终点，剥离范围可能超过病变范围，剥离到正常的黏膜下面。

5. 剥离：在形成合适的黏膜瓣后，用透明帽展开黏膜下层，形成适度牵引，暴露视野→保持视野稳定、出刀→剥离→再利用透明帽钻到黏膜下层、牵引、暴露视野→出刀→剥离，如此反复。适当的牵引可维持良好的视野，但要注意避免透明帽过度钻入黏膜下层，需保持适当距离（图 9-6）。如果透明帽钻入过度，会使切开刀方向指向肌层，非常危险，而且还会导致内镜在黏膜瓣中活动受限，难以自由操控切开刀。

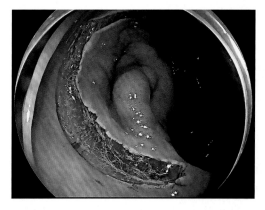

图 9-5 于病灶肛侧弧形
切开形成黏膜瓣

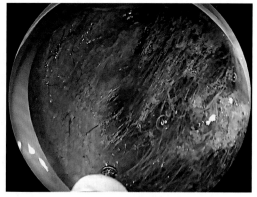

图 9-6 透明帽进入黏膜下层，保持
适当距离，清晰暴露手术术野

6. 切除顺序：基本按照以下顺序切除病变：切开和剥离病变近端→切开和剥离

病变左右侧（从重力侧开始）→ 剥离病变中央 → 切开病变内侧 → 剥离病变内侧。如果切开和剥离病变近端后立刻剥离病变中央，病变的左右侧会残留呈三角形的未切开黏膜，有时会造成黏膜下层无法隆起、难以形成牵引张力，造成剥离困难。

【混合 ESD 的操作方法】

混合 ESD 与 ESD 的切开和剥离方法基本相同，只不过在部分剥离后，通过圈套器切除病变。ESD 时需要制作黏膜瓣，使透明帽钻入黏膜下层。而混合 ESD 则需要充分修整边缘，剥离到圈套器能确切套住黏膜下层的程度，当然也可进行全周切开。

应注意，如果病变边缘剥离不充分，会造成圈套器套住病变时圈套器打滑、病变切除不完整，以至于变成分片切除。如果病变抬举不充分，有时会造成切除后病变中央有残留。如果肌层卷入圈套器中，还会引起穿孔。圈套切除时，应确认圈套器的两端勒入黏膜下层，这样操作才能保证安全切除。

【困难部位的 ESD 操作技巧】

大肠管壁较薄、管腔屈曲，一直以来被认为是 ESD 操作困难的部位。累及肛管、回盲瓣，以及邻近阑尾开口及憩室内等特殊位置的病变，操作难度更高。以下将对困难部位 ESD 操作进行概述。

困难 ESD 病例可分为两大类，一类是病变本身操作难度高、剥离困难；另一类是难以接近的病变。剥离困难病例包括易出血、重度纤维化、黏膜下层脂肪丰富。难以接近的病例包括呼吸运动影响较大、内镜操控受限及病变位于回盲瓣和肛管的病例。对于前者可采用变换体位、调节送气量、选择不同种类的内镜、使用牵引装置或气囊套管来处理。对于后者，可根据各自的部位、解剖特点采取相应的策略。

一、直肠下段（直肠 Rb）

直肠是内镜最容易接近的部位，肌层较厚，管腔宽大，是大肠 ESD 最容易的部位。但直肠下段有丰富的粗大血管，贯穿肌层，管壁增厚，应谨慎处理。当病变累及 Herrmann 线时，切开线靠近齿状线，切开和剥离会涉及肛管内操作。

二、肛管内病变和合并痔疮的病变

肛管内腔狭小，暴露视野较为困难，如果仅靠内镜的前端与肛门边缘接触，会造成操作不稳定。肛管上皮区域有痛觉，黏膜下层有粗大的动静脉，稍一不慎就会引起大出血。此处也经常伴有痔疮，也属于 ESD 操作困难的部位（图 9 - 7）。

由于在该部位操作会引起痛感，笔者使用黏膜下注射液时，常采用透明质酸钠与局部麻醉剂（如 19% 利多卡因注射液）1:1 混合。为了避免切开时出血，先进行非常浅的切开，切到黏膜肌层以上。伴有痔疮时，先在痔核间进行切开。用 Flush BT 刀的刀头把黏膜肌层钩到透明帽内进行切开，几乎不引起出血。但该部位 ESD 最困难的地方是由联合纵肌与黏膜支持韧带在黏膜下层所形成的牢固的纤维肌组织。联合纵肌向下行于内外括约肌之间，呈扇形分开，一部分经过肛门内括约肌下缘和肛门外括约肌皮下，附着于肛门上皮；另一部分穿过肛门内括约肌，形成黏膜支持韧带：这些结缔组织结构作为肛垫的组成部分，具有重要作用。但 ESD 时这些组织结构与部位存在的粗大动静脉，是阻碍钻入黏膜下层的最大障碍。如果切开层次处理恰当，肛管黏膜会被牵拉至直肠下段，黏膜下层可充分展开。处理切缘正下方的肛管支持韧带和血管网直至肛门内括约肌上方是 ESD 最重要的操作步骤。有趣的是，这个过程与痔疮手术的操作方法基本相同，而且无论是否合并痔疮，ESD 的操作几乎相同，因此手术效果和操作时间并无差异。是否出现术后疼痛因人而异，如果疼痛剧烈，可酌情使用非甾体抗炎药栓剂或痔疮外用药及局部麻醉药。当切除范围接近环周 90% 时，可能会出现管腔狭窄，因此建议使用可用手指涂抹的外用麻醉药。

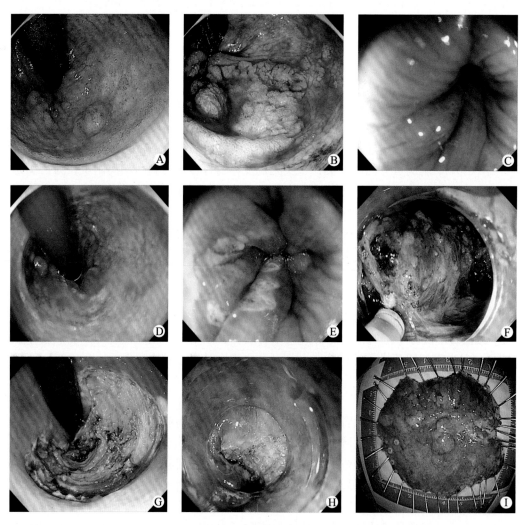

A. 直肠 LST；B. 病灶成颗粒不均一型；C. 病灶累及齿状线肛侧；D. 口侧标记；E. 肛侧标记；F. 剥离重力高位，利用重力牵引；G. 口侧剥离后创面；H. 肛侧剥离后创面；I. 术后标本固定。

图 9-7 累积肛管的侧向发育型肿物 ESD 切除

三、回盲部

回盲部内镜操控性较差，因其位于管腔盲端，操作时切开刀会指向肌层。对于拟行 ESD 的病变，应注意病变与阑尾开口和回盲瓣的位置关系，操作困难较多。即使无阑尾炎或阑尾切除手术史，阑尾开口周围也容易发生重度纤维化。黏膜下层菲薄，操作时切开刀正对肌层，应特别小心。回盲瓣周围黏膜下层脂肪组织丰富，脂肪组织电阻抗高，电流难以通过，因此在切开、剥离和止血方面难度都会增加；另外，通电后由于烟雾和脂肪飞溅，视野会变差。尽管回盲部病变操作难度大，但不像直肠病变 ESD 术后患者容易感到获益。回盲部病变切除后，有可能引起慢性腹泻，有时反而让患者感到不适。

四、累及回盲瓣和回肠末端的病变

首先要确定内镜能否到达病变口侧，如果能到达，即使病变累及回肠末端也是可以切除的。但如果先处理病变的结肠和盲肠侧，病变将被牵拉至回肠。因此，应先切开病变的回肠侧并处理切缘的血管。然后，从该切缘进行 C 形或反 C 形切开和剥离至病变肛侧最远端，形成黏膜瓣后，进一步展开回盲瓣上的黏膜下层。这个部位的肌层是弯曲的，肌纤维稀疏、颜色较浅，应根据组织与周围的连续性仔细辨认，才能确定是肌纤维还是黏膜下层纤维。当到达回肠侧时，黏膜下层会突然向下方走行，应小心确定剥离线。按照上述方法完成回盲瓣部位的剥离后，就可处理病变位于升结肠或盲肠的部分，尽管治疗时间和操作速度明显不如盲肠病变，但切除率并无差异。因此，笔者认为，即使病变累及回盲瓣也可切除。有趣的是，包括次全周切除的病例在内，所有病例均未发生术后狭窄，推测可能是由于回肠和结肠的管腔是垂直的，回盲瓣上的溃疡愈合后收缩成放射状。最近也有行全周切除术后也未发生狭窄的病例。因此，除非切除到回肠内深部，一般不会发生狭窄。

五、邻近阑尾开口的病变

如果病变与阑尾开口间尚有切开空间，先在该部位进行黏膜切开（策略 A），然后在病变的肛侧最远端进行横向切开并处理血管网，继续向阑尾开口侧推进，利用肛侧黏膜瓣在黏膜下层施加的反向牵引力，即使阑尾开口附近的管壁菲薄、纤维化严重的区域也能安全处理。累及阑尾开口或环绕阑尾开口的病变应与阑尾黏膜一并切除，剥离阑尾黏膜下层，然后从黏膜下层向腔内切除阑尾侧的黏膜（策略 B）。若病变累及阑尾腔内，可造成切缘阳性，这种方法仅适合借助透明帽可确认病变边缘的病例，以及无法确认边缘但既往有阑尾切除手术史的病例。

剥离阑尾黏膜下层是操作的关键，不过这个步骤可留到最后进行。待病变整体剥离后，变换体位，使病变下垂再进行剥离。最近开始尝试采用口袋法进行剥离，其可对阑尾开口部施加更强的反向牵引力，在充分剥离、确保切缘安全的情况下，切断阑尾黏膜。当然，策略 B 的治疗时间更长，但是术后发生阑尾炎的病例较少，即使发生阑尾炎保守治疗也能处理。策略 A 从理论上不会发生阑尾炎，但如果发生微小穿孔，使用钛夹封闭时可能会造成阑尾开口堵塞，发生阑尾炎。在缝合创面时，为了避免堵塞阑尾开口，要做扇形封闭（图 9 - 8）。即使发生阑尾炎需要手术，如果病变为治愈性切除，可只切除阑尾，与回盲部切除相比，创伤程度降低。

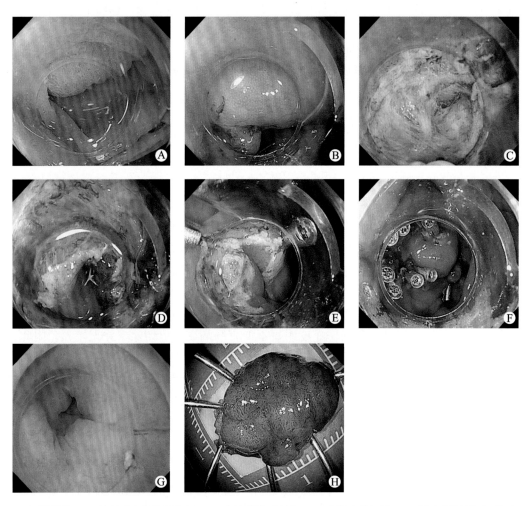

A. 阑尾肿物；B. 注射后病灶抬举良好；C. 病灶黏膜下剥离；D. 病灶完整切除；E. 钛夹封闭创面，注意避开阑尾内口；F. 钛夹封闭创面，成弧形；G. 阑尾内口开放如初；H. 术后标本固定。

图 9 - 8   内镜切除邻近阑尾开口的病变及创面闭合方向

六、憩室内的病变

憩室内病变处理方法与阑尾开口部的病变相同，当憩室和病变间有切开空间时，可选择策略 A。如果不能切开，则尝试在憩室内进行剥离。建议一开始就采用口袋法，可获得更精准的反向牵引效果。如果憩室内黏膜下层可辨认，大多能够进行剥离。对于黏膜呈口小肚子大、像"冰袋"一样下垂，即使采用口袋法，也无法将憩室翻过来的病例，因无法完成整块切除，可考虑手术或使用 OTSC 系统进行全层切除（EMR with OTSC，EMRO）。但在 ESD 术后创面有溃疡的情况下，使用 OTSC 也存在穿孔的风险，可待溃疡愈合形成瘢痕后再进行二期切除。

【ESD 术后创面的处理及创面缝合】

一、血管的处理方法

ESD 的迟发性出血率为 0.7%~3.1%，是 EMR 的 1~2 倍。大病灶出血率较低，可能与术中已进行预防性止血（血管处理）和止血治疗有关。

1. 剥离中的血管处理方法：要处理的血管多寡，取决于病变部位和其自身特点。另外，剥离深度也很重要。若因害怕穿孔，剥离层次在较浅的黏膜下层的中层偏上时，一旦病变黏膜血管丰富，尤其是伴穿支动脉贯穿固有肌层时，血管分支会在黏膜浅层形成管网，在该层次剥离，会增加出血风险。剥离层次中若能见到横向走行的粗大血管，表明剥离层次在血管网以下。剥离层次中若能透见固有肌层走行，不仅血管较少，固有肌层穿通支易于辨认，也能识别肌层，

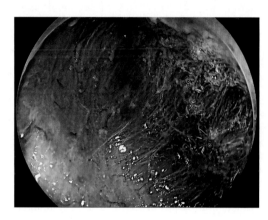

图 9-9　邻近肌层的剥离层面血管稀少

操作更为安全（图 9-9）。另外，在出血前，根据血管直径粗细，对事先发现的血管采取相应预处理也很重要。对于细小血管，可减慢切开刀的移动速度，延长通电时间切断血管，一般不会出现问题。而对于穿通支血管，切断前则要预先凝固、灼烧。如果血管不太粗，无须更换止血钳，只用切开刀就可通过内镜下血管闭合的方法进行预凝固。具体方法：先分离血管，用切开刀钩住并贴紧血管进行柔凝（Effect7，100 W），确认血管变白后，再用强力电凝离断。在胃 ESD 中，有时用低输出量的强力电凝（Efet1，10 W）替代柔和电凝，即所谓的 F1-10 法。据报道，使用这种方法，即使较粗的血管也能预先凝固。但是，F1-10 法与柔凝相比，凝固范围更广，深度更深，存在凝固过度的风险。如果遇到粗大的、有搏动的穿通支血管及粗大的、发红的静脉旁常伴行的色泽略微发白的动脉，要特别注意避免损伤血管，并剥离周围组织以便暴露血管。对于粗大的、发红的静脉，可不张开止血钳，直接接触血管进行柔凝，血管就很容易收缩。对于伴行的动脉，则应使用止血钳钳夹。为了尽可能避免因热效应损伤肌层，应把止血钳稍稍提起后再凝固，直至血管完全变白。若几秒钟后，血管中心变白部位再次变红，说明还有残存血流，应重新凝固直至血管完全变白，最后切断。如果预凝固通电时间过长，固有肌层可能会发生热变性。因此，如果重复 2~3 次，血管仍不能完全变白，可先不处理血管，继续剥离，直至用金属夹夹闭血管也不干扰后续剥离时，用短臂金属夹夹闭（预先夹闭）血管根部，再用强力电凝离断血管。

2. 剥离中的止血方法：即使谨慎地处理血管，ESD 术中出血也不可能完全避免。大肠的固有肌层较薄，凝固止血时要充分考虑对肌层的影响，通电时长控制在最低限度，才能有效避免因肌层热变性所致的迟发性穿孔和 ESD 术后电凝综合征。建议使用钳杯较小的大肠用止血钳或对肠壁深层影响小的附件，如果出血点是可识别的小血管出血，用切开刀轻轻接触，在剥离状态下，短时间（0.5 秒）凝固止血即可。如果尝试 2～3 次仍无法止血或出血加重，则应更换止血钳。如果止血钳夹住组织时，出血暂时停止，说明钳夹部位是出血点，这时轻轻向上提拉止血钳，使电流集中于止血钳前端，用柔凝模式通电 1～2 秒，重复 1～2 次，直至组织受热汽化、冒泡，再松开止血钳，并立刻冲水给组织降温，防止残余热量传导至周边组织造成热损伤。如果止血钳钳夹组织后仍然出血不止（出血速度不减）或止血钳的钳杯与周围组织接触范围过大，升温不充分，通电无效，应松开止血钳重新钳夹。如果重复 2～3 次还不能完全止血，不要继续通电，建议改为金属夹止血。为了避免打夹子后影响后续剥离，可先继续剥离病变，得到充分空间后，再打夹子。止血后，应尽量抽吸积存的血液和凝血块，防止术后被误认为迟发性出血。

3. 预防术后创面出血的血管处理方法：根据日本消化内镜学会指南，有明显血管裸露时，大多行预防性凝血处理，而直肠 Rb 存在粗大、搏动性血管显露时，有时也可预防性使用金属夹。对 ESD 术后创面上可见的裸露血管进行预防性烧灼，也可预防出血，但需要注意，凝固过度会造成固有肌层热损伤。因此，操作时应使用止血钳钳夹血管并提起，使电流集中于止血钳前端，使用柔凝，通电时间应控制在最小限度。为了快速凝固，避免凝固过深，可调高效果设定，调整至 5.5～7.0。

笔者的习惯是，对于烧灼一下即可凝固的静脉采用烧灼法，对于可见到搏动的动脉则预防性给予金属夹夹闭。另外，为了预防术中已凝固的血管和穿通支再次出血，可追加金属夹夹闭。在使用金属夹预防出血时，应注意避免夹子的前端将固有肌层的肌纤维间隙扩大，尤其是肌层热变性时，夹子的前端不要刺破肌层。操作要点：稍微吸气，沿肌纤维走行方向，用夹子夹住血管及周边的肌层，一边轻轻吸气，一边关闭夹子。

二、创面缝合的必要性

在缝合 ESD 术后创面时，需要注意两个问题：能否缝合和是否有必要缝合。根据《大肠 ESD/EMR 指南》，缝合 ESD 术后创面对预防术后并发症有一定作用，但预防迟发性穿孔的有效性尚未得到充分证据。不过，也有研究报道，内镜下缝合 ESD 术后创面对预防并发症无效。对于外科手术而言，不缝合手术创面，手术就没有完成。而对于内镜治疗来说，若能完全缝合创面，就可以减少薄弱的创面所受到的机械刺激，防止其受到粪便和细菌污染，愈合更快。

1. 术中穿孔、穿通：ESD 术中穿孔发生率为 2%～14%，高于 EMR。但切开刀或剪刀切到肌层所致的穿孔并非组织缺损，与 EMR 相比，多为较小的穿孔。与 EMR 相同，如果可以完全缝合穿孔，可仅采取禁食和抗生素治疗的方法，大多不需要外科手术。但如果不能完全缝合创面，就要做好急诊外科手术的准备。穿孔周边有时也能见到固有肌层显露、肌层变薄、肌纤维稀疏的部位，为了降低肌层薄弱部的张力，使用金属夹夹闭穿孔后，建议缝合整个创面，使这些部位被黏膜覆盖，起到保护作用。

2. 固有肌层损伤：固有肌层损伤可引起发热、腹痛等症状及严重炎症反应。遇到这种情况，应考虑发生迟发性穿孔和局限性腹膜炎（ESD 术后电凝综合征）

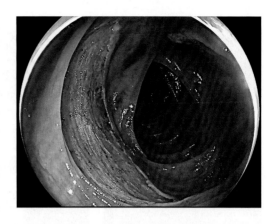

图 9 – 10　ESD 术切除完成后
检查创面是否存在肌层损伤

等并发症的可能性。因此 ESD 切除完成后需检查创面是否存在肌层损伤（图 9 – 10）。

三、缝合创面的技巧

由于管壁伸展，ESD 术后创面比实际切除范围扩大，因此，经常会出现想用夹子夹闭创面，但夹子的另一侧臂怎么也够不到创面对侧边缘的情况。此时，可依据病变部位不同，采用吸气、变换体位的方法接近创面边缘黏膜，从创面一端开始，采用拉链式或垂直夹闭的方法夹闭创面。创面过大，夹子的张开幅度无法够到对侧黏膜时，可采用以下两种缝合方法：一种方法是用夹子钩拉黏膜接近创面对侧，夹闭两侧黏膜；另一种方法是不夹闭两侧黏膜，先夹闭术后创面底部，缩小创面，使两边黏膜能够靠近。

1. 黏膜牵法：用夹子一侧的爪钩住一边黏膜，另一侧爪钩住对侧黏膜，按常规方法夹闭。一开始最好先夹闭最靠边缘的黏膜，这样夹闭的距离比较短，容易操作。为了便于夹子爪钩住一侧黏膜，可采用黏膜切开法（扣眼法）。这种方法是先用切开刀或圈套器尖端在创面边缘的黏膜刺出几个小孔，用夹子爪钩住小孔，闭合时不易打滑。钩拉闭合法是使用可重复开闭的夹子，先钩住一侧黏膜，注意不要滑脱，再牵拉至对侧黏膜夹闭（图 9 – 11），优点是即使黏膜滑脱，也可重新夹闭。

如果采用常规方法使用金属夹牵拉黏膜夹闭感到困难，也可尝试以下方法。先把 1 个小的尼龙圈套在金属夹一侧臂上，然后把套有尼龙圈的夹子固定在一侧黏膜上，用第 2 个夹子的爪钩住尼龙圈，牵拉固定在对侧黏膜上，这种方法称为套环夹闭法。也可不使用尼龙圈，先用第 1 个夹子夹住一侧黏膜边缘，再用第 2 个夹子夹住第 1 个夹子的尾部，形成夹子上叠夹子的状态。由于第 2 个夹子的两个夹子臂之间留有空隙，最后用第 3 个夹子钩住第 2 个夹子夹臂之间的空隙，即可牵拉至对侧黏膜，这种方法称为叠夹子夹闭法。在这种方法中，第 2 个夹子的两个夹臂间的空隙起到了第 1 种方法中的尼龙圈的作用。

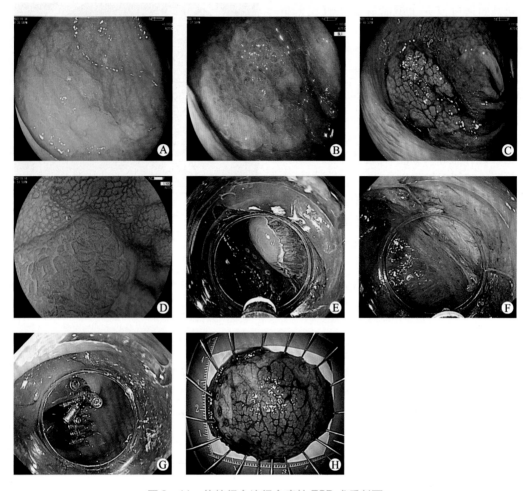

图 9-11　钩拉闭合法闭合病灶 ESD 术后创面

盲肠肿物（A），蓝激光成像技术（blue laser imaging，BLI）示病灶呈 NICE Ⅰ 型（B），亚甲蓝染色病灶呈颗粒均一型（C），放大观察病变表面结构规整（D），环周切开（E），暴露黏膜下层与固有肌层（F），钛夹封闭创面（G），术后标本固定（H）

Hachisu 等发明了留置尼龙圈和金属夹的荷包缝合法，类似外科的荷包缝合法，用两个夹子把预先留置的尼龙圈固定在黏膜上，然后像收绳一样，收缩尼龙圈进行缝合。但是，这种方法需要双通道内镜，因此较少使用，如果使用普通内镜进行操作，还需要采用各种技巧（可在体外先将尼龙圈从释放手柄上取下，送入肠腔，再与手柄连接）；还可不用尼龙圈，把 2 m 长的丝线（3-0）系在夹子的一侧臂上，经活检孔道固定于一侧黏膜，用第 2 个夹子夹住丝线固定于近侧的另一边黏膜上，然后拉紧从钳道内伸出的丝线，即可缩小创面，这种方法称为丝线夹闭法。其优点是当追加打夹子时，通过牵拉丝线更容易看到闭合面的正面，但需要注意的是，需要使用专门的内镜剪刀钳（FS-3L-1，Olympus）剪断丝线。

　　2. 术后创面使用夹子闭合的方法（创面夹闭法）：如果闭合创面时不强求对合黏

膜，创面缝合可以变得更简单。先将夹子张开对准创面底部，顺着肌纤维走行进行夹闭，创面逐渐缩窄后，就可完全夹闭黏膜。双层夹闭法（double-layer 夹闭法）是先用夹子缩小创面底部的中心，最后在原有夹子的空隙间再打夹子闭合黏膜，这种方法不干扰后续在黏膜间的空隙打夹子。黏膜 – 黏膜下层夹闭法是先夹闭创面边缘一侧的黏膜和创面底部，待创面逐渐缩小后，夹子爪就可够到对侧黏膜，完全夹闭了，这种方法的好处在于无须过分用力钩住一侧黏膜，强行牵拉。

【小结】

ESD 及 EMR 是治疗结直肠病损的重要方法，在诊疗前精准诊断和严格筛选治疗指征是非常重要的前提。一般而言，根据笔者长期的培训经验，多数内镜医师通过规范的培训后，诊断和治疗水平均会有较为明显的提升。术前结合病灶的位置、大小、层次和形态等信息，设计合理的手术方案会大大提高手术的成功率，极大地降低并发症的发生。在实战中通过不断的练习手术技巧亦会有明显提高。术中对创面的仔细评估和合理处置是保证手术安全的重要步骤，也是降低术后并发症的重要前提，请务必予以重视。

（乔伟光　黄思霖）

参考文献

1. OHATA K, SAKAI E, SUZUKI Y, et al. Risk factors of delayed bleeding after endoscopic resection of superficial non-ampullary duodenal epithelial tumors and prevention by over-the-scope and conventional clipping. Dig Endosc, 2021, 33（3）: 390 – 398.

第十章 隧道法内镜黏膜下肿物切除术

隧道法内镜黏膜下肿物切除术（submucosal tunnel endoscopic resection，STER）是一种相对较新的内镜手术方式，被认为是一种可行的微创手术，主要用于切除源于固有肌层的胃肠道间质瘤。STER 受经口内镜食管下括约肌切开术（peroral endoscopic myotomy，POEM）和内镜黏膜下剥离术的启发，于 2012 年开始被广泛使用，并且已被证明是更成功的一种内镜下手术方式。STER 可通过避免损伤黏膜层、实现更好的伤口愈合和最小的感染风险，使并发穿孔的风险大大降低。遵循 POEM 手术方式的基本原理，Inoue 首次报道了一种创新的隧道技术进入黏膜下层，用于整块切除肿瘤，特别是应用于来源于食管、贲门和胃中固有肌层的肿瘤。

由于消化内镜设备的进步和改进及在临床实践中常规使用的增加，胃肠道黏膜下肿瘤（SMT）的检出率有所提高。上消化道黏膜下肿瘤包括生长在黏膜下方（壁内）的各种肿瘤（恶性和良性）和非肿瘤性病变，如主要来源于固有肌层的多能间充质干细胞的胃肠道间质瘤、异常胰腺、脂肪瘤，来源于肠嗜铬细胞的神经内分泌肿瘤，来源于软组织的良性神经鞘瘤，囊肿，静脉曲张等。

这些病变通常是偶然被发现且无症状，有时需通过多次内镜检查才能确定其特征。小于 3 cm 的 SMT 在本质上大多是良性的，但间充质肿瘤（如胃肠道间质肿瘤）在较小病变时就有转变成恶性的风险。在这些情况下，可选择常规内镜监测、EUS 或在患者无症状时切除肿瘤。EUS 在 SMT 的诊断中，能清楚地描绘食管或胃壁分层情况，从而区分病变的结构起源，以评估最终的治疗计划。但在长期随访过程中，不确定的诊断会给患者带来压力和焦虑。事实上，有研究报告显示，SMT 的 EUS 对监测的遵守率低于 50%。肿瘤切除方式的选择包括开放性手术、腹腔镜手术、胸腔镜手术和内镜下手术，如内镜下肌层切除、内镜下黏膜全层切除和内镜黏膜下剥离术。这些手术方式由于术后并发症的风险较高，如穿孔、大出血和不完全切除，目前不作为治疗的第一选择。

因此，STER 在治疗 SMT 中得到广泛应用，其主要特点是创建了黏膜下隧道，并将其作为引入内镜下切除肿瘤的操作空间。应用带有安全帽的内镜创建黏膜下隧道，使内镜医师能够安全地使用黏膜下层空间，进行肌切开术。黏膜下层包含将黏膜连接到固有肌层的疏松结缔组织，可通过注射生理盐水或类似溶液来分离这种弱附着，从而为黏膜下层的隧道提供空间，但不会损坏黏膜或固有肌层。生理盐水注射被认为是最具效益的分层方法（可以在胃肠道的任何部分进行）。必须注入足够量的生理盐水，以便正确提起黏膜，从而形成通向目标病变的隧道，并安全地解剖其并使用电刀将其提取。

STER 的基本流程如下。

1. 术前确认 SMT 的存在、起源层、大小和恶性风险是必不可少的：CT 和 MRI 有助于区分大病灶的来源。然而，EUS 可提供病变的细节、邻近结构或血管外压等情况。

2. 肿瘤部位的辨别：内镜直视下可精确定位肿瘤，而 EUS 可辅助定位（图 10-1A，图 10-1B）。连接在内镜上的塑料透明帽有助于观察病变，其可以推开黏膜褶皱并保持管腔的视野。决定手术可行性的因素包括病变的大小、位置及形状，>3.5 cm 的肿瘤呈现不规则形状，即使对于有经验的内镜医师来说也是一个更高的挑战。最难定位的是靠近贲门的 SMT，尤其是靠近胃底的 SMT，它们的位置通常不固定。

3. 黏膜下注射：黏膜下注射在 SMT 近端上 3~5 cm 处进行，如果是直肠或胃 SMT，则在 2~3 cm 处进行。典型的解决方案是稀释的亚甲蓝或靛胭脂与生理盐水的组合。注射液中使用的染料有助于突出黏膜下空间。当对分层有疑问时，蓝色是安全的解剖，因为黏膜和肌肉不会吸收稀释的染料。同时，肾上腺素可作为溶液的一部分以稀释的方式使用，但不是绝对必要的。

4. 隧道建立：在黏膜层纵向切开 1.5~2 cm，即可进入隧道，沿第 1 个切口两侧约 0.5 cm 的边界开始剥离，这样可以更快地进入黏膜下层。倒 "T" 形切口更容易取出肿瘤，尤其有利于取出较大的病灶。一旦建立并进入隧道后，可使用电刀对黏膜下纤维进行侧向解剖来扩展隧道，始终使解剖平面尽可能靠近固有肌层来避免黏膜层损伤（图 10-1C）。

5. 肿瘤解剖、切除和闭合：解剖肿瘤的最终目标是对包膜不造成损伤，这对患者预后至关重要。通常在深层进行剖析，除非肿瘤起源于固有肌层深层或与固有肌层或浆膜紧密连接，否则应尝试全层切除（图 10-1D~图 10-1F）。

较小的 SMT（≤2 cm）显然不如胃肠道中较大的肿瘤那么大，可在隧道中整体取出。如果病变太大而无法通过进入切口取出且术前评估指向良性肿瘤，则可以在摘除后使用圈套器将肿瘤切成所需的多块以将其取出。肿瘤切除取出完成后，应用生理盐水冲洗隧道，并用凝血钳对渗出的血管进行止血，然后，用金属夹或内镜缝合装置闭合黏膜切口（图 10-1G，图 10-1H），并在内镜下观察瘤体大体标本的切缘是否完整（图 10-1I）。

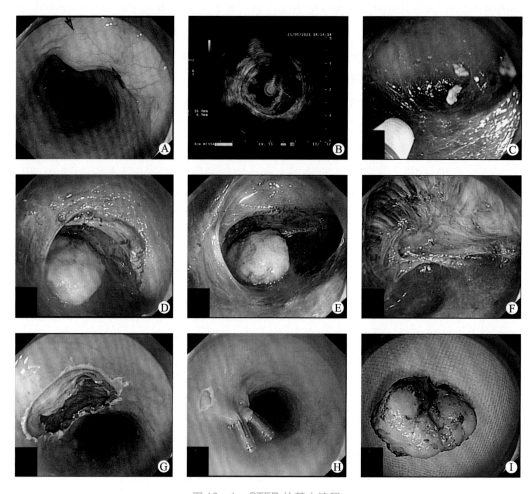

图 10 - 1　STER 的基本流程

男性，63 岁，发现食管 SMT 5 个月。内镜下见食管黏膜下隆起（A）；超声微探头观察见食管 1.2 cm 大小低回声性病灶，起源于固有肌层（B）；隧道建立（C）；暴露瘤体（D）；瘤体完整剥除（E）；瘤体剥除后隧道内创面（F）；食管黏膜创面（G）；止血夹夹闭创面（H）；术后标本（I）

【食管 STER】

在食管中，<3 cm 的 SMT 一般被认为是良性的。尽管如此，但是不建议对其中一些具有恶性潜能（尤其是源自固有肌层生长的胃肠道间质肿瘤）行 STER 微创治疗。开胸手术切除肿瘤曾经是传统的方法，适用于肿瘤 >2 cm 且需要进行病理学诊断以排除恶性肿瘤的有症状患者，开胸是一种高度侵入性的手术，术后并发症的风险增加，但随着胸腔镜手术的普及使得严重并发症减少，成功率更高。

最常见的良性食管肿瘤是平滑肌瘤，占所有 SMT 的 70% ~80%。然而，SMT 仅占食道所有肿瘤的比例低于 1%。当前的指南要求切除 >2 cm 的胃肠道间质肿瘤，因为其具有恶性潜能，且不论其解剖位置（图 10 -2）。STER 已越来越多地被用于治疗不同类型的肿瘤，并随着技术和设备的提高变，应用范围继续扩大，手术适应证也从2 cm 以下的肿瘤扩大到 3.5 cm 以上（图 10 - 3）。

在 STER 中通过创建黏膜层和固有肌层间隧道，可以消除食道中浆膜层的缺失所造成的手术障碍。而 STER 主要限制因素是 SMT 病变的大小。大于 3.5 cm 的病灶可能更难去除，因为需要进行更广泛的剥离病灶以完整摘除。大病变的另一个缺点是它们通常需要被切成小块以便能通过隧道取回。目前已知 STER 已被应用于 >3.5 cm（最多 7 cm）的 SMT。有研究表明，STER 技术在 >3.5 cm 和 <3.5 cm 的 SMT 上的主要区别在于明显增加了的手术时间，而疗效和并发症发生率没有显著差异。而对于起源于固有肌层较深的 >4 cm 的肿瘤，应进行胸腔镜下肿瘤摘除术，因为这种类型的肿瘤很难整块切除，尤其是考虑到较大的病变可能与穿孔、瘘管和继发感染的风险增加有关。

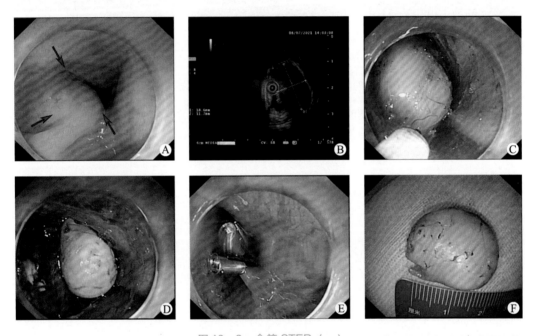

图 10 - 2　食管 STER（一）

女性，75 岁，发现食管肿物 6 个月。内镜下见食管黏膜下隆起（A）；超声微探头观察见食管黏膜下 2 cm 大小低回声性病灶，起源于固有肌层（B）；隧道建立，暴露瘤体（C）；瘤体完整剥除（D）；止血夹夹闭创面（E）；术后标本（F）

【胃 STER】

胃中 STER 受到的限制与解剖特征相关（大管腔、松弛的壁、不固定的位置和黏膜层的厚度），这使得其与在食道中生成黏膜下隧道相比更具挑战性。尽管如此，STER 已在整个胃部进行，特别是在靠近贲门的 SMT 上，包括胃底、胃体小弯和胃窦大弯（图 10 - 4）。如果需要整块切除而不需要分段切除，则肿瘤的直径应为 ≤3.5 cm，因为隧道的空间不足以容纳较大病变的完整性取出（图 10 - 5）。

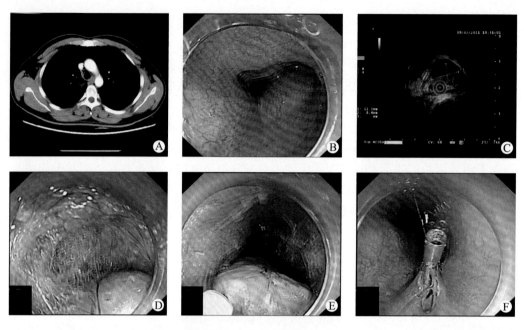

图 10 - 3　食管 STER（二）

男性，42 岁。体检发现食管黏膜下肿物 3 个月。CT 见食管黏膜增厚（A）；内镜下见食管黏膜下隆起（B）；超声微探头观察见食管 2.5 cm 大小低回声性病灶，起源于固有肌层（C）；隧道建立，暴露瘤体（D）；瘤体完整剥除（E）；止血夹夹闭创面（F）

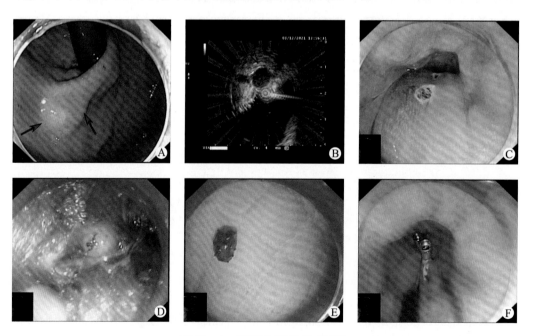

图 10 - 4　贲门部 SMT 的 STER

男性，68 岁，发现贲门部 SMT 1 年余。内镜下见贲门后壁侧黏膜下隆起（A）；超声微探头观察见圆形低回声性病灶，横截面约 1.2 cm，起源于固有肌层（B）；食管下段切开为隧道入口（C）；隧道建立，暴露瘤体（D）；术后标本（E）；止血夹夹闭创面（F）

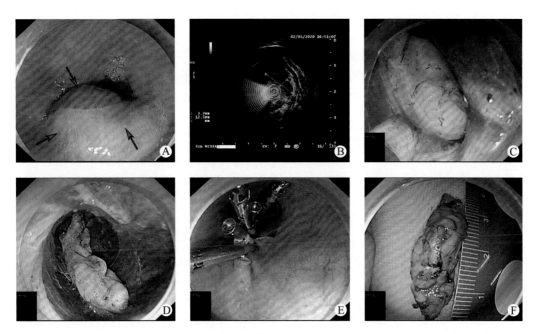

图 10−5 食管胃交界 SMT 的 STER

女性，65 岁，发现食管胃交界部 SMT 半年余。内镜下见食管下段至齿状线黏膜下隆起（A）；超声微探头观察见低回声性病灶，横截面约 1.5 cm，起源于固有肌层（B）；隧道建立，暴露瘤体（C）；瘤体分层完整剥除（D）；止血夹夹闭创面（E）；术后标本，瘤体长度达 3 cm（F）

【STER 疗效和并发症的评估】

STER 已被研究并明确可用于胃肠道大多数部位的黏膜下病变的切除。对食管和胃 SMT 的 STER 进行的相当多临床研究，表明了其有显著的治愈性切除率。Inoue 总结 703 名患者的 736 例胃肠道间质瘤的 STER，表明在食管、食管胃交界处和胃的完全切除率都达 100%；在整块切除率方面，食管为 98.6%，食管胃交界处为 96.2%，胃为 97.9%（95/97）。在 1～36 个月随访研究中，均未报告局部复发或远处转移。

对上消化道胃肠道间质瘤的 STER 的最大样本量的系统评价和荟萃分析包括 28 项研究（20 项回顾性研究和 8 项前瞻性研究），共有 1041 名患者和 1085 个病灶。报告汇总发现，STER 完全切除率为 97.5%，整块切除率为 94.6%。报告中，最高发的不良事件为皮下气肿和（或）纵隔气肿，发生率高达 5.6%，原因是肌层穿孔。

STER 的并发症包括出血、黏膜撕裂和气体相关并发症（包括皮下气肿、纵隔气肿、气胸和气腹），其中气体相关并发症是最常见的。这些并发症往往发生在患者进行全层切除术和切除食管胃交界处 SMT 后。出血和黏膜穿孔不太常见，但大部分情况下都可以通过内镜下进行修补处理。在某些情况下对较大范围的撕裂伤，需要放置食管支架。绝大多数与气体相关的并发症似乎可以自行解决，不需要任何干预。这些并发症的危险因素包括全层切除、多个 SMT 病灶切除和病灶位于食管胃交界处。罕见的并发症，如气胸、需要引流的胸腔积液等也可能发生，需要干预处理。

【小结】

微创内镜切除手术不断发展，STER 已经成为 SMT 整体切除手术方式的首选，其能否有效用于较大病变（>3.5 cm）仍有待观察。需要强调的是，SMT 手术需在具有内镜切除技术专业知识的医疗中心进行，以获得最大的成功率，包括管理任何潜在的并发症。

（万 荣 沈 杰）

参考文献

1. DUAN T Y, TAN Y Y, WANG X H, et al. A comparison of submucosal tunneling endoscopic resection and endoscopic full-thickness resection for gastric fundus submucosal tumors. Rev Esp Enferm Dig, 2018, 110(3)：160 – 165.

2. INOUE H, IKEDA H, HOSOYA T, et al. Submucosal endoscopic tumor resection for subepithelial tumors in the esophagus and cardia. Endoscopy, 2012, 44(3)：225 – 230.

3. JAIN D, DESAI A, MAHMOOD E, et al. Submucosal tunneling endoscopic resection of upper gastrointestinal tract tumors arising from muscularis propria. Ann Gastroenterol, 2017, 30(3)：262 – 272.

4. SONG S, WANG X, ZHANG S, et al. Efficacy and complications of submucosal tunneling endoscopic resection for upper gastrointestinal submucosal tumors and exploration for influencing factors. Z Gastroenterol, 2018, 56(4)：365 – 373.

5. CHEN T H, HSU C M, CHU Y Y, et al. Association of endoscopic ultrasonographic parameters and gastrointestinal stromal tumors (GISTs)：can endoscopic ultrasonography be used to screen gastric GISTs for potential malignancy? Scand J Gastroenterol, 2016, 51(3)：374 – 347.

6. PAPANIKOLAOU I S, TRIANTAFYLLOU K, KOURIKOU A, et al. Endoscopic ultrasonography for gastric submucosal lesions. World J Gastrointest Endosc, 2011, 3(5)：86 – 94.

7. KUSHNIR V M, KESWANI R N, HOLLANDER T G, et al. Compliance with surveillance recommendations for foregut subepithelial tumors is poor：results of a prospective multicenter study. Gastrointest Endosc, 2015, 81(6)：1378 – 1384.

8. BIAŁEK A, WIECHOWSKA-KOZŁOWSKA A, PERTKIEWICZ J, et al. Endoscopic submucosal dissection for the treatment of neoplastic lesions in the gastrointestinal tract. World J Gastroenterol, 2013, 19(12)：1953 – 1961.

9. SHI Q, ZHONG Y S, YAO L Q, et al. Endoscopic submucosal dissection for treatment of esophageal submucosal tumors originating from the muscularis propria layer. Gastrointest Endosc, 2011, 74(6)：1194 – 200.

10. CHEN H, LI B, LI L, et al. Current status of endoscopic resection of gastric subepithelial tumors. Am J Gastroenterol, 2019, 114(5)：718 – 725.

11. WERNER Y B, RÖSCH T. POEM and submucosal tunneling. Curr Treat Options Gastroenterol, 2016, 14(2)：163 – 177.

12. NISHIDA T, KAWAI N, YAMAGUCHI S, et al. Submucosal tumors：comprehensive guide for the diagnosis and therapy of gastrointestinal submucosal tumors. Dig Endosc, 2013, 25(5)：479 – 489.

13. CHU Y, QIAO X, GAO X, et al. Combined EUS and CT for evaluating gastrointestinal submucosal tumors before endoscopic resection. Eur J Gastroenterol Hepatol, 2014, 26(8): 933 – 936.

14. LI Q L, CHEN W F, ZHANG C, et al. Clinical impact of submucosal tunneling endoscopic resection for the treatment of gastric submucosal tumors originating from the muscularis propria layer (with video). Surg Endosc, 2015, 29(12): 3640 – 3646.

15. LU J, JIAO T, LI Y, et al. Heading toward the right direction—solution package for endoscopic submucosal tunneling resection in the stomach. PLoS One, 2015, 10(3): e0119870.

16. YE L P, ZHANG Y, MAO X L, et al. Submucosal tunneling endoscopic resection for small upper gastrointestinal subepithelial tumors originating from the muscularis propria layer. Surg Endosc, 2014, 28(2): 524 – 530.

17. TAN Y, LV L, DUAN T, et al. Comparison between submucosal tunneling endoscopic resection and video-assisted thoracoscopic surgery for large esophageal leiomyoma originating from the muscularis propria layer. Surg Endosc, 2016, 30(7): 3121 – 3127.

18. NG J J, CHIU P W, SHABBIR A, et al. Removal of a large, 40-mm, submucosal leiomyoma using submucosal tunneling endoscopic resection and extraction of specimen using a distal mucosal incision. Endoscopy, 2015, 47 Suppl 1 UCTN: E232 – 233.

19. XU M D, CAI M Y, ZHOU P H, et al. Submucosal tunneling endoscopic resection: a new technique for treating upper GI submucosal tumors originating from the muscularis propria layer (with videos). Gastrointest Endosc, 2012, 75(1): 195 – 199.

20. DU Z, DING W, CHEN T. Suitability and efficacy of submucosal tunneling endoscopic resection for the treatment of giant leiomyoma in the middle and lower esophagus. Dis Esophagus, 2019, 32(12): doz059.

21. TAN Y, ZHU H, LV L, et al. Enlarging an accidental mucosotomy to facilitate tumor extraction during submucosal tunneling endoscopic resection for a giant esophageal leiomyoma. Gastrointest Endosc, 2016, 83(1): 248 – 249.

22. DEMETRI G D, VON MEHREN M, ANTONESCU C R, et al. NCCN Task Force report: update on the management of patients with gastrointestinal stromal tumors. J Natl Compr Canc Netw, 2010, 8 Suppl 2(2): S1 – 41.

23. JOENSUU H, HOHENBERGER P, CORLESS C L. Gastrointestinal stromal tumour. Lancet, 2013, 382(9896): 973 – 983.

24. LI Q Y, MENG Y, XU Y Y, et al. Comparison of endoscopic submucosal tunneling dissection and thoracoscopic enucleation for the treatment of esophageal submucosal tumors. Gastrointest Endosc, 2017, 86(3): 485 – 491.

25. SEREMETIS M G, LYONS W S, DEGUZMAN V C, et al. Leiomyomata of the esophagus. An analysis of 838 cases. Cancer, 1976, 38(5): 2166 – 2177.

26. YE L P, ZHANG Y, MAO X L, et al. Submucosal tunnelling endoscopic resection for the treatment of esophageal submucosal tumours originating from the muscularis propria layer: an analysis of 15 cases. Dig Liver Dis, 2013, 45(2): 119 – 123.

27. LIU B R, SONG J T, KONG L J, et al. Tunneling endoscopic muscularis dissection for subepithelial tumors originating from the muscularis propria of the esophagus and gastric cardia. Surg Endosc, 2013, 27(11): 4354 – 4359.

28. LIU H, WEI L L, ZHANG Y Z, et al. Submucosal tunnelling endoscopic resection (STER) for the

treatment of a case of huge esophageal tumor arising in the muscularis propria: a case report and review of literature. Int J Clin Exp Med, 2015, 8(9): 15846 – 15851.

29. WANG H, TAN Y, ZHOU Y, et al. Submucosal tunneling endoscopic resection for upper gastrointestinal submucosal tumors originating from the muscularis propria layer. Eur J Gastroenterol Hepatol, 2015, 27(7): 776 – 780.

30. TAN Y, HUO J, LIU D. Current status of submucosal tunneling endoscopic resection for gastrointestinal submucosal tumors originating from the muscularis propria layer. Oncol Lett, 2017, 14(5): 5085 – 5090.

31. LU J, ZHENG M, JIAO T, et al. Transcardiac tunneling technique for endoscopic submucosal dissection of gastric fundus tumors arising from the muscularis propria. Endoscopy, 2014, 46(10): 888 – 892.

32. LI B, LIU J, LU Y, et al. Submucosal tunneling endoscopic resection for tumors of the esophagogastric junction. Minim Invasive Ther Allied Technol, 2016, 25(3): 141 – 147.

33. WANG X Y, XU M D, YAO L Q, et al. Submucosal tunneling endoscopic resection for submucosal tumors of the esophagogastric junction originating from the muscularis propria layer: a feasibility study (with videos). Surg Endosc, 2014, 28(6): 1971 – 1977.

34. LV X H, WANG C H, XIE Y. Efficacy and safety of submucosal tunneling endoscopic resection for upper gastrointestinal submucosal tumors: a systematic review and meta-analysis. Surg Endosc, 2017, 31(1): 49 – 63.

35. AZZOLINI F, CECINATO P, FROIO E, et al. Submucosal tunneling endoscopic resection of a gastric gastrointestinal stromal tumor. Endoscopy, 2017, 49(8): E193 – E194.

36. CHEN T, ZHANG C, YAO L Q, et al. Management of the complications of submucosal tunneling endoscopic resection for upper gastrointestinal submucosal tumors. Endoscopy, 2016, 48(2): 149 – 155.

第十一章 经口内镜食管下括约肌切开术

贲门失弛缓症是一种食管动力障碍，其特征是食管下括约肌（lower esophageal sphincter，LES）松弛受损和蠕动功能丧失。常见的临床表现包括对固体和液体食物的吞咽困难、胸痛、反流和体重减轻，从而导致严重的并发症。自从 2009 年起，Inoue 团队首先使用了一种内镜下切开 LES 肌肉纤维的手术，称为经口内镜食管下括约肌切开术（peroral endoscopic myotomy，POEM）。自 POEM 被纳入标准以来，肌切开术总体上保持不变，然而肌切开术的厚度和长度的适应证得到了新的发展。与选择性环形肌切开术相比，全层肌切开术被认为具有相似的临床成功率和更快的手术时间。同时在 POEM 基础上，发展出的新技术即经口内镜幽门括约肌切开术（gastric peroral endoscopic myotomy，G-POEM）可用于治疗胃轻瘫。

第一节 经口内镜食管下括约肌切开术

POEM 的主要步骤包含黏膜切口、黏膜下隧道建立、肌切开术和黏膜闭合（图 11 –1）。实质上，黏膜下隧道是 POEM 的主要工作空间。本章节将对 POEM 技术进行讨论。

【肌切开术厚度的演变】

Inoue 等开发的早期 POEM 技术包括环形肌层选择性肌切开术。然而环形肌层选择性肌切开术的概念受到挑战，因为其更困难、更耗时，且可行性较差。一项回顾性分析表明，在比较环形肌切开术与全层肌切开术时，症状缓解和术后测压结果相似，但不良事件发生率无显著差异。此外，与环形肌切开术组相比，全层肌切开术组的平均手术时间显著缩短。而对于 POEM 后胃食管反流病（gastroesophageal refluxdisease，GERD）进行的一项荟萃分析发现，与全层肌切开术相比，环形肌/部分肌切开术与糜烂性 GERD 的发生率较低（尽管没有统计学意义）相关。然而基于 pH 监测和临床症状，发现不同厚度的肌切开术对术后 GERD 的发生率没有差异。因此，目前发现全层肌切开术显著减少了手术时间，而不会增加诸如 GERD 等不良事件。

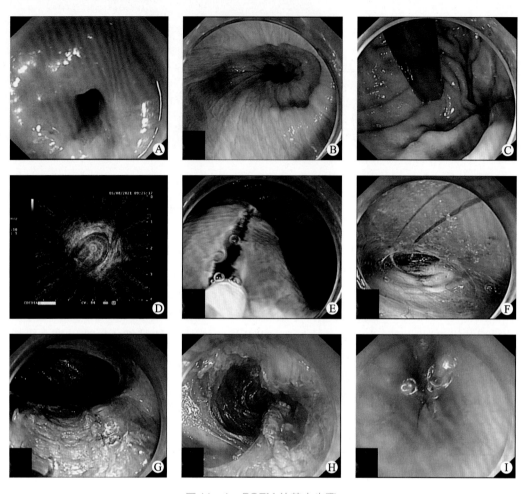

图 11-1 POEM 的基本步骤

女性，36 岁，进食吞咽困难 1 年余。内镜示贲门部狭窄（A）；内镜下观察食管中下段稍扩张（B）；内镜胃底倒镜观察（C）；超声微探头观察见食管环形肌增厚（D）；食管黏膜面切开（E）；隧道建立（F）；食管环形肌逐层切开（G）；食管环形肌切开后（H）；止血夹夹闭创面（I）

【肌切开术长度的演变】

Inoue 团队在 2009 年描述的 POEM 早期的平均食管肌切开长度为 6.1 cm，胃肌切开长度为 2.0 cm，发现该长度足以缓解食管括约肌的压力。因为近端食管通过外科手术进行肌切开术的长度为 6 ~ 7 cm，故最初建议 POEM 过程中肌切开长度至少为 7 cm。随着技术的进步，对高分辨率食管测压技术和贲门失弛缓症测压分型的更全面的理解，对于肌切开术长度的认知也得到进一步发展。

【不同类型贲门失弛缓症的 POEM 选择】

贲门失弛缓症的分型诊断主要依据高分辨率测压（high-resolution manometry，

HRM）。HRM 作为测量食管动力的最新技术，根据芝加哥标准，将贲门失弛缓症分为 3 个分型：Ⅰ型，表现为食管无效动力；Ⅱ型，表现为胃食管体部失蠕动，但有间歇性食管增压；Ⅲ型，表现为食管体部痉挛收缩。

一、Ⅰ型和Ⅱ型贲门失弛缓症

对于Ⅰ型和Ⅱ型贲门失弛缓症，最初 POEM 是在胃食管交界处上方 >6 cm 处进行肌切开术，并在胃食管交界处远端再延长 2～3 cm，最终总肌切开术长度≥8 cm。最近的研究比较了较短长度肌切开术的优劣。在 Huang 等的回顾性研究中，分为短长度的肌切开术（<4 cm 食管肌切开术）组和较长长度的肌切开术（>4 cm 食管肌切开术）组。短长度的肌切开术组平均肌切开术长度为 6 cm，较长长度的肌切开术组平均肌切开术长度为 11.5 cm。两组的临床结局相当，但与较长长度的肌切开术相比，较短长度的肌切开术与较短的平均手术时间相关（46.6 分钟 vs. 62.1 分钟，$P = 0.001$）。Nabi 等的随机前瞻性试验还回顾了Ⅰ型和Ⅱ型贲门失弛缓症的肌切开术长度，其中短长度的肌切开术定义为 <3 cm，而较长长度的肌切开术定义为 >6 cm。该研究发现，就 Eckardt 评分而言，短长度的肌切开术的作用不劣于较长长度的肌切开术。此外，与较长长度的肌切开术组相比，短长度的肌切开术组的平均手术时间更短（44.0 分钟 vs. 72.4 分钟，$P < 0.001$）。因此，短长度的肌切开术被认为具有潜在的成本效益，可降低充气相关不良事件发生的风险。Gu 等的随机试验对 94 例使用后路和胃肌切开术长度为 2～3 cm 的 POEM 的患者的肌切除长度比较，按照短长度肌切开术（3～4 cm 食管肌切开术）和标准肌切开术（7～8 cm 食管肌切开术）进行比较，发现两组之间的手术成功率相当，通过术后测压和 Eckardt 评分，反流性食管炎或不良事件发生率没有显著差异。然而，与标准肌切开术相比，短长度的肌切开术组的平均手术时间有统计学意义减少（31.2 分钟 vs. 45.6 分钟，$P < 0.05$），术后食管受到的酸暴露时间显著减少。

除食管肌切开术的长度外，还研究了胃肌切开术的长度。Grimes 团队评估了 100 名接受 POEM 的患者，采用标准胃肌切开技术，比较较短胃肌切开术组（平均 2.6 cm）和较长胃肌切开术组（平均 3.2 cm）的疗效差异。发现两组的临床疗效相似，不良事件或食管炎无显著差异。同时需要指出，对于操作 POEM 的医师而言，单方面的胃肌切开术可能是不够的，需要双镜技术才能更完整地观察胃肌切开的程度，这可能对难以识别胃食管交界处或解剖结构变异的患者有一定帮助。

总之，最近的研究强调了短长度的食管肌切开术和较长长度的食管肌切开术在Ⅰ型和Ⅱ型贲门失弛缓症中的相似疗效，缩短了手术时间，并有可能减少短长度的肌切开术的不良事件和医疗成本（图 11-2）。因此，目前的趋势是对Ⅰ型和Ⅱ型贲门失弛缓症患者行短长度的食管肌切开术，长度一般 <3 cm，并延伸到胃侧黏膜 2 cm。但是由于没有确切的方法来计算肌切开的具体距离，现在肌切开术长度都是估计值。一般而言，判断肌切开术近端部位的方式是通过在 Z 线相关的黏膜切开术部位进行标记来计算长度，也可见通过内镜观察食管括约肌和高压区域来判断 Z 线的大概位置。而别的方法也可作为参考，如有部分内镜医师使用双镜技术确认肌切

开术的远端范围（胃侧），也有部分医师采用内镜下在胃食管交界处放置金属夹的方法判断肌切开术长度，还有通过间接方法即 X 线透视和观察患者呼吸的变化来判断肌切开术长度。

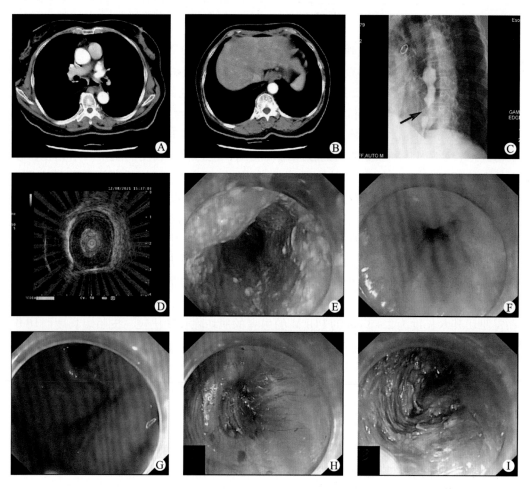

图 11-2　Ⅱ型贲门失弛缓症的 POEM

女性，68 岁，吞咽困难 2 年余。CT 见食管下段轻度扩张（A），食管胃交界处黏膜增厚（B）；GI 提示食管下段狭窄，少量钡剂细线样流入胃腔（C）；超声微探头见食管胃交界处肌层均匀增厚（D）；内镜下观察见食管下段轻度扩张（E）；内镜胃底倒镜观察（F）；隧道建立（G，H）；环形肌切开（I）

二、Ⅲ型贲门失弛缓症

在Ⅰ型和Ⅱ型贲门失弛缓症中，较短的肌切开术可能是首选方案，相反Ⅲ型贲门失弛缓症患者需要通过较长长度的肌切开术，以改善治疗效果和预后。这可能与Ⅲ型贲门失弛缓症中的食管躯体痉挛有关，因此将沿食管近端的延伸性肌切开方法作为手术方案。Kane 等的研究发现，接受定制肌切开术的Ⅲ型贲门失弛缓症患者使用食管高分辨率测压来确定肌切开术的长度范围，造成肌切开术的时间更长（15.9 cm *vs.* 12.7 cm，$P = 0.045$）。有研究组比较了Ⅲ型贲门失弛缓症患者接收不同手术方式的临床结局，主要以 POEM 与外科 Heller 肌切开术（Surgical Heller Myotomy）分组比较，发现接收 POEM 的患者的临床结局有明显改善。相比之下，Chandan 等的荟萃分析发现不同的肌切开术长度的临床结局，在统计学上没有显着差异。值得注意的是，荟萃分析回顾了所有痉挛性食管疾病的病例，不仅只有Ⅲ型贲门失弛缓症患者，还包含了过度收缩性食管和远端食管痉挛的病例。虽然病例有些混杂，但总体数据强调了 POEM 的重要性，明确了为每位Ⅲ型贲门失弛缓症患者进行肌切开术的临床获益。因此，POEM 目前也是Ⅲ型贲门失弛缓症的一线治疗选择（图 11 - 3）。

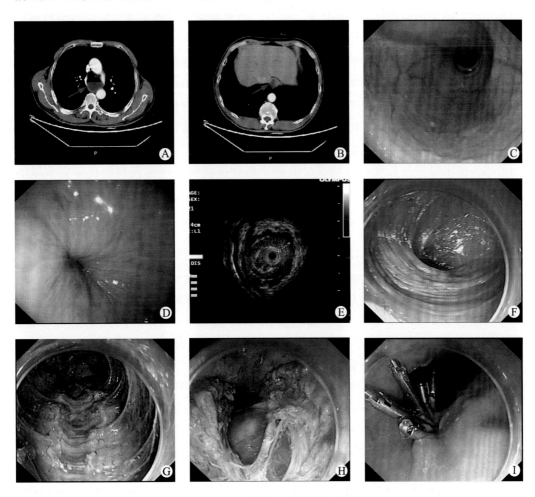

图 11 - 3　Ⅲ型贲门失弛缓症的 POEM

男性，67 岁，反酸 9 年余。CT 见中段食管扩张伴液体滞留（A），食管胃交界处黏膜增厚（B）；内镜下观察见食管中段扩张伴液体滞留，呈乙状结肠化（C），食管胃交界处狭窄（D）；超声微探头见食管胃交界处肌层增厚明显（E）；隧道建立（F）；环形肌逐步切开（G）；环形肌切开后（H）；止血夹夹闭创面（I）

Ⅲ型贲门失弛缓症肌切开术长度的最佳方法尚未确定。大多数 POEM 根据食管高分辨率测压的痉挛段长度来计算肌切开术的长度。通过食管高分辨率测压分析的痉挛段定义为 LES 近端边界与过早收缩的近端边界之间的轴向距离。Serrano 团队进行了一项研究，比较了钡食管造影、食管镜检查和食管高分辨率测压所检测的痉挛段的长度，并报告了 3 种检测方法之间的不一致性。他们发现食管高分辨率测压和食管镜检查的 LES 位置平均差异约为（3.9±3.0）cm，食管高分辨率测压与痉挛长度和食管造影之间的平均差异约为（4.9±3.2）cm。除食管高分辨率测压和钡食管造影外，一些医疗组在 POEM 过程中还使用 EUS 来测量远端食道中圆形肌肉层的厚度。对于有经验的内镜医师来说，圆形肌层在Ⅲ型贲门失弛缓症患者中可能更突出，这些关于 EUS 的测量可能有助于指导肌切开术的长度，然而，需要更多的研究来确定圆形肌肉层厚度及需行肌切开的长度的判断标准。

对于Ⅲ型贲门失弛缓症的患者，还需要重点考虑的是肌切开术并发的另外一种不良后果，即在肌切开术区域形成切口外翻或假性憩室。Triggs 团队发现Ⅲ型贲门失弛缓症患者有着明显增高的肌切开术后肌肉撕裂发生率。有数据表明，在Ⅲ型贲门失弛缓症中长度过短的肌切开术可能更容易导致肌切开术后食管肌肉撕裂。肌肉撕裂后的治疗选择方法有限，主要还是外科行食管切除术。因此，对于Ⅲ型贲门失弛缓症的肌切开术，要求肌切开长度相应增长，应基于高分辨食管测压检查判断食管痉挛段的长度。

【POEM 术后胃食管反流病研究进展】

在贲门失弛缓症一线治疗中，一个仍然是争论的焦点问题是 POEM 术后的胃食管反流病发生情况。POEM 早期开展时，对于术后发生胃食管反流病的关注度远高于现在。Schlottmann 等研究发现 POEM 术后患者更容易出现 GERD。而 Repici 团队的一项荟萃分析发现，POEM 术后酸暴露的异常率高达 39%。Inoue 团队的研究发现，8.5%～19% 的 POEM 术后患者出现了 GERD 相关症状，在 13%～29.4% 的患者中发现了糜烂性食管炎的内镜证据，39%～47.5% 的患者食管下端存在胃液异常反流及 pH 值下降。令人疑惑的是，他们发现 GERD 的发生率因所使用的检查方式不同而形成明显的差异。但是，日本的一项研究发现只有 0.1% 的 POEM 术后患者因明显的 GERD 需要进行胃底折叠术的外科干预。值得注意的是，有专家怀疑食管炎的发病率可能被高估了，因为内镜检查发现继发于黏膜切开后的贲门部黏膜红斑的变化被误认为是食管炎的表现。

Modayil 团队最近的一项单中心前瞻性研究，评估了 2009—2019 年接受 POEM 的 610 名患者。发现在中位随访时间为 30 个月时，58% 的患者报告了一些反流症状，20.5% 的患者报告症状发生频率每周大于 1 次。有趣的是，他们发现 POEM 术后 GERD 的客观证据随着随访时间的延长而逐步减少，这表明随着 POEM 术后随访时间的延长，胃食管的生理功能得到改善。

与 POEM 后 GERD 相关的一个因素是胃肌切开术延伸至贲门 >4 cm。日本进行的一项回顾性多中心研究发现，胃贲门部后壁侧肌切开长度 >4 cm 与较高的糜烂性食管炎发生率相关。同时与 POEM 后 GERD 相关的另一个因素是胃贲门处吊带肌/斜肌的切开，在日本的一项单中心研究中，发现吊带肌纤维的切开可能导致糜烂性食管炎。鉴于这些发现，为减少 POEM 术后 GERD 的发生，专家共识建议贲门部肌切开术以保留斜肌纤维和长度为 2~3 cm 的短胃肌为切开术长度。

【POEM 小结】

POEM 现已成为 I 型和 II 型贲门失弛缓症患者的标准内镜下治疗选择，也是 III 型贲门失弛缓症患者的一线治疗选择。自 POEM 手术方式出现以来，其已在肌切开位置、长度和厚度方面进行了改进，以优化临床成功和减少不良事件发生率。同时 POEM 术后 GERD 的发生率通过缩短胃肌切开术得以降低，甚至避免。

第二节　经口内镜幽门括约肌切开术

胃轻瘫（gastroparesis，GP）是一种慢性衰老性疾病，其特征是在没有机械性梗阻的情况下胃排空延迟。患者经常出现慢性复发性症状（恶心、呕吐、早饱、餐后饱胀、腹胀和上腹痛），可导致大量急诊就诊。GP 的确切病理生理学尚不清楚，但胃窦运动减退、胃底张力障碍、胃节律失常、迷走神经感觉功能障碍，以及幽门张力增加（幽门痉挛）与发病机制有关，同时促胃动力药物和止吐药在内的药物治疗受到适度疗效和不良反应的限制。对于药物治疗无效的胃轻瘫，其治疗选择包括电刺激器、幽门定向治疗和胃切除术。

Enterra 胃电刺激系统于 2000 年有条件地获准用于严重难治性胃轻瘫的治疗。随访 1 年的数据研究报告，临床成功率为 45%~74%。最近一项随机交叉试验表明，该装置显著改善了糖尿病胃轻瘫患者的恶心和呕吐症状。然而，这是一种侵入性手术，可能会因感染、疼痛、皮肤侵蚀和设备错位而变得复杂，并且与 6.3%~12.8% 的移除率相关。

G-POEM 是一种非侵入性的经口"无瘢痕"幽门肌切开术，是 POEM 的一个衍生技术，其完善的手术流程彻底改变了胃轻瘫的治疗方式，扩宽了内镜技术的应用。G-POEM 最初于 2012 年在猪模型中进行了实验，于 2013 年由 Inoue 团队首次在患者身上进行试验，且完成了 5 年的随访工作。随着大量内镜医师开展 G-POEM 技术，并且相关手术操作方式的不同实践，使其得以不断发展。

【G-POEM 技术】

G-POEM 使用 POEM 建立的黏膜下内镜检查原理，从最初的黏膜切口建立隧道开口到黏膜下隧道、肌切开术和隧道开口的闭合，步骤相同（图 11-4）。G-POEM 通常被认为比 POEM 更具挑战性，具体原因包括胃窦肌层呈环形结构、幽门括约肌形成隧道易弯曲、胃窦肌肉收缩导致视野不稳定和难以辨别的解剖标志，以及手术可能引起胃十二指肠大出血、动脉破裂出血或十二指肠穿孔等并发症。胃黏膜切开术的操作入口一般选择在胃窦部位，并选择用蓝色染料染色的盐水进行黏膜下注射后标记。同时根据不同病因进行的 G-POEM 手术，其黏膜切开术的方向有所选择，一般以纵向前行，而金属夹夹闭创面则采用横向方式缝合闭合。G-POEM 使用与 POEM 相似的电流设置和刀具进行隧道解剖，但与 POEM 不同的是，肌切开术（通常用于外纵向层或浆膜下层）往往使用"安全"刀（如奥林巴斯的 IT-2 刀或 Hook 刀）进行，以最大限度地降低十二指肠或浆膜穿孔以及胃十二指肠动脉、胆囊或其他相邻器官损伤的风险。

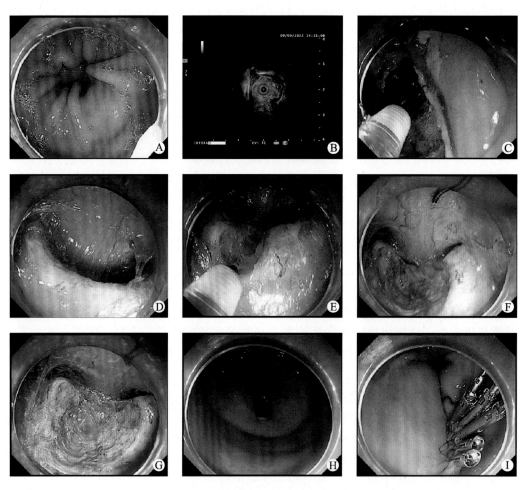

图 11-4　G-POEM 的基本步骤

女性，41 岁。2 型糖尿病，进食后腹胀伴恶心、呕吐 1 年余。内镜下幽门情况（A）；超声微探头观察见幽门肌层结构清晰（B）；胃窦大弯侧黏膜面切开（C）；隧道建立，观察幽门括约肌（D）；幽门括约肌逐层切开（E）；幽门括约肌切开后（F，G）；术后胃窦创面情况（H）；止血夹夹闭创面（I）

【G-POEM 技术变化】

G-POEM 的技术变化包括不同的肌切开方向、部分与全层肌切开、单层与双层肌切开。传统的后大弯侧肌切开术的方向可以更容易建立隧道和闭合，尽管需要更具挑战性的隧道启动，但改变为前小弯入路，可在幽门十二指肠侧进行更精确的肌切开术，并且在出现并发症时更容易进入腹腔内处理。目前对于部分与全层肌切开术尚无共识。最近一项比较 55 例单层肌切开术患者和 35 例双层肌切开术患者的病例对照研究报告，双层肌切开术组在 3~6 个月的随访中临床成功率更高（$P=0.04$）。

【G-POEM 临床疗效】

胃轻瘫患者 G-POEM 临床成功率通常定义为胃轻瘫主要症状指数（GCSI）下降 68%~90%，4 小时胃潴留率改善 67%~90%。在最近一项包括 7 个中心和 76 名患者的多中心法国研究中，平均随访 1 年后，65.8% 的患者取得了临床成功，中位 GCSI 降低了 41%。在 Logistic 回归分析中，较高的术前 GCSI 饱腹感分量表评分和较高的 4 小时胃潴留率分别预示着临床成功和临床失败。Abdelfateh 团队研究了难治性胃轻瘫患者 G-POEM 的长期效果随访。在 6 个月（$n=48$）、12 个月（$n=32$）、24 个月（$n=21$）和 36 个月（$n=16$）的随访中，73%、65%、51% 和 45% 的患者临床成功。胃轻瘫持续时间长、高 BMI 和使用精神科药物是 G-POEM 失败的高危因素。要注意的是，临床成功被定义为平均总 GCSI 评分至少下降 1 分，至少 2 个主要症状分量表评分下降超过 25%，这可以判断 G-POEM 的有效性。最近一项包括 11 项研究和 375 名难治性胃轻瘫患者的荟萃分析报告发现，GCSI 和胃排空分别改善了 75.8% 和 85.1%。

报告的主要不良事件发生率为 8.3%，最常见的不良事件是二氧化碳纵隔气肿/二氧化碳气腹、胃窦/幽门前溃疡和胃肠道出血。在来自 13 个中心（7 个来自美国）的 216 名患者的回顾性多中心研究中，总体不良事件发生率为 14%（11% 为轻度、2% 为中度和 1% 为重度）。最常见的不良事件是腹痛（$n=16$），其次是黏膜损伤（$n=5$）和二氧化碳气腹（$n=4$）。最严重的不良事件是穿孔（主要原因涉及隧道穿孔或坏死），见于 7 名患者（3.2%），并接受了手术（2 例）、支架（2 例）或内镜下止血夹夹闭（3 例）。最近在对 10 项研究进行的荟萃分析中，报道不良事件发生率为 21%（58/281 例），有 5 例严重不良事件，包括 3 例需要手术的穿孔（1.1%）、1 例脓肿和 1 例肺栓塞。有 22 例中度不良事件，其中 15 例为延迟出血，进行了保守治疗。绝大多数轻度不良事件是自限性二氧化碳气腹或腹痛，但也包括 3 例"胃穿孔"，造成胃穿孔的原因是 G-POEM 术中胃黏膜下隧道中发生微穿孔。2 例死亡（0.7%）被认为与 POEM 无关。总体而言，不良事件概况似乎不如 POEM 有利，特别是在穿孔方面。

【特定患者群体的 G-POEM】

GP 是已知的胃肠手术的不良事件之一。有报道发现，79 名有食管和胃切除病史的患者在 G-POEM 后症状改善了 78%（图 11-5）。也有报道了 38 名有食道裂孔疝修补或胃底折叠术病史的患者在接收 G-POEM 3 个月后，平均 GSCI 下降了 1.3 分。Podboy 等评估了 G-POEM 在 11 名肺移植后相关 GP 患者中的疗效，并报告术后平均 140 天的随访中 GCSI 平均降低 2.6 分。有研究发现，在接受 G-POEM 手术的患者中，有 38% 曾进行过食管切除术造成胃部上移，这通常会导致解剖结构变化，引起胃窦和幽门呈成角水平，从而造成难度更高的 G-POEM 手术，但 G-POEM 在该亚组中的有效性有待观察（图 11-6）。

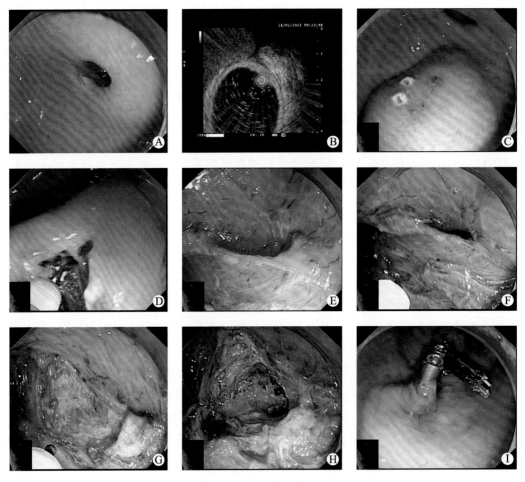

图 11-5 近端胃术后的 G-POEM

女性，67 岁。近端胃术后，进食后腹胀伴恶心。内镜下幽门情况（A）；超声微探头观察见幽门肌层结构清晰（B）；胃窦部标记切口（C）；胃窦大弯侧黏膜面切开（D）；隧道建立，观察幽门括约肌（E）；幽门括约肌逐层切开（F，G）；幽门括约肌切开后（H）；止血夹夹闭创面（I）

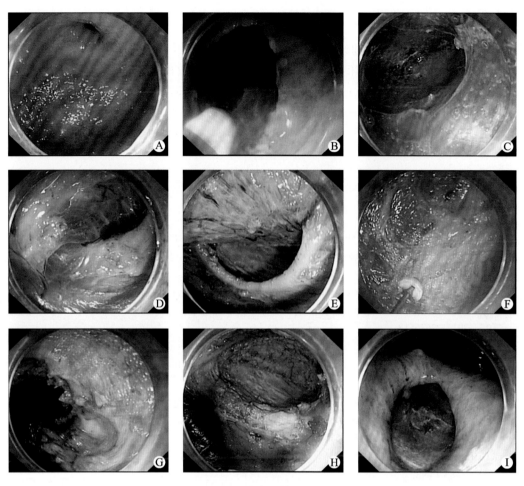

图 11 – 6　胃术后的 G-POEM

男性，69 岁，贲门部术后，进食后腹胀伴呕吐。内镜下幽门情况（A）；胃窦大弯侧黏膜面切开（B）；隧道建立，暴露幽门括约肌（C～E）；幽门括约肌逐层切开（F，G）；幽门括约肌切开后（H）；术后胃窦创面（I）

【G-POEM 与其他方式的比较】

一项比较了 G-POEM（$n = 30$）与腹腔镜下幽门成形术（LP，$n = 30$）手术结果的病例对照研究报告，在术后 30 天和 90 天，GSCI 评分和胃排空没有明显差异。然而，LP 组的住院时间更长（4.6 天 *vs.* 1.4 天，$P = 0.003$），手术时间更长（99.3 分钟 *vs.* 33.9 分钟，$P < 0.001$），失血量更高（12.9 mL *vs.* 0.4 mL，$P < 0.001$），不良事件发生率更高（16.7% *vs.* 3.3%，$P = 0.08$）。另一项病例对照研究比较了 G-POEM（$n = 23$）与胃刺激器放置术（$n = 23$）的结果，显示 G-POEM 组在 2 年时临床反应更优（76% *vs.* 53%，$P = 0.05$），胃刺激器组不良事件发生率更高（26.1% *vs.* 4.3%；$P = 0.10$）。

【小结】

鉴于 GP 的高患病率和缺乏高效和安全的疗法，因此需要开发新的疗法，如 G-POEM。在目前报道的临床数据中，约 80% 的短期疗效似乎非常明显。前瞻性随机试验对于准确评估 G-POEM 的疗效至关重要。也希望有相关研究，包括技术改进和方法来观察 GP 患者 G-POEM 的有效性。

（万 荣 沈 杰）

参考文献

1. INOUE H, MINAMI H, SATODATE H, et al. First clinical experience of submucosal endoscopic esophageal myotomy for esophageal achalasia with no skin incision. Gastrointestinal Endoscopy, 2009, 69: Ab122 - Ab122.

2. LI C, GONG A, ZHANG J, et al. Clinical outcomes and safety of partial full-thickness myotomy versus circular muscle myotomy in peroral endoscopic myotomy for achalasia patients. Gastroenterol Res Pract, 2017, 2017: 2676513.

3. DUAN T, TAN Y, ZHOU J, et al. A retrospective study of peroral endoscopic full-thickness myotomy in patients with severe achalasia. J Laparoendosc Adv Surg Tech A, 2017, 27(8): 770 - 776.

4. MOTA R C L, DE MOURA E G H, DE MOURA D T H, et al. Risk factors for gastroesophageal reflux after POEM for achalasia: a systematic review and meta-analysis. Surg Endosc, 2021, 35(1): 383 - 397.

5. INOUE H, MINAMI H, KOBAYASHI Y, et al. Peroral endoscopic myotomy (POEM) for esophageal achalasia. Endoscopy, 2010, 42(4): 265 - 271.

6. WOLTMAN T A, PELLEGRINI C A, OELSCHLAGER B K. Achalasia. Surg Clin North Am, 2005, 85(3): 483 - 493.

7. YADLAPATI R, KAHRILAS P J, FOX M R, et al. Esophageal motility disorders on high-resolution manometry: Chicago classification version 4.0©. Neurogastroenterol Motil, 2021, 33(1): e14058.

8. HUANG S, REN Y, PENG W, et al. Peroral endoscopic shorter versus longer myotomy for the treatment of achalasia: a comparative retrospective study. Esophagus, 2020, 17(4): 477 - 483.

9. NABI Z, RAMCHANDANI M, SAYYED M, et al. Comparison of short versus long esophageal myotomy in cases with idiopathic achalasia: A randomized controlled trial. J Neurogastroenterol Motil, 2021, 27(1): 63 - 70.

10. GU L, OUYANG Z, LV L, et al. Safety and efficacy of peroral endoscopic myotomy with standard myotomy versus short myotomy for treatment-naïve patients with type II achalasia: a prospective randomized trial. Gastrointest Endosc, 2021, 93(6): 1304 - 1312.

11. GRIMES K L, BECHARA R, SHIMAMURA Y, et al. Gastric myotomy length affects severity but not rate of post-procedure reflux: 3-year follow-up of a prospective randomized controlled trial of double-scope per-oral endoscopic myotomy (POEM) for esophageal achalasia. Surg Endosc, 2020, 34(7): 2963 - 2968.

12. KANE E D, BUDHRAJA V, DESILETS D J, et al. Myotomy length informed by high-resolution esophageal manometry (HREM) results in improved per-oral endoscopic myotomy (POEM) outcomes for type III achalasia. Surg Endosc, 2019, 33(3): 886 - 894.

13. KHASHAB M A, KUMBHARI V, TIEU A H, et al. Peroral endoscopic myotomy achieves similar clinical response but incurs lesser charges compared to robotic heller myotomy. Saudi J Gastroenterol, 2017, 23(2): 91 - 96.

14. CHANDAN S, MOHAN B P, CHANDAN O C, et al. Clinical efficacy of per-oral endoscopic myotomy (POEM) for spastic esophageal disorders: a systematic review and meta-analysis. Surg Endosc, 2020, 34(2): 707 - 718.

15. AHMED Y, OTHMAN M O. Peroral endoscopic myotomy (POEM) for achalasia. J Thorac Dis, 2019, 11(Suppl 12): S1618 - S1628.

16. SERRANO L, SAAD A R, DUCOIN C, et al. Discordance between high-resolution manometry, esophagoscopy and contrast esophagogram in determining landmarks for per-oral endoscopic myotomy in spastic esophageal disorders: a word of caution. Surg Endosc, 2021, 35(10): 5613 - 5619.

17. HASAN A, LOW E, KAIZER A, et al. Utility of high resolution manometry, barium esophagram and endoscopic ultrasound to assess length of spastic segment in type 3 achalasia. American Journal of Gastroenterology, 2021, 116: S201 - S201.

18. TRIGGS J R, KRAUSE A J, CARLSON D A, et al. Blown-out myotomy: an adverse event of laparoscopic Heller myotomy and peroral endoscopic myotomy for achalasia. Gastrointest Endosc, 2021, 93(4): 861 - 868.

19. REPICI A, FUCCIO L, MASELLI R, et al. GERD after per-oral endoscopic myotomy as compared with Heller's myotomy with fundoplication: a systematic review with meta-analysis. Gastrointest Endosc, 2018, 87(4): 934 - 943.

20. INOUE H, SHIWAKU H, KOBAYASHI Y, et al. Statement for gastroesophageal reflux disease after peroral endoscopic myotomy from an international multicenter experience. Esophagus, 2020, 17(1): 3 - 10.

21. AREVALO G, SIPPEY M, MARTIN-DEL-CAMPO L A, et al. Post-POEM reflux: who's at risk? Surg Endosc, 2020, 34(7): 3163 - 3168.

22. MODAYIL R J, ZHANG X, ROTHBERG B, et al. Peroral endoscopic myotomy: 10-year outcomes from a large, single-center U. S. series with high follow-up completion and comprehensive analysis of long-term efficacy, safety, objective GERD, and endoscopic functional luminal assessment. Gastrointest Endosc, 2021, 94(5): 930 - 942.

23. WADHWA V, MEHTA D, JOBANPUTRA Y, et al. Healthcare utilization and costs associated with gastroparesis. World J Gastroenterol, 2017, 23(24): 4428 - 4436.

24. MEARIN F, CAMILLERI M, MALAGELADA J R. Pyloric dysfunction in diabetics with recurrent nausea and vomiting. Gastroenterology, 1986, 90(6): 1919 - 1925.

25. PARK M I, CAMILLERI M. Gastroparesis: clinical update. Am J Gastroenterol, 2006, 101(5): 1129 - 1139.

26. HECKERT J, SANKINENI A, HUGHES W B, et al. Gastric electric stimulation for refractory gastroparesis: a prospective analysis of 151 patients at a single center. Dig Dis Sci, 2016, 61(1): 168 - 175.

27. MCCALLUM R W, SAROSIEK I, PARKMAN H P, et al. Gastric electrical stimulation with Enterra therapy improves symptoms of idiopathic gastroparesis. Neurogastroenterol Motil, 2013, 25(10): 815 - e636.

28. MCCALLUM R W, LIN Z, FORSTER J, et al. Gastric electrical stimulation improves outcomes of patients with gastroparesis for up to 10 years. Clin Gastroenterol Hepatol, 2011, 9(4): 314 - 319.

29. DUCROTTE P, COFFIN B, BONAZ B, et al. Gastric electrical stimulation reduces refractory vomiting

in a randomized crossover trial. Gastroenterology, 2020, 158(3): 506 – 514.

30. NADHERNY W C, ANDERSON B, ABD-ELSAYED A. Periprocedural considerations for patients with gastric electrical stimulators. Neuromodulation, 2019, 22(6): 680 – 683.

31. SHADA A L, DUNST C M, PESCARUS R, et al. Laparoscopic pyloroplasty is a safe and effective first-line surgical therapy for refractory gastroparesis. Surg Endosc, 2016, 30(4): 1326 – 1332.

32. KAWAI M, PERETTA S, BURCKHARDT O, et al. Endoscopic pyloromyotomy: a new concept of minimally invasive surgery for pyloric stenosis. Endoscopy, 2012, 44(2): 169 – 173.

33. KHASHAB M A, STEIN E, CLARKE J O, et al. Gastric peroral endoscopic myotomy for refractory gastroparesis: first human endoscopic pyloromyotomy (with video). Gastrointest Endosc, 2013, 78(5): 764 – 768.

34. ABDELFATAH M M, LI B, KAPIL N, et al. Short-term outcomes of double versus single pyloromyotomy at peroral endoscopic pyloromyotomy in the treatment of gastroparesis (with video). Gastrointest Endosc, 2020, 92(3): 603 – 609.

35. KANTSEVOY S V, CURTIN B F. Double pyloromyotomy shows promise in gastric peroral endoscopic myotomy, but important questions remain. Gastrointest Endosc, 2020, 92(3): 610 – 612.

36. RAGI O, JACQUES J, BRANCHE J, et al. One-year results of gastric peroral endoscopic myotomy for refractory gastroparesis: a French multicenter study. Endoscopy, 2021, 53(5): 480 – 490.

37. ABDELFATAH M M, NOLL A, KAPIL N, et al. Long-term outcome of gastric per-oral endoscopic pyloromyotomy in treatment of gastroparesis. Clin Gastroenterol Hepatol, 2021, 19(4): 816 – 824.

38. MOHAN B P, CHANDAN S, JHA L K, et al. Clinical efficacy of gastric per-oral endoscopic myotomy (G-POEM) in the treatment of refractory gastroparesis and predictors of outcomes: a systematic review and meta-analysis using surgical pyloroplasty as a comparator group. Surg Endosc, 2020, 34(8): 3352 – 3367.

39. ICHKHANIAN Y, VOSOUGHI K, AGHAIE MEYBODI M, et al. Comprehensive analysis of adverse events associated with gastric peroral endoscopic myotomy: an international multicenter study. Surg Endosc, 2021, 35(4): 1755 – 1764.

40. UEMURA K L, CHAVES D, BERNARDO W M, et al. Peroral endoscopic pyloromyotomy for gastroparesis: a systematic review and meta-analysis. Endosc Int Open, 2020, 8(7): E911 – E923.

41. TAN J, SHRESTHA S M, WEI M, et al. Feasibility, safety, and long-term efficacy of gastric peroral endoscopic myotomy (G-POEM) for postsurgical gastroparesis: a single-center and retrospective study of a prospective database. Surg Endosc, 2021, 35(7): 3459 – 3470.

42. STRONG A T, LANDRENEAU J P, CLINE M, et al. Per-oral pyloromyotomy (POP) for medically refractory post-surgical gastroparesis. J Gastrointest Surg, 2019, 23(6): 1095 – 1103.

43. PODBOY A J, CLARKE J O, NGUYEN L A, et al. Gastric per-oral endoscopic myotomy for severe post-lung transplant gastroparesis: A single-center experience. J Heart Lung Transplant, 2020, 39(10): 1153 – 1156.

44. MALIK Z, KATARIA R, MODAYIL R, et al. Gastric per oral endoscopic myotomy (G-POEM) for the treatment of refractory gastroparesis: Early experience. Dig Dis Sci, 2018, 63(9): 2405 – 2412.

45. LANDRENEAU J P, STRONG A T, EL-HAYEK K, et al. Laparoscopic pyloroplasty versus endoscopic per-oral pyloromyotomy for the treatment of gastroparesis. Surg Endosc, 2019, 33(3): 773 – 781.

46. SHEN S, LUO H, VACHAPARAMBIL C, et al. Gastric peroral endoscopic pyloromyotomy versus gastric electrical stimulation in the treatment of refractory gastroparesis: a propensity score-matched analysis of long term outcomes. Endoscopy, 2020, 52(5): 349 – 358.

第十二章　内痔的内镜诊疗

痔病是全球常见肛肠疾病之一，其症状及并发症严重影响人们的正常生活和工作。美国流行病学调查结果显示，痔病的患病率高于50%，其中45～65岁人群患痔病的风险最高。我国肛肠疾病流行病学调查最新结果显示，全国18周岁以上城镇及农村常住居民中，肛肠疾病患病率高达50.1%，其中痔病占98.09%，并且以内痔最为常见，占痔病患者数的59.86%，绝大部分为Ⅰ～Ⅲ度内痔（99.47%）。随着临床技术的进步和微创治疗理念的发展，特别是中华医学会消化内镜学分会在2019年10月成立了内痔诊疗协作组后，广大消化内镜医师已经开始规范应用软式内镜进行内痔的微创治疗。临床研究结果初步显示，内痔的消化内镜微创治疗有着操作灵活、患者痛苦小、恢复期短、并发症少和费用低等特点。

【内痔的结构及发病机制】

根据发生部位可将痔分为内痔、外痔和混合痔。内痔由内痔血管丛组成，外痔则由外痔血管丛组成。内外痔血管丛分开的解剖学边界是齿状线。正常的内痔血管丛由3个软性充血垫组成，俗称为肛垫，是人体必备的解剖结构，有着非常重要的生理功能。内痔血管丛位于黏膜下齿状线上方，从解剖学肛管的上边缘（齿状线）延伸到外科肛管的上边界（肛管直肠线），表面由过渡性柱状上皮覆盖，可分泌黏液，并且不受内脏疼痛神经纤维支配。内痔血管丛接受来自直肠上动脉和中动脉的血液，这些动脉在直肠壁外形成血管丛，通常形成3个主要的末端分支，穿过直肠壁，最终在齿状线上方的黏膜下3个方位（左侧、右前侧和右后侧）汇入内痔血管丛，与内痔静脉丛相互沟通。直肠上静脉和中静脉通常是内痔的主要静脉分支。直肠上静脉的血液汇入到肠系膜下静脉，进入门静脉循环；直肠中静脉则汇入体循环。因此，内痔的血液分别经体循环和门静脉回流。在内痔中，血液通过大量的小动脉–小静脉吻合，直接从小动脉进入到小静脉。大多数小动脉–小静脉吻合缺乏肌肉壁，形成一个海绵状毛细血管网络。关于内痔的发病机制已经有多种学说。首先，"静脉曲张学说"已被证明有缺陷，因此现在全球公认痔病不是静脉曲张。另外，"血管增生学说"和"肛门内括约肌高压学说"有部分事实依据，但不能解释所有内痔发生。目前全球公认的理论是"肛垫滑动/缓冲学说"，其认为肛垫在肛管内的异常滑动是内痔发病的主要病理生理机制，包括 4 个核心的病理生理事件：①排便时肛垫向下滑动；②支撑肛垫的结缔组织破坏；③排便期间内痔血管丛血液增加，直肠上、中静脉回流减少；④内痔扩张静脉丛内的血液停滞。腹腔内压力上升，加上直肠静脉内无瓣膜，可以限制排便时静脉窦内静脉流出，导致内痔静脉丛的小动脉－小静脉吻合异常扩张。人体直立位置、妊娠、肥胖、腹水、排便困难、排便时间过长、剧烈举重物和剧烈运动都可能导致腹内压过度增加。便秘传统上被认为是痔疮发展的重要危险因素，便秘会增加腹内压力，且坚硬的粪便可直接压迫并阻止静脉回流。另外，排便期间对肛垫施加强烈的肛门内力及长时间的无效排便进一步阻碍了内痔静脉回流，并导致肛垫下移和支撑痔垫的结缔组织损伤，从而引起各种痔病症状，而不健康的生活方式（如饮酒、辛辣饮食、久站久行）及错误的排便习惯会增加患痔病的风险。

【内痔的分类及临床表现】

目前国内外最为常用的内痔分类方法是"Goligher 分类法"，其根据痔的脱垂存在和严重程度将内痔分为 Ⅰ～Ⅳ度（表 12－1）。该分类方法存在几个局限性，因为其没有考虑其他相关症状，如出血及其对生活质量的影响，因此，可能无法反映疾病的真实严重程度。临床工作中可结合内痔内镜下表现进行严重程度的判断。我国以令狐恩强为首的团队针对内痔的内镜下表现提出了"LDRF 分类"，对内镜下内痔直径和危险因素做了详细的分级，对内镜下内痔的微创治疗有着非常实用的指导意义（表 12－2）。日本也有学者根据内镜下内痔分布范围，将内痔分为 5 个等级（0 级：无痔疮；1 级：1/4 周长；2 级：半周长；3 级：3/4 周长；4 级：环周）（图 12－1）。近期有研究报道了一些新的分类方法，如"PATE2006"和"SPHC"等，但这些分类方法较复杂，在临床上应用较少。

表 12－1　内痔的 Goligher 分类

分度	描述
Ⅰ度	明显的血管充血，但不脱垂
Ⅱ度	痔在用力时从肛门脱垂，但可自行还纳
Ⅲ度	痔在用力时从肛门脱垂，不能自行还纳，需要人工还纳
Ⅳ度	痔持续脱垂，不能复位，出现慢性炎症改变，黏膜萎缩溃疡易见

表 12－2　内痔的 LDRF 分类

解剖特点（L）	痔核直径（D）	风险因素（RF）
Lr：位于直肠	—	RF0：红色征阴性 RF1：红色征阳性，无糜烂、血栓、活动性出血 RF2：表面黏膜有糜烂、血栓、活动性出血

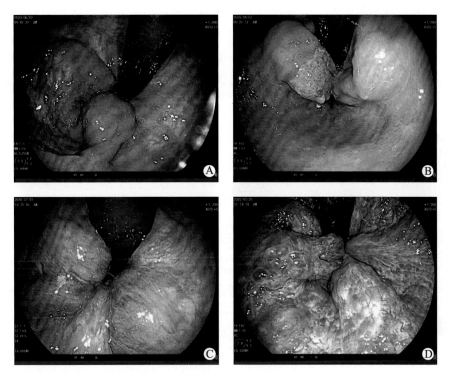

A. 1/4 周长；B. 半周长；C. 3/4 周长；D. 环周。

图 12 - 1　内镜下内痔分布范围

内痔的主要临床表现有出血、脱垂、肿胀、疼痛、瘙痒、分泌物、肛周不适、肛门肿块和排便困难等，严重影响患者的生活质量和正常工作。一些患者因反复出血可导致继发性贫血，有时会引起大出血，需要急诊手术和输血治疗。早期内痔（Ⅰ～Ⅲ度）患者如果不进行治疗任其发展，可形成混合痔和外痔，继而引起严重的并发症，从而不得不进行外科手术。

【内痔的内镜表现】

一、内镜下辨别齿状线和肛直线

齿状线位于肛柱的下端，是肛管皮肤和直肠黏膜的联合处在肛瓣的边缘和肛柱的下端连接所围成的锯齿状环形线（图 12 - 2 红虚线），也是区分内外痔的分界线。肛直线是肛柱上端水平线，是直肠颈内口与直肠壶腹部的分界线，在肛管直肠环的平面上，又是肛提肌的附着处（图 12 - 2 黑色虚线）。齿状线含有丰富的神经感受器，在排便控制中起重

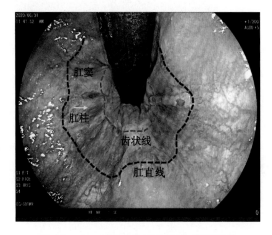

图 12 - 2　齿状线和肛直线内镜下表现

要作用，受躯体神经支配，有痛感，是我们内镜操作中绝对不能触碰的双黄线。在齿状线上方 1.0~1.5 cm 区域的环状组织带为肛垫区域（图 12-1，黑色虚线与红色虚线之间区域），是痔疮发生发展的区域，正常状态下色调略发白，为直肠黏膜柱状上皮向复层扁平上皮的移行区，内镜下痔硬化及套扎治疗都是围绕该区域开展。

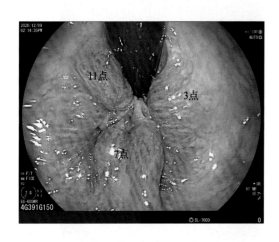

图 12-3　内痔好发位置

3 点、7 点、11 点为截石位位置，是调整为左侧卧位后倒镜下母痔发生部位示意图，在内镜下观察时需要重点观察此位置是否存在痔核及严重程度，翻转内镜观察时如果痔核位置较多，也需鉴别母痔位置，在行内镜下硬化或套扎治疗时需优先处理

二、好发位置

内痔好发位置为截石位 3 点、7 点和 11 点，这是由于痔上动静脉大多分布在这 3 个位置。这 3 个位置也被称为内痔的母痔区，其他部位发生的痔称为子痔。一般来说母痔较子痔大而常见，易出现出血和脱出的症状（图 12-3）。

另外，可以根据内痔痔核直径大小（最大的痔核），分为 3 类等级（0 级：无痔疮；1 级：直径小于 12 mm；2 级：直径为 12 mm 或更大）（图 12-4）。研究发现，内镜下评分等级和症状（出血和脱垂）相关，出血严重程度与痔疮的范围、痔核大小和红色征均存在相关性，脱垂的严重程度和痔核大小相关，而与痔核范围和红色征相关性不明显。因此，内痔的内镜下评分等级可以作为 Goligher 分类的补充，可更加客观地反映内痔的严重程度。

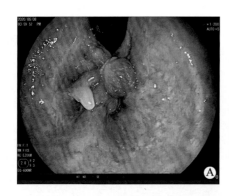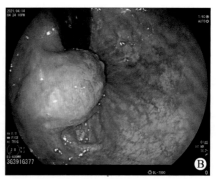

A. 直径小于 12 mm；B. 直径为 12 mm 或更大。

图 12-4　内镜下痔核直径的大小

三、内镜下内痔的红色征表现

红色征（red color sign，RCS）被定义为表面颜色的变化，参考食管－胃底静脉曲张红色征内镜下表现，包括毛细血管扩张、红色条纹和血囊斑点（图12－5）。研究表明红色征和内痔出血症状相关，同时其提示内痔处于活动期。

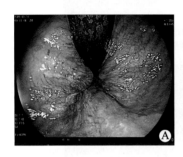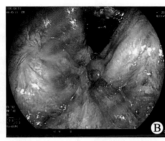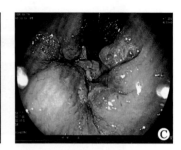

A. 毛细血管扩张；B. 红色条纹改变；C. 血囊斑点（血泡样改变）。

图12－5　内镜下内痔的红色征表现

四、内镜下内痔活动期的表现

活动期内痔在内镜下表现为内痔核肿大明显（多表现在母痔区），表面红色征或血泡征，肛直线上缘黏膜血管纹理模糊（图12－6A），呈细颗粒状改变，严重者可见伴有糜烂、溃疡及活动性出血（图12－6B，图12－6C）等，痔上直肠黏膜松弛，可见内痔局部脱出甚至环状脱出（图12－6D）。

五、内痔的超声内镜下表现

在切除的Ⅲ～Ⅳ级痔疮组织中，上皮下血管表现为明显的结构损伤、内弹性层的退化和破裂变化，同时异常的肛垫内见明显动静脉瘘和静脉扩张。研究发现经直肠超声检查（transrectal ultrasonography，TPUS）可清楚显示痔疮血管网络和病理肛门垫的形态特征。TPUS显示内痔核内呈"马赛克模式"，这可能与病理学中的动静脉瘘一致。"马赛克图案"是一种不同方向的特殊血液流动。另外，TRUS下可见痔核内高速低阻动脉流谱和静脉动脉化流谱，还可观察到明亮的彩色区域。我们在前期的工作中通过多普勒超声发现类似表现（图12－7）。而对于Ⅰ～Ⅱ级痔疮，往往多普勒超声下显示"马赛克模式"不明显，而小探头超声可补充显示异常肛垫内蜂窝状无回声管腔样结构（图12－8B）。小探头下观察可见痔核表面红色征（图12－8A）在超声下表现为紧邻黏膜上皮下的扩张小血管影（图12－8B），与病理学中表现一致。长期脱垂患者会出现痔核内的纤维化（图12－8C），超声下表现为黏膜下层及无回声管腔周围较多高回声影（图12－8D）。

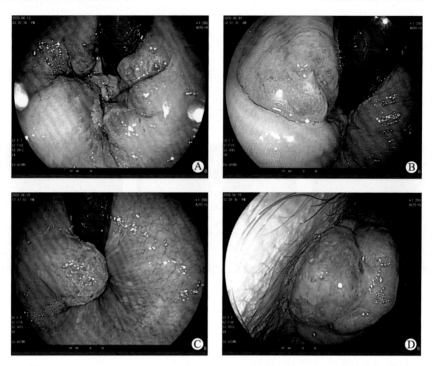

A. 红色征明显伴出血；B. 表面浅溃疡；C. 表面颗粒样伴糜烂；D. 痔核脱垂。

图 12 - 6　活动期内痔的内镜下表现

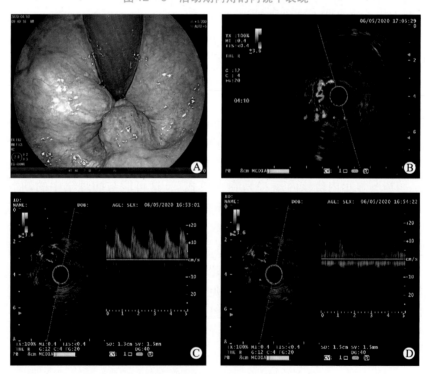

A. 内痔内镜下表现；B. 能量多普勒超声显示内痔血管呈 "马赛克图案"；C. 脉冲多普勒超声显示痔核周边动脉来源支动脉血流频谱；D. 脉冲多普勒超声显示痔核内动静脉瘘血流频谱。

图 12 - 7　内痔多普勒超声下的表现

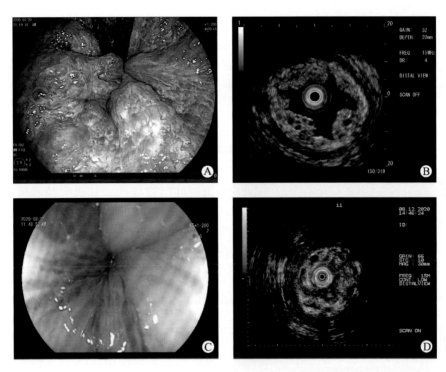

图 12 - 8　小探头超声下内痔红色征及纤维化的表现

【内痔的临床治疗】

痔病患者基数庞大，目前临床多种治疗方法各有其理论基础及证据支持，而个体化治疗方案的选择，仍在长期疗效、术后疼痛最小化和肛门直肠功能保留之间寻求平衡。总的治疗原则是无症状的内痔无须治疗。

一、非手术治疗

多数低程度内痔患者，内科保守治疗有效，包括：①饮食干预，如增加纤维摄入量、多饮水；②生活方式的改变，如养成良好排便习惯、提肛运动等；③药物治疗，如中药内服与外用、药液坐浴等。

二、内镜微创治疗

中华医学会消化内镜学分会内痔诊疗协作组于 2021 年推出了适合我国国情和消化内镜特点的《中国消化内镜内痔诊疗指南及操作共识》，进一步推进了内痔的规范化内镜微创治疗。消化内镜微创治疗有操作灵活、患者痛苦小、恢复期短、并发症少和费用低等特点。根据指南共识意见，是否行内镜下微创治疗取决于有无内痔相关症状及患者的治疗意愿。治疗适应证为：①伴有症状或保守治疗无效的 Ⅰ ~ Ⅲ 度内痔；②内痔术后复发，不能再次手术；③不能耐受或不愿接受外科手术。术前需了解患者全身疾病状态，行凝血功能评估。对于 3 年内未行全结肠镜检查或有结肠疾病高风险的患者，推荐行全结肠镜检查。无须全结肠镜检查或需紧急治疗的患者，可考虑口服缓泻剂、术前灌肠或术前排便等肠道准备方式。服用抗凝或抗血小板药物的患者，建议术前停用 5 天或用肝素代替。推荐使用胃镜，而肠镜只用于顺镜诊疗操作。进镜前应充分润滑肛门，如有内痔脱垂，先还纳脱垂部位，避免擦伤导致出血、疼痛等。目前主要的治疗方法分两种。

1. **透明帽辅助下内镜硬化治疗术**（cap assisted endoscopic sclerotherapy, CAES）：于 2015 年首次报道，适合有出血倾向的Ⅰ～Ⅲ度内痔，用于治疗脱垂的临床证据尚不足。传统的硬化注射治疗是通过肛门镜操作，其最大的并发症是注射位置错误导致的医源性损伤。CAES 利用透明帽辅助，在内镜直视下充分暴露病变部位，使用出针长度为 4～6 mm 的黏膜注射针，将硬化剂注射到痔核黏膜下或痔核组织中，硬化剂渗透与痔核组织中的微小血管密切接触，导致痔血管闭塞、痔核组织纤维化，从而达到止血和改善脱垂等作用（图 12－9）。目前国内常用于内痔治疗的硬化剂为聚桂醇，临床主要用于肝硬化食管-胃底静脉曲张的内镜下治疗，研究表明其也可有效治

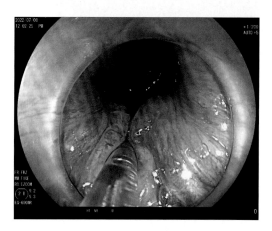

图 12－9　透明帽辅助内镜下硬化术

疗出血性内痔。在日本硫酸铝钾鞣酸主要作为内痔硬化剂使用，研究表明其安全且能减少并发症。欧美国家更常用的硬化剂为含 5% 苯酚的杏仁油。中医痔瘘科和结直肠外科相关文献报道中还有使用消痔灵、50% 葡萄糖溶液、芍倍注射液、15% 氯化钠溶液和 95% 乙醇溶液等作为内痔硬化剂。

操作方法：Ⅰ、Ⅱ度内痔痔核体积小，主要位于肛管以上直肠下端壶腹部，内镜在直肠反转倒镜、单点注射即可渗透痔核全部；Ⅲ度内痔，痔核体积相对较大、脱垂明显，建议顺镜、多点注射，具体注射点数要根据痔核大小、部位、注射后硬化剂弥散范围和患者耐受程度决定，而单点硬化剂注射剂量应根据痔核直径和硬化剂弥散范围决定。一般硬化剂原液每点注射剂量为 0.5～1.5 mL，一次治疗硬化剂总量通常不超过 10 mL。过量注射硬化剂易导致直肠或肛门深溃疡、术后疼痛等并发症。硬化剂中可加入少量亚甲蓝作为示踪剂，便于术中观察硬化剂弥散范围，掌握注射剂量。泡沫硬化剂因被空气稀释，安全性更高，注射剂量可适当增加。注射点一般不出血，术后无疼痛不适，能有效避免错位注射、过深或异位注射所导致的直肠肛周感染、脓肿和肛管深溃疡等医源性损伤。

硬化剂操作（视频 12－1）：患者女性，41 岁。反复便后鲜血 1 年余，肠镜示Ⅲ度混合痔。患者清醒状态，常规肠道准备后，带透明帽进镜，使用 4 mm 一次性黏膜注射针，药物使用聚桂醇原液＋少量靛胭脂示踪，于齿状线上方进针。20 秒时完成第 1 针注射，注射量约 1.5 mL，至黏膜肿胀发白，22 秒时退针观察见注射点少许渗血，

使用针鞘局部压迫止血，分别于 59 秒时及 1 分 40 秒时完成第 2 及第 3 点注射硬化剂，观察无活动性出血，退镜。

　　CAES 禁忌证：①Ⅳ度内痔、混合痔及外痔；②伴嵌顿、血栓、溃烂、感染等并发症的 Ⅰ ~ Ⅲ 度内痔；③肛瘘、肛周感染性疾病、炎症性肠病活动期及放疗史等；④硬化剂过者；⑤严重脏器功能衰竭不能耐受内镜治疗；⑥妊娠期妇女。

　　2. 胶圈套扎法（rubber band ligation，RBL）：通过套扎器将胶圈套入内痔的基底部，利用胶圈弹性束扎力阻断内痔血供，从而使痔核发生缺血坏死并脱落的治疗方法，一般痔核会在套扎术后 7 ~ 10 天内脱落（图 12 - 10，视频 12 - 2）。

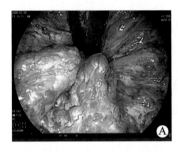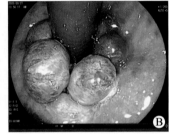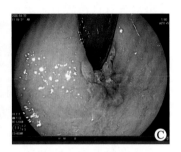

A. 内痔治疗前；B. 内痔胶圈套扎；C. 内痔套扎术后 1 个月。

图 12 - 10　内痔胶圈套扎术

　　操作方法：分为倒镜套扎和顺镜套扎，更推荐反转倒镜套扎，因其视野广阔，能够展示痔核全貌且便于辨认、避开齿状线，还可减少术后疼痛发生。建议倒镜时从低位痔核开始，逐步套扎高位的痔核，以减少对后续操作视野的影响。套扎的部位分痔核套扎、痔上黏膜套扎、痔核及痔上黏膜联合套扎。痔上黏膜套扎法受痔上黏膜环形切除钉合术（procedure for prolapse and hemorrhoids，PPH）启发，其在脱垂明显部位上方 2 ~ 3 cm 处行环周多点错位套扎，也能改善内痔脱垂等相关症状。对于 Ⅰ、Ⅱ 度内痔，由于痔核体积相对较小，套扎的主要目标是肿大、出血或有脱垂的痔核；对于脱垂严重的 Ⅲ 度内痔，为取得更好的疗效，套扎治疗有时难以完全避开齿状线，术前需要和患者充分沟通。对于行痔上黏膜套扎后痔核仍较大和（或）伴有脱垂的患者，可对痔核行再次套扎；如痔体不大但伴有糜烂、出血，可在痔核行硬化剂注射。套扎治疗的目的是缓解内痔症状，而不是消灭内痔，因此不应密集套扎全部内痔，避免过度治疗导致肛门关闭不全。

　　套扎操作（视频 12 - 3）：患者男性，28 岁，间断性便后鲜血半年，自诉有赘生物脱出肛门，可手法回纳。肠镜检查示Ⅲ度混合痔，排除禁忌证后，行内镜下套扎治疗。患者清醒状态，充分肠道准备后，使用胃镜带 COOK 套扎器进镜，于直肠反转倒镜观察。23 秒时自齿状线上方起，吸引至满堂红，释放第 1 环套扎器，后逐步完成 4 环错点套扎。1 分 23 秒及 1 分 35 秒时行两点痔上黏膜套扎。套扎点的选择：环周多点错位，由低位至高位，痔上黏膜套扎亦有效。

　　胶圈套扎法治疗的禁忌证：同 CAES 禁忌证，以及凝血功能障碍或正在使用抗凝或抗血小板药物者。

内镜微创内痔治疗术后注意事项：术后 1 ~ 2 天可有肛门坠胀不适，多数无需处理，症状明显者可口服地奥司明片；保持大便通畅 1 周，忌用开塞露或栓剂，保持肛门清洁；当天卧床为主，1 周内避免剧烈运动；清淡、易消化、富营养饮食，规律作息；禁饮酒 3 个月。

三、手术治疗

虽然非手术治疗方式已取得巨大进展，但对于重度内痔（Ⅲ ~ Ⅳ级）、外痔和混合痔及复发性痔患者，手术仍是最强烈推荐的治疗方法。每种手术方法都有不同的成功率和不同的并发症情况，需要与患者讨论后决定术式。最常用的手术方式如下：

（1）痔动脉结扎术：通过特殊的肛门镜，在超声引导下将供应痔的动脉高位、准确及选择性结扎。

（2）痔单纯切除术：用于治疗Ⅱ、Ⅲ度内痔和混合痔患者。麻醉后进行痔核切除。嵌顿痔也可以采用这种方法进行急诊切除。术后疼痛是突出特点。

（3）外科吻合器痔上黏膜环形切除钉合术：主要用于治疗Ⅲ、Ⅳ度内痔、非手术治疗失败的Ⅱ度内痔和环状痔患者，也可用于治疗直肠黏膜脱垂患者。其原理是利用专门设计的吻合器环行切除距离齿状线 2 cm 以上的直肠黏膜 2 ~ 4 cm，从而使下移的肛垫上移固定而达到治疗目的。特点是花费较高。

Ⅰ、Ⅱ度痔病仍推荐保守治疗。虽然注射硬化剂疗法在控制痔疮出血方面似乎有短期收益，但长期效果不佳。一项研究对大剂量注射硬化剂治疗的患者进行了 4 年随访，结果显示只有不到 1/3 的患者治愈，大多数患者症状保持不变或加重。胶圈套扎法是目前治疗轻度痔的首选方法，对于Ⅲ度内痔尤其是脱垂严重者，其效果优于硬化剂治疗。而武汉大学一项纳入 107 位内痔患者的研究，对于Ⅱ度内痔患者，CAES 与胶圈套扎法两种术式的不良事件发生率、有效率及术后满意度的差异无统计学意义。近期一项来自复旦大学附属新华医院的研究显示，泡沫硬化剂注射联合胶圈套扎法治疗Ⅱ、Ⅲ度内痔可有效缓解术后肛周疼痛不适，提高长期有效率。Brown 等对 372 例Ⅱ、Ⅲ度痔疮患者进行了一项随机对照试验，比较了痔动脉结扎术和胶圈套扎法术疗效，结果显示，胶圈套扎法术后第 1 天和第 7 天的疼痛评分显著降低，但复发更常见（分别为 49% 和 30%，$P = 0.0005$）。近期一项成本 - 效益分析发现，在胶圈套扎法治疗的患者中，仅 6% 需要手术治疗，大部分患者通过重复胶圈套扎法治疗可获得巩固的疗效，相比手术治疗，患者的生活质量更高且具有良好的成本 - 效益。总的来说，胶圈套扎法是Ⅰ ~ Ⅲ级内痔的一个很好选择，其易于操作，术后的疼痛评分较低，且可用于治疗复发。总的来说，传统的痔疮手术因其低复发率，在Ⅲ度和Ⅳ度痔病中仍扮演重要角色，但手术带来的不良反应更多，术后疼痛是最常见的症状，肛门狭窄（罕见）或失禁可能是由于过度组织切除和括约肌损伤所致。

此外，红外线光凝在部分国家也被推荐。治疗过程中，红外探头产生热量，从而导致痔垫突出组织的凝固、纤维化，最终坏死。其最初也被用于Ⅰ级和Ⅱ级内痔，但最近的研究显示治疗Ⅲ级和Ⅳ级内痔也获得满意疗效。一项随机对照试验比较了 94

名患者的红外线光凝术和胶圈套扎法，发现这两种手术都被证实收效显著且获得普遍接受，而光凝治疗患者术后 24 小时疼痛评分更好（$P<0.05$）。

美敦力公司新研发出痔疮能量治疗（haemorrhoid energy therapy，HET）装置，可作为胶圈套扎法的替代品。HET 装置使用镊子将每个痔疮蒂拉入装置内，向蒂部传输双极能量，通过透热技术来实现痔的结扎。第 1 次前瞻性评估 HET 与胶圈套扎法在Ⅰ、Ⅱ级痔疮治疗中疗效的单盲、随机对照试验结果证明，HET 在同样有效的情况下，比胶圈套扎法引起的疼痛更小。

另外，近年来 Giamundo 等提出了痔疮激光手术（hemorrhoid laser procedure，HeLP）的非切除性外科技术，已经在多家医院成功实施。适应证为有症状的伴有轻或中度黏膜脱垂的Ⅱ、Ⅲ度痔疮。利用这项技术，激光装置可以使痔上动脉的终末分支收缩。该手术无须全身麻醉，可流程化管理。有研究分析共纳入 189 名患者，随访中值为 42 个月，94% 的患者无术后疼痛、无直肠脱垂或排便习惯改变，术后 3～6 个月痔病程度、出血、疼痛、瘙痒和急性发作率显著降低，术后 1 年，超过 60% 的患者痔疮完全消失。这项研究证实，在选定的病例中，HeLP 是一种安全、无痛、有效的痔疮治疗方法。

（钱爱华 姚 瑶）

参考文献

1. PEERY A F, CROCKETT S D, BARRITT A S, et al. Burden of gastrointestinal, liver, and pancreatic diseases in the United States. Gastroenterology, 2015, 149(7): 1731-1741.
2. JOHANSON J F, SONNENBERG A. The prevalence of hemorrhoids and chronic constipation. An epidemiologic study. Gastroenterology, 1990, 98(2): 380-386.
3. 江维, 张虹玺, 隋楠, 等. 中国城市居民常见肛肠疾病流行病学调查. 中国公共卫生, 2016, 32(10): 1293-1296.
4. 最新全国肛肠疾病流调结果发布. 世界中西医结合杂志, 2015(11): 1489-1489.
5. 王军民, 马欢, 赵文娟, 等. 内镜下套扎术治疗内痔 54 例前瞻性研究. 中国内镜杂志, 2020(4): 50-54.
6. 李显芳, 覃泳缤, 黎振林, 等. 内镜下聚桂醇泡沫硬化剂治疗内痔的疗效观察. 微创医学, 2020, 15(2): 242-243.
7. 沈峰, 瞿春莹, 张毅, 等. 肠镜下泡沫硬化剂治疗出血性内痔的疗效评估. 中华消化内镜杂志, 2019, 36(12): 917-922.
8. 杨义超, 赵东志, 陈玉杰, 等. 内镜下硬化剂注射术及套扎术治疗Ⅱ度内痔的临床研究. 中华胃肠内镜电子杂志, 2020, 7(4): 193-197.
9. 黄宏春, 张海波, 孟敏, 等. 透明帽辅助内镜下泡沫硬化剂治疗内痔的初步研究. 中华结直肠疾病电子杂志, 2020, 9(6): 621-624.
10. MADIGAN M R. Surgery of the anus, rectum and colon. Journal of the Royal Society of Medicine, 1984, 77(9): 808-808.
11. GAJ F, TRECCA A. New "PATE 2006" system for classifying hemorrhoidal disease: advantages

resulting from revision of "PATE 2000 Sorrento". Chir Ital, 2007, 59(4): 521－526.

12. HASSAN C, EAST J, RADAELLI F, et al. Bowel preparation for colonoscopy: European Society of Gastrointestinal Endoscopy (ESGE) guideline—update 2019. Endoscopy, 2019, 51(8): 775－794.

13. VAN TOL R R, KLEIJNEN J, WATSON A J M, et al. European Society of ColoProctology: guideline for haemorrhoidal disease. Colorectal Dis, 2020, 22(6): 650－662.

14. DAVIS B R, LEE-KONG S A, MIGALY J, et al. The American Society of Colon and Rectal Surgeons clinical practice guidelines for the management of hemorrhoids. Dis Colon Rectum, 2018, 61(3): 284－292.

15. GALLO G, MARTELLUCCI J, STURIALE A, et al. Consensus statement of the Italian society of colorectal surgery (SICCR): management and treatment of hemorrhoidal disease. Tech Coloproctol, 2020, 24(2): 145－164.

16. ELBETTI C, GIANI I, NOVELLI E, et al. The single pile classification: a new tool for the classification of haemorrhoidal disease and the comparison of treatment results. Updates Surg, 2015, 67(4): 421－426.

17. 中华医学会消化内镜学分会内痔协作组. 中国消化内镜内痔诊疗指南及操作共识(2021). 中华消化内镜杂志, 2021, 38(9): 676－687.

18. FUKUDA A, KAJIYAMA T, KISHIMOTO H, et al. Colonoscopic classification of internal hemorrhoids: usefulness in endoscopic band ligation. J Gastroenterol Hepatol, 2005, 20(1): 46－50.

19. AIMAITI A, A BA BAI KE RE M M T J, IBRAHIM I, et al. Sonographic appearance of anal cushions of hemorrhoids. World J Gastroenterol, 2017, 23(20): 3664－3674.

20. 章立, 杨斌, 张育超, 等. 痔核上方直肠壁组织形态学研究. 中华外科杂志, 2009, 47(12): 912－915.

21. NG K S, HOLZGANG M, YOUNG C. Still a case of "no pain, no gain"? an updated and critical review of the pathogenesis, diagnosis, and management options for hemorrhoids in 2020. Ann Coloproctol, 2020, 36(3): 133－147.

22. 刘书中, 肖勇, 李娇, 等. 不同内镜治疗策略对Ⅰ～Ⅲ度内痔疗效的单中心回顾性研究. 中华消化内镜杂志, 2021, 38(9): 5.

23. 沈峰, 张飞宇, 瞿春莹, 等. 内镜下泡沫硬化剂注射联合橡皮圈套扎治疗Ⅱ～Ⅲ度内痔的前瞻性临床研究(含视频). 中华消化内镜杂志, 2021, 38(9): 6.

24. CENGIZ T B, GORGUN E. Hemorrhoids: A range of treatments. Cleve Clin J Med, 2019, 86(9): 612－620.

25. FILGATE R, DALZELL A, HULME-MOIR M, et al. Haemorrhoid energy therapy versus rubber band ligation for the management of grade I and II haemorrhoids: a randomized trial. ANZ J Surg, 2019, 89(11): 1466－1469.

26. CREA N, PATA G, LIPPA M, et al. Hemorrhoid laser procedure (HeLP) for second-and third-degree hemorrhoids: results from a long-term follow-up analysis. Lasers Med Sci, 2022, 37(1): 309－315.

第十三章 内镜逆行阑尾炎治疗术

精彩视频请扫描二维码

急性阑尾炎是最常见的急腹症,在我国发病率为 4%~8.5%,在 20~30 岁青壮年中发病率约为 40%,具有发病急、症状重、病情发展快的特点。百余年来,急性阑尾炎的治疗主要以药物保守和外科手术切除治疗为主。药物保守治疗周期长,易复发。外科手术疗效肯定,但其手术并发症,如出血、切口感染、粘连性肠梗阻、肠瘘等不可避免,而且存在"阴性切除"的可能,有时会将无辜的阑尾切除。同时,因为阑尾具有丰富的淋巴组织,参与机体的免疫,有研究证明阑尾切除术后患者结肠肿瘤的发病率较正常人增高 14%。近年来,随着医疗技术的进步和超级微创理念的提出,追求更微创的手段治愈疾病成为现代医疗的目标。受经内镜逆行胆胰管成像治疗化脓性胆管炎的启发,2009 年 12 月,刘冰熔教授提出应用内镜逆行阑尾炎治疗术(endoscopic retrograde appendicitis therapy,ERAT)治疗急性阑尾炎,并获得成功,相关研究报告"Endoscopic retrograde appendicitis therapy"在 *Gastroinestinal Endoscopy* 上正式发表。ERAT 技术具有以下优点:①迅速缓解症状,术后患者可立即恢复日常活动;②无创伤、无瘢痕、痛苦小,可极大地节约医疗资源;③可保留阑尾的完整性及潜在的生理功能。其后,冯子坛和赵魁教授等提出了超声引导的 ERAT 治疗。后来经过国内外同道的不断发展创新和推广,截至目前 ERAT 治疗阑尾炎已在全国广泛开展。

【ERAT 的基本操作过程】

1. **经内镜阑尾腔插管**:阑尾开口常由 Gerlach's 瓣覆盖(图 13-1A),导致插管困难,采用透明帽技术和 Seldinger 技术相配合,可使阑尾插管容易、安全(图 13-1B~图 13-1E,视频 13-1)。

2. **阑尾腔减压**:阑尾插管成功后,迅速抽吸阑尾腔内脓液,可降低阑尾腔内的压力(图 13-2)。

3. **内镜下逆行阑尾造影**:阑尾腔减压后,经导管注入适量造影剂显示阑尾腔内的情况,如狭窄、充盈缺损等(图 13-3)。

4. **取出阑尾腔内粪石**:放射线引导下插入导管至阑尾腔深处后,应用无菌生理盐水冲洗阑尾腔,必要时应用取石球囊或取石网篮取出阑尾腔内粪石(图 13-4,

视频 13-2，视频 13-3）。

5. 阑尾支架引流：再次造影，如果存在阑尾腔狭窄，在 X 线及内镜直视下将塑料支架置入阑尾腔内，保障阑尾腔通畅引流（图 13-5，视频 13-4）。

6. 取出支架：支架引流 2~4 周后，阑尾急性炎症消退，拔除支架。

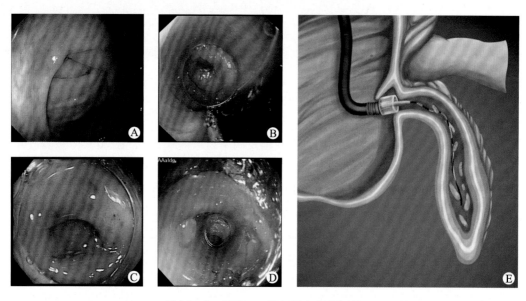

图 13-1 阑尾开口的暴露和阑尾插管

结肠镜下观察见 Gerlach's 瓣覆盖阑尾开口（A）；采用透明帽技术和 Seldinger 技术相互配合，进行阑尾插管（B~E），其中，锥形透明帽可更好地暴露阑尾开口，甚至进入阑尾腔内（D）

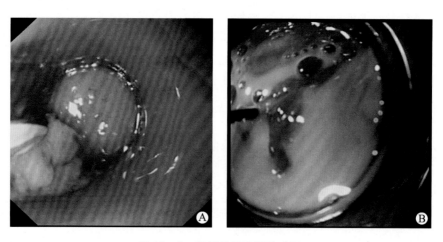

图 13-2 阑尾腔脓液引流减压

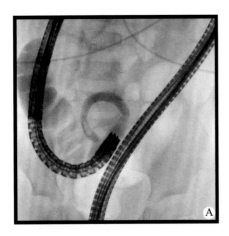
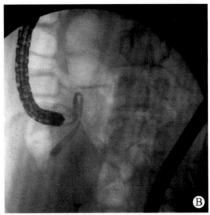

A. 阑尾造影可见阑尾腔内粪石；B. 阑尾造影可见阑尾角度大，阑尾腔狭窄。

图 13-3　阑尾造影

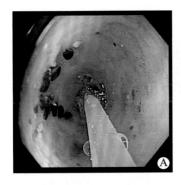
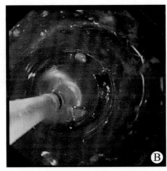
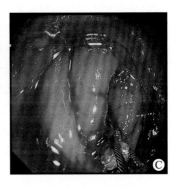

A. 将阑尾腔内粪石冲洗出来；B. 应用取石球囊取出阑尾腔内粪石；C. 应用取石网篮取出阑尾腔内粪石。

图 13-4　阑尾粪石、异物取出

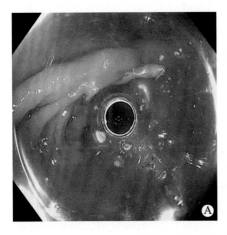
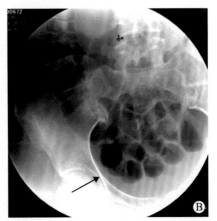

图 13-5　阑尾腔内置入塑料支架

【ERAT 的适应证和禁忌证】

一、适应证

随着 ERAT 在临床的广泛应用，其适应证逐渐从单纯性和化脓性阑尾炎扩大至阑尾周围脓肿和阑尾残株炎。

1. 绝对适应证：①急性单纯性阑尾炎；②急性化脓性阑尾炎；③慢性阑尾炎，尤其是合并粪石的慢性阑尾炎。

2. 相对适应证：阑尾周围脓肿和阑尾残株炎，操作难度相对较大，建议由有经验医师进行治疗。

二、禁忌证

ERAT 无绝对禁忌证，因其需要通过结肠镜操作完成，因此以下主要为结肠镜诊疗的禁忌证。

（1）严重心肺功能不全，无法耐受结肠镜检查治疗者。

（2）有不适合进行结肠镜检查治疗的全身合并症者。

（3）因各种原因无法进行结肠镜检查者。

（4）高度怀疑阑尾或肠道急性穿孔、有弥漫性腹膜炎体征者。

【ERAT 的创新和发展】

一、锥形透明帽的发明和应用

阑尾插管是 ERAT 技术的重要基本步骤，由于 Gerlach's 瓣的存在，使得插管较为困难，应用透明帽之后，插管变得相对容易。赵魁教授发明锥形透明帽，降低了阑尾插管的难度，提高了阑尾插管成功率。

二、胆道子镜的应用

超细胆道子镜的应用，使得内镜可以直接进入阑尾腔，获得直观图像。结合激光或者液电碎石，可以治疗较大的阑尾粪石，拓宽了 ERAT 适应证，必要时还可以行直视下活组织检查。此外，这种超细子镜辅助的 ERAT，既可以单人操作，又避免了 X 线的辐射，非常适合孕妇等特殊群体。

三、超声造影的应用

体表超声辅助 ERAT 使患者和医护人员避免了 X 线的辐射，更有利于技术推广。但是受腹壁、腹腔脏器和肠腔气体的影响，体表超声观察阑尾难度较大，较难获得比较清晰的图像。据空军军医大学附属唐都医院儿科内镜团队报道，将超声造影剂应用于阑尾腔内，取得了较好的显影效果。

【ERAT 并发症及处理】

ERAT 是基于结肠镜检查与治疗的技术，并且在 X 线的监视下进行操作，安全性相关较高。可能出现的常见并发症包括消化道穿孔、支架移位、阑尾炎复发等。

一、消化道穿孔

ERAT 引起的消化道穿孔比较少见，目前的罕见报道主要包括结肠镜检查和操作中所致的结肠穿孔和阑尾穿孔。

1. 结肠穿孔：结肠镜操作技术成熟，结肠镜检查过程中所致穿孔罕见，大多数情况都发生于初学者或经验不足的内镜医师。ERAT 操作者一般情况下具有高级内镜手术（经内镜逆行胆胰管成像或内镜黏膜下剥离术等）的经验，操作过程中发生结肠穿孔的风险相对较低，但是在治疗过程中有阑尾支架末端留置过长、移位导致盲肠对侧肠壁迟发性穿孔的报道。早期发现结肠穿孔，可以在内镜下行缝合治疗。缝合技术包括钛夹缝合、尼龙绳荷包缝合、耙状金属夹闭合系统（over-the-scope clip system，OTSC）等；其他内镜缝合器械如 OverStitch 系统和 T-tag 系统等均能有效闭合创面，但尚未在国内上市。如发生迟发性穿孔，肠内容物进入腹腔，原则上内镜缝合术后应给予腹腔冲洗引流治疗，一般 2~3 天内，腹痛可完全缓解。除上述治疗以外，需要按腹腔感染抗生素治疗指南应用广谱抗生素，如碳青霉烯类、哌拉西林 + 舒巴坦、氟喹诺酮等。

2. 阑尾穿孔：ERAT 操作过程中有阑尾穿孔的报道，根据目前有限的文献报道，其发生率为 1%~2%。大多数情况均是成功插管后，阑尾造影可见造影剂外溢，经阑尾管腔充分引流后，腹痛基本消失。目前无法判定是造影所致阑尾穿孔，还是术前准备时阑尾已经穿孔。对于急性穿孔、无包裹性脓肿的患者，如果经阑尾引流无法缓解腹痛与发热症状，需要行外科手术治疗。然而，对于阑尾穿孔合并阑尾周围脓肿的患者，ERAT 却能够更好地引流脓液至肠腔，使腹痛及发热等症状迅速恢复。因此，阑尾穿孔可能并不是 ERAT 的绝对禁忌证。

二、阑尾炎复发

急性阑尾炎的发生可能与感染、免疫、环境有关，因此，ERAT 术后可能面临复发风险，目前临床研究报道复发率为 2%~6%。复发阑尾炎患者几乎无阑尾粪石梗阻，因此也说明急性阑尾炎的病因可能与多种因素有关。对于复发性阑尾炎患者，根据意愿可以考虑单纯抗生素治疗、重复 ERAT 或外科手术治疗［腹腔镜阑尾切除术（OA）或开腹阑尾切除术（LA）］。

【临床实践】

一、临床实践1（视频 13-5）

男，31 岁，反复腹痛 3 个月，加重 1 天入院。无畏寒、发热，无恶心、呕吐。血常规：白细胞计数 $10.1 \times 10^9/L$，红细胞计数 $5.0 \times 10^{12}/L$，中性粒细胞绝对值 $9.0 \times 10^9/L$，中性粒细胞百分比 80%。腹部 CT 提示阑尾粪石，阑尾增粗（图 13 - 6）。诊断：单纯性粪石性阑尾炎。

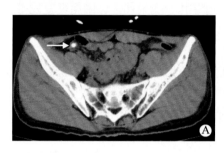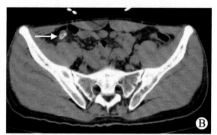

图 13 - 6　腹部 CT

治疗器械：奥林巴斯小儿结肠镜 PCF-Q260JL/I，一次性透明帽，波士顿黄斑马导丝，奥林巴斯乳头切开刀，5F3CM COOK 单猪尾支架。

治疗体会：采用普通透明帽，进镜容易，可行完整结肠镜检查，便于发现其他结肠病变，但是不利于阑尾插管。本例患者采用侧卧位进行操作，便于进镜，透视时影像重叠，不利于影像资料分析。

预后：术后腹痛消失，术后 1 天复查血常规，提示白细胞计数 $5.1 \times 10^9/L$，红细胞计数 $4.9 \times 10^{12}/L$，中性粒细胞绝对值 $3.0 \times 10^9/L$，中性粒细胞百分比 58.7%。阑尾置入塑料支架 2 周后复查腹部立位片，支架已经自行脱落。

二、临床实践 2（视频 13 - 6）

女性，46 岁，突发腹痛 2 天入院。无畏寒、发热，无恶心、呕吐。血常规：白细胞计数 $14.6 \times 10^9/L$，红细胞计数 $5.3 \times 10^{12}/L$，中性粒细胞绝对值 $11.2 \times 10^9/L$，中性粒细胞百分比 87%。阑尾彩色多普勒超声检查提示右下腹探及条索状低回声，范围约 5.8 cm × 1.2 cm × 1.1 cm，边界清，内见少许无回声（图 13 - 7）。

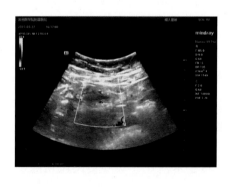

图 13 - 7　阑尾彩色多普勒超声检查

治疗器械：奥林巴斯小儿结肠镜 PCF-Q260JL/I，一次性透明帽，波士顿黄斑马导丝，奥林巴斯一次性取石球囊。

治疗体会：采用奥林巴斯取石球囊插管，具有良好的顺应性，前端平钝，不易造成阑尾黏膜损伤。平卧位造影，利于判断。

预后：脓液冲出后，患者腹痛立即缓解，术后 1 天复查血常规，提示白细胞计数 $9.3 \times 10^9/L$，红细胞计数 $5.0 \times 10^{12}/L$，中性粒细胞绝对值 $8.4 \times 10^9/L$，中性粒细胞百分比 57.5%。当日出院。

三、临床实践3（视频13-7）

男性，42岁，反复腹痛1个月，加重1天，无畏寒、发热，无恶心、呕吐。血常规：白细胞计数 9.6×10^9/L，红细胞计数 5.1×10^{12}/L，中性粒细胞绝对值 5.8×10^9/L，中性粒细胞百分比 60%。影像学检查：阑尾轻度增大，内见粪石影（图13-8）。

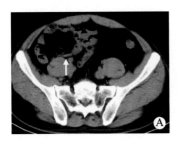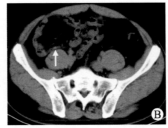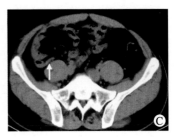

图13-8　影像学检查

治疗器械：奥林巴斯小儿结肠镜PCF-Q260JL/I，阑尾探查专用锥形帽，波士顿黄斑马导丝，奥林巴斯一次性取石球囊。

治疗体会：采用锥形帽肠镜进镜略困难，需反复冲洗透明帽才能看清肠腔，避免滑镜进镜，损失肠黏膜，但锥形帽明显提高了阑尾插管成功率。

预后：阑尾粪石取出后，患者腹痛立即缓解，术后1小时出现畏寒、发热表现，复查血常规示白细胞计数 11.3×10^9/L，红细胞计数 5.1×10^{12}/L，中性粒细胞绝对值 8.8×10^9/L，中性粒细胞百分比 61.3%。给予抗感染治疗后体温降至正常，无反复。术后3天复查血常规，提示白细胞计数 5.8×10^9/L，红细胞计数 5.1×10^{12}/L，中性粒细胞绝对值 3.0×10^9/L，中性粒细胞百分比 47.7%，考虑与冲洗时压力过高、导致一过性菌血症表现有关。

（孔令建　刘冰熔　马　骁　王　健）

参考文献

1. 刘冰熔，宋吉涛，马骁，等. 内镜下逆行阑尾炎治疗技术介绍. 中华消化内镜杂志，2013，30（8）：468.

2. LIU B R, MA X, FENG J, et al. Endoscopic retrograde appendicitis therapy（ERAT）: a multicenter retrospective study in China. Surg Endosc, 2015, 29（4）: 905-909.

3. DING W, DU Z, ZHOU X. Endoscopic retrograde appendicitis therapy for management of acute appendicitis. Surg Endosc, 2022, 36（4）: 2480-2487.

4. KONG L J, LIU D, ZHANG J Y, et al. Digital single-operator cholangioscope for endoscopic retrograde appendicitis therapy. Endoscopy, 2022, 54（4）: 396-400.

5. KONG L J, ZHANG J Y, ULLAH S, et al. SpyGlass-guided laser lithotripsy for the treatment of giant appendiceal fecalith: first human case report. Am J Gastroenterol, 2021, 116（10）: 1981-1982.

6. SONG M, ULLAH S, LIU B. Endoscopic retrograde appendicitis therapy for treating periappendiceal abscess: first human case report. Am J Gastroenterol, 2021, 116(6): 1119.

7. KONG L, ZHANG H, LIU K, et al. How to manage appendicitis in pregnancy better. Gastrointest Endosc, 2022, 95(5): 1018 – 1019.

8. KANG J, ZHANG W, ZENG L, et al. The modified endoscopic retrograde appendicitis therapy versus antibiotic therapy alone for acute uncomplicated appendicitis in children. Surg Endosc, 2021, 35(11): 6291 – 6299.

第十四章 经皮内镜胃造口术

精彩视频请扫描二维码

经皮内镜胃造口术（percutaneous endoscopic gastrostomy，PEG）是在内镜引导下，经皮穿刺经过胃壁放置胃造瘘管的一项微创技术，营养液通过造瘘管直接输注到胃内，以达到胃肠道营养的目的。PEG 为建立长期肠内营养通道提供了一种安全、有效的途径。

【发展历史及现状】

胃造瘘概念的首次提出可以追溯到 1837 年，但直到 1876 年，人类才成功进行了首次胃造瘘术。1979 年，Ponsky 和 Gauderer 首先开展了经皮内镜胃造口术。目前该手术在美国、日本及欧洲等发达国家已经应用得非常广泛，且美国胃肠病协会已将其作为不能经口进食但需长期营养供给患者的首选方法，而其在我国的应用有限，需要进一步推广和普及。

【优势】

（1）与鼻胃管相比，PEG 避免了对鼻腔及咽喉部的刺激，减少了鼻窦炎、反流性食管炎及吸入性肺炎的发生，适合长期放置，且可以饲入的食物种类更丰富。

（2）与外科造瘘术相比，创伤小，操作简便，无须全麻，10～20 分钟即可完成，置管后进行营养时间更早，术后便于护理，并发症少，费用低廉。

（3）造瘘管道位于腹部，不影响患者的形象和自尊，容易被患者接受。

（4）患者的生活质量提高（图 14-1，视频 14-1）。

【适应证】

行 PEG 的前提是各种原因导致经口摄食障碍，但胃肠功能正常，需长期（4 周以上）管饲营养支持者。具体适应证为：①神经系统疾病导致吞咽障碍者（如脑卒中、脑外伤、植物人状态、运动神经性疾病等）；②头颈部肿瘤（如鼻咽、口腔）放疗或手术前后；③食管穿孔、食管气管瘘、食管癌术后吻合口瘘；④各种原因导致的食管狭窄梗阻（如食管癌、贲门癌晚期伴管腔狭窄、化学性食管烧伤等）；⑤神经性厌食等。

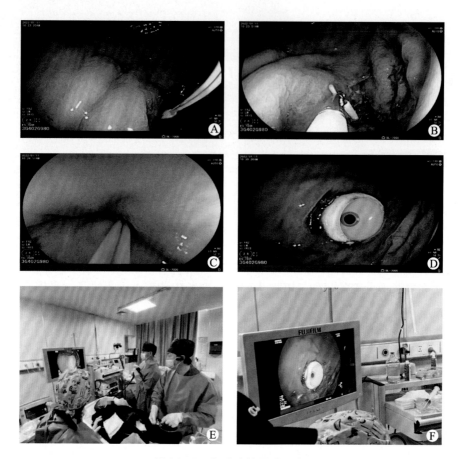

图 14-1　经皮内镜胃造口术

男性，65 岁，主诉吞咽困难、饮水进食呛咳及反复肺部感染。既往史：鼻咽癌放疗术，脑梗死。初始留置鼻胃管，因鼻咽部严重不适而拔管。2020 年前行经皮内镜胃造口术，术后生活质量显著提高，2021 年第 1 次更换造瘘管，本次为 2022 年第 2 次更换造瘘管

【禁忌证】

禁忌证包括凝血功能障碍、腹膜炎、腹膜透析、大量腹水、胃肿瘤、胃大部切除术后、活动性巨大溃疡、门脉高压导致的食管-胃底静脉曲张及腹壁静脉曲张、幽门梗阻、严重心肺功能不全、不能完成胃镜检查者。

【并发症】

轻微并发症包括造瘘口感染、造瘘口漏、造瘘管滑脱移位、造瘘管堵塞等。严重并发症包括出血、误吸、腹膜炎、包埋综合征、胃结肠瘘等。通过预防感染、严格遵守操作规程、术后细心护理等可以有效避免并发症的发生。

1. 造瘘口感染：为最常见并发症，可能与造瘘管在腹壁固定过松或过紧有关，过松会引起胃液外渗，过紧则导致局部血液循环障碍，表现为造瘘口周围皮肤红肿，甚

至可能形成脓肿，需要抗生素治疗，必要时行脓肿切开引流。

2. 造瘘口漏：由于造瘘口大于造瘘管的管径或造瘘管移位导致注入的营养液或胃内容物自造瘘口漏出为外漏，如果漏入腹腔则为内漏。外漏可以更换造瘘管，内漏则需要手术治疗。

3. 造瘘管滑脱移位：因造瘘管固定过松或受过度牵拉导致，需重新置管。

4. 包埋综合征：主要因内外垫片之间的压力过大导致胃黏膜形成溃疡或坏死，进而内固定片从胃腔内移行至胃壁内或腹腔中。处理方法是通过胃镜经口从胃内取出造瘘管或直接经腹壁拔除造瘘管。

5. 胃结肠瘘：穿刺针同时刺入胃和结肠或造瘘管压迫结肠导致结肠坏死从而引起胃和结肠相通。小的瘘拔除造瘘管后可自行愈合，大的瘘则需要手术治疗。

6. 出血：较少见，与穿刺不当导致血管损伤有关。如发现造瘘口周围出血，应进行压迫止血。

7. 吸入性肺炎：可能与胃食管反流有关，应予以抗感染治疗。注意营养液注入时患者需采取半卧位，不可注入过多、过快。

【术前注意事项】

（1）术前 8 小时内禁食。

（2）预防性静脉输注抗生素以预防术后造瘘口感染。

（3）术前查凝血功能及血常规，对患者进行出血风险的筛查，术前 1 周停用抗凝和抗血小板药物。

（4）腹部彩色多普勒超声检查除外肝左叶肿大及间位横结肠。

（5）术前 30 分钟可予以安定 10 mg、654-2 10 mg 肌内注射，建立静脉通道。

【材料和器械准备】

胃造瘘术前准备套装见图 14 - 2，胃造瘘套装见图 14 - 3。

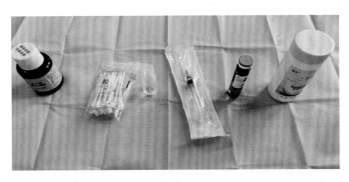

图 14 - 2　胃造瘘术前准备套装

自左向右依次为皮肤消毒剂、棉签、2% 利多卡因注射液、5 mL 注射器、利多卡因胶浆、二甲硅油

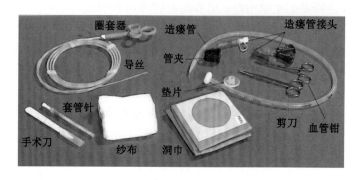

图 14 - 3 胃造瘘套装

【手术方式】

目前常见的经皮内镜胃造口术共有 3 种技术方式，即 Ponsky-Gauderer 拖出 (pull) 法、Sacks-Vine 推入 (push) 法、Russell 插入 (introducer) 法。临床上最常用的是 pull 法，另外两种方法较少用。pull 法操作步骤如下：

（1）常规方法进胃镜后患者由左侧卧位转为平卧位，向胃腔内充气，使胃壁与腹壁紧密相接，置胃镜前端于胃体中下部并正对胃前壁，在腹壁寻找到胃腔内透出的光点，用手指向下压，胃镜下见到手指在胃体前壁的压迹，从而确定胃造瘘的位置，通常在左上腹肋缘下腹中线外侧 3 ~ 5 cm 处（图 14 - 4A）。

（2）常规皮肤消毒、铺巾，用 2% 利多卡因逐层浸润麻醉（图 14 - 4B）。

（3）切开皮肤，以套管针垂直刺入胃内（图 14 - 4C）。

（4）拔出针芯，送入导丝，用活检钳夹住导丝或利用圈套器套紧导丝，与胃镜一起从口腔退出（图 14 - 4D）。

（5）将拉出口腔的导丝与造瘘管头端连接（图 14 - 4E）。

（6）牵拉腹壁外的导丝，将造瘘管经口腔、食管、贲门到达胃内，再由腹壁造瘘口拉出直至胃内固定盘片紧贴胃壁，退出胃镜（图 14 - 4F）。

（7）固定造瘘管于腹壁，注意固定片与腹壁之间的压力要适中（图 14 - 4G）。

（8）剪断造瘘管头端，外接连接头（图 14 - 4H）。

【造瘘管的护理】

（1）建议外固定装置不可过度压紧皮肤，避免内外固定装置间张力过大，以减少缺血的风险及坏死、感染的发生。

（2）置管 24 小时后，使用无菌 0.9% 氯化钠和纱布清洁胃造瘘管的穿刺点及周围皮肤，清除瘘口周围的分泌物和污渍，评估是否有感染迹象。置管后 7 ~ 10 天，可用流水和透明皂清洗瘘口。

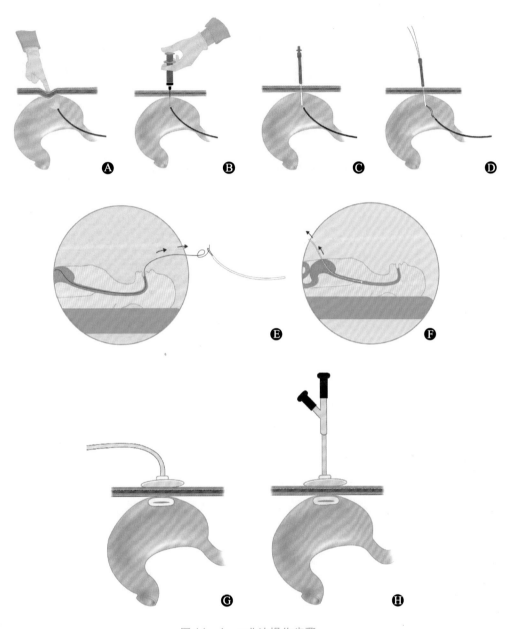

图 14 - 4　pull 法操作步骤

（3）为防止粘连，手术 24 小时后，需旋转造瘘管 1 周，每周重复这一操作至少
1 次。

（4）如果患者病情好转，可以自主经口进食，则可直接从体外拔除造瘘管，但拔
管必须在窦道形成以后，至少在放置后 10～14 天。

（5）导管应定期更换，其使用寿命时间一般为 6～12 个月，之后如果护理得当可
以延长至 18～24 个月。

【造瘘管喂养的注意事项】

（1）术后 24 小时可开始造瘘管喂养。

（2）喂养时患者采取半卧位并保持到结束后 30～60 分钟，以助胃排空，避免反流和误吸。

（3）喂养营养液、汤水、果汁等需在室温下，一次量不可过多，灌注速度不可过快。营养液需从小剂量开始，逐渐增加至可耐受剂量。

（4）喂养前后，需用温开水冲洗管道。

（5）如果造瘘管发生堵塞，使用胰酶混合碳酸氢盐溶液可有效疏通导管。

（胥　明　何晓童）

第十五章 消化道出血的内镜诊疗

精彩视频请扫描二维码

大多数消化道出血可通过内镜检查明确原因并在镜下治疗，对于血流动力学不稳定患者，需要积极进行液体复苏及药物治疗，待血流动力学紊乱纠正后行内镜下止血治疗。

出血量大或急性活动性出血患者在内镜下止血前，使用红霉素注射液（250 mg 静脉滴注）可明显减少胃内积血量，改善内镜下视野，且无明显不良事件。

常用的内镜下止血方法包括高频电凝止血术、内镜氩等离子体凝固术（endoscopic argon plasma coagulation）、金属夹止血术、药物喷洒止血、药物注射止血、食管静脉曲张套扎手术。

【高频电凝止血】

高频电流通过人体时产生热效应，可使组织凝固坏死，达到止血目的。

1. 适应证：消化道溃疡出血、局限性胃黏膜糜烂出血、贲门撕裂综合征、胃肠道息肉切除术后出血、十二指肠乳头切开术后出血、小血管畸形出血。

2. 禁忌证：弥漫性胃黏膜糜烂出血、深溃疡基底部出血。

3. 简要过程：首先，确定出血病灶，清除血凝块，暴露视野，调试高频电发生器的电凝电流强度。然后，送入电极或者电热钳，必要时用活检钳夹闭目标血管，当电极或电热钳与病灶轻轻接触时，用脚踏控制开关，立即通电数次，每次持续数秒钟，直视下见黏膜面发白、出血停止、停止操作。最后，观察 1 ~ 2 分钟，见无继续出血，遂退出内镜。

4. 注意事项：为预防再出血、穿孔的发生，电凝强度、电凝创面、通电时间均不能过大。术后给予温凉流质饮食、制酸剂、胃黏膜保护剂、润肠通便剂，保持大便通畅，必要时加用抗生素。

5. 护理要点

（1）电源线状况确认，确保安装正确。

（2）检查配件及连接是否正确及紧密。

（3）患者应取下身上所有金属配件（如金属戒指、耳环及易忽视的脐环、阴部穿坏等），避免烧伤；无法取下的饰品优先使用双极技术，避免电流回路流经金属饰品。

（4）植入性假牙（钛合金）理论上可以不取下；电刀避免与金属齿科器具接触，可使用硅胶套覆盖矫正器，优先使用双极技术。

（5）如患者安装有起搏器，最佳选择是使用双极技术，如需单极技术，选择低功率输出、低电压输出，负极板贴敷处远离起搏器。

（6）检查负极板贴敷处皮肤是否干燥，负极板应一次性使用，取下时应缓慢撕下，以免撕除过程中造成皮肤损伤。

（7）患者安全：不可与导电物体相接触，如手术台、金属输液架；注意绝缘、裸露处可用棉质布料保护；需置于干燥表面，注意导尿，勿使用潮湿的被单等，避免漏电引起的灼伤。

（8）注意根据出血部位及出血性质判断所选择电凝：强力电凝（FORCED COAG），快而有效的"标准"电凝，用于标记及止血；柔和电凝（SOFT COAG），能防止组织炭化，降低电极对组织的粘连，具有更深的电凝深度；快速电凝（SWIFT COAG），效果快，可以凝代切。

【内镜氩等离子体凝固】

氩等离子体凝固术（argon-plasma coagulation，APC）是利用特殊装置将氩气离子化，形成氩离子束，无需接触组织，通过氩离子束的电传导作用，将高频电能量传递至组织起凝固作用，达到止血目的。

1. 适应证：消化性溃疡出血、消化道血管畸形出血、消化道息肉电凝切除术后渗血、癌性溃烂出血、迪氏病溃疡出血、大面积渗血病变。

2. 禁忌证：食管-胃底静脉曲张破裂出血、贲门黏膜撕裂综合征、出血速度较快的病变、无法暴露视野的出血性病变、心脏起搏器佩戴者。

3. 简要过程：确定出血病灶，经活检孔道导入光纤，根据目标消化道壁厚薄，调整光纤输出端功率，探头距离出血病灶面 3～5 mm，间歇性凝固治疗，每次脉冲时间 1～3 秒，经数次照射治疗后，病灶表面凝固成灰白色至黯黑色，停止操作。

4. 注意事项：不要将探头插入组织中，防止消化道穿孔及避免氩气引起黏膜下气肿。对于直径大于 10 mm 病灶及位于肠壁较薄的右半结肠的治疗，可在行 APC 凝固治疗之前使用生理盐水进行黏膜下注射，可减少穿孔等并发症的发生。

5. 护理要点：非接触式电凝，电凝浅表、均匀、不易穿孔，无粘连、无脱痂。

（1）操作前需检查电弧是否正常工作。

（2）内镜视野内出现电极远端的第 1 个色环后方可激活。

（3）必须在内镜视野范围内进行 APC 操作。

（4）APC 电极应与止血部位保持适当距离，以保证氩气的有效电离，切不可触及人体器官。

（5）不可紧贴器官壁，以免导致气肿或器官损伤。

（6）APC 电极不可直接触碰金属物体。

（7）操作过程中反复检查并负压抽吸，以免引起气胀。

（8）激发时间一次不易过长，短时间多次激发为宜。

（9）需根据器官内壁的薄厚设定适当功率及启动时间。

【金属夹止血】

利用特制金属钛夹夹闭出血部位血管，达到止血目的。

1. 适应证：溃疡性出血、贲门黏膜撕裂综合征、非门脉高压性胃底静脉瘤并出血、迪氏病、血管残端可见的肿瘤性出血、直径小于 0.5 cm 的穿孔并出血、结肠憩室出血、组织活检及息肉切除术后出血、十二指肠乳头切开术后出血。

2. 禁忌证：溃疡大穿孔并出血、弥漫性黏膜出血。

3. 简要过程：确定出血病灶，显露血管，利用钛夹钳夹出血部位及周围组织。

4. 注意事项：注意加持血管周围组织的柔软性，张开钳夹后将周围组织下压，夹闭前适当吸引，有助于牢固夹闭。如果目标血管周围组织是坏死组织或纤维化组织，夹子难以牢固加持住出血灶，容易脱落。

5. 护理要点

（1）可立即止血及预防出血。

（2）可根据出血范围、部位、性质选择直径、咬合力适宜的金属夹。

（3）360 度旋转的特点，可随意调节合适的夹闭角度。

（4）由于内镜钳道及止血部位受限，为了防止旋转过度，可缓慢旋转以获得更佳角度。

（5）止血成功的关键在于准确释放金属夹，根据出血部位将夹子调整至最佳角度，对准出血灶轻轻按上并稍加压力，与医师确认后夹闭以取得最好的夹闭效果。

（6）一般先夹活动性出血点，然后在两边各夹 1 只，夹子钳夹的数量依病灶大小、长度而定，可一次使用 1 至数枚，最后用生理盐水反复喷洒局部，观察 1～2 分钟，确认完全止血后可结束治疗。

【药物喷洒止血】

药物喷洒止血是指将止血药物喷洒于出血病灶及血管表面，予以止血。

1. 适应证：局限性黏膜表面糜烂或溃疡面出血、食管贲门黏膜撕裂综合征、黏膜活检及息肉切除术后出血。

2. 禁忌证：弥漫性黏膜病变、毛细血管瘤出血、巨大血管瘤、食管胃肠滋养动脉破裂出血。

3. 简要过程：确定出血病灶，送入塑料导管，对准出血病灶喷射止血药物，喷洒之后观察数分钟，出血停止后退镜。可选用的药物主要包括 5%～10% 孟氏液（碱式硫酸铁溶液）、凝血酶、4～8 mg/dL 去甲肾上腺素溶液和组织胶。

4. 注意事项：喷洒孟氏液的同时要及时送水，以免形成凝血块堵塞内镜管道。该方法需要与其他止血手段联合应用。

5. 护理要点

（1）喷洒管的选择：以均匀喷洒为主。

（2）在内镜可视范围内行喷洒，过程缓慢、均速。

（3）喷洒结束注入空气以排尽腔道内药物。

（4）喷洒医用黏合剂时需快速、匀速进行喷洒，以免黏合剂堵塞腔道。

（5）如喷洒过程中黏合剂堵塞内镜视野，可立即拔出内镜后将喷洒管前端剪断后抽离，并立即清理内镜头端。

【药物注射止血】

药物注射止血是指经内镜将硬化剂、组织胶、肾上腺素等注入出血病灶、曲张静脉或其周围，使出血血管闭塞、收缩或组织纤维化而达到控制出血的目的。

硬化剂的作用是使注射后的曲张静脉和局部黏膜发生化学性炎症，即曲张静脉内形成血栓，静脉周围黏膜发生凝固坏死形成纤维化，从而达到止血目的。目前最常用的硬化剂是聚桂醇注射液。

组织胶又称组织黏合剂，化学成分为氢基丙烯酸酯，其作用是使注射后的曲张静脉内血液在几秒内发生聚合反应并形成血栓，迅速堵住出血静脉。此外，在出血病灶表面也可喷洒组织胶，凝固后可起到防止继续出血的作用。

肾上腺素注射后可通过收缩出血血管及扩张局部组织压迫止血，主要用于较局限的小出血病灶，或局部视野不清晰无法进行内镜下治疗。肾上腺素常用的浓度为1∶10 000，通常需与其他方法联合使用，否则止血难以成功且再出血风险大。

下面主要介绍下硬化剂和组织胶在食管-胃底静脉曲张中的应用。

一、内镜下注射硬化剂治疗（endoscopic injection sclerotherapy，EIS）

1. 适应证：急性食管-胃底静脉曲张破裂出血，预防中重度食管静脉曲张首次出血和再次出血。

2. 禁忌证：出血性休克未纠正，肝性脑病≥Ⅱ期。

3. 简要过程：硬化剂可注入曲张静脉内、曲张静脉旁或联合注射，但以曲张静脉内注射为主。每条血管内每次注射约10 mL，每次注射1~4处，根据静脉曲张的程度增减剂量，总量不超过40 mL。首次内镜下注射硬化剂治疗后，间隔1~2周行第2次内镜下注射硬化剂治疗，一般需要3~5次，直至静脉曲张基本或完全消失。

4. 注意事项：术后应用抗生素5~7天预防感染。注射不可过量、过深，防止出现食管出血、狭窄、穿孔、纵隔炎、异位栓塞等。

5. 护理要点

（1）注射针的选择：根据黏膜壁的厚度及注射的液体选择长短、粗细合适的注射针，为防止注射组织胶堵塞针管，建议选择口径较粗注射针。

（2）注意注射针刺入的有效深度：注射液从针尖流出，而非针的根部。

（3）注射针在非视野内必须回收。

（4）行"三明治"疗法时需提前准备用物，注意硬化剂与组织胶更替注射时需快速交换，同时注射组织胶时需快速，以免堵塞针管。

（5）如行多次"三明治"疗法可更换注射针。

（6）助手可根据情况每 1 mL 报告 1 次，如 2 mL、3 mL 等，观察食道静脉处是否膨隆起来，以确认注入静脉内。

（7）注射管要伸出内镜头端数厘米远，使导管与头端保持安全距离，注射完毕后，针头保留在血管内，1～1.5 分钟后退针头，注射管仍然压迫注射点，同时内镜要不断吹气，防止组织胶溢到内镜通道。

（8）组织胶注射完毕要将针头立即收到外套管内，并用注射用水反复冲洗，以备继续使用。如组织胶堵塞针管且影响操作视野，可立即拔出内镜后将针管前端剪断后抽离，并立即清理内镜头端。

二、内镜下注射组织胶治疗

1. 适应证：急性胃静脉曲张出血，急诊可用于所有消化道静脉曲张出血，预防胃静脉曲张出血，食管静脉曲张宜小剂量使用。

2. 禁忌证：肝性脑病≥Ⅱ期，出血性休克未纠正。

3. 简要过程：曲张静脉内注射，根据静脉曲张的程度，选择合适注射剂量，通常直径 1 cm 的血管注射 1 mL。可单药注射，也可选择联合应用聚桂醇或高渗葡萄糖的"三明治夹心法"。疗程：最好 1 次将曲张静脉闭塞；1～3 个月复查胃镜，效果不满意时可重复治疗，直至胃静脉闭塞。

4. 注意事项：术后给予抗菌药物治疗 5～7 天预防感染。组织胶要快速准确注入静脉腔内，避免过量注射，防止在静脉旁、黏膜下、过深食管肌层注射，否则可能导致大出血、溃疡、穿孔、狭窄、感染及异位栓塞。

5. 护理要点：同"内镜下注射硬化剂治疗"部分。

【食管静脉曲张内镜套扎术】

食管静脉曲张内镜套扎术是指针对曲张明显的血管选择适当的位置进行血管结扎，解决局部静脉曲张的问题，是一种安全、有效的治疗食管静脉曲张破裂出血的方法。

1. 适应证：急性食管静脉曲张破裂出血，预防中重度食管静脉曲张首次出血，预防食管静脉曲张再次出血，外科手术后食管静脉曲张再发。

2. 禁忌证：出血性休克未纠正，过于粗大或细小的静脉曲张，肝性脑病≥Ⅱ期。

3. 简要过程：在内镜前端安装套扎器，插入内镜寻找病变，确定结扎顺序及部位，将外罩对准套扎部位，轻轻晃动镜身，使外罩与套扎部位紧密贴合，将组织吸入外罩腔内，拉动操作钢丝，橡皮圈即脱落并扎于病变基底部，可见被套扎静脉局部呈紫红色息肉状。同样方法，反复结扎多个部位。目前常用套扎器为 6、7 环。首次套扎间隔 2 周左右可行第 2 次套扎，反复数次，直至静脉曲张基本消失或消失。

4. 注意事项：套扎过程中吸引不全或吸引后未套扎是造成食管出血的主要原因，应对同一静脉再行套扎。套扎治疗曲张静脉直径的适宜范围为 1.0~2.0 cm，当曲张静脉直径 >2.0 cm，套扎治疗后近期再发出血的风险增加。

5. 护理要点

（1）常规进镜观察，尤其注意观察胃底的情况，进镜过程主要以打气为主，尤其要避免在曲张的静脉处吸引。

（2）结扎应在静脉柱的最远点开始，一般是在食管－胃结合部或以下部位。

（3）确定结扎部位后持续吸引直至曲张静脉被完全吸到柱状塑料帽中（内镜满视野），转动操作柄上的线轴释放结扎环。

（4）剩余环呈螺旋状释放在曲张静脉的不同点，目的是保持 1 个水平面只有 1 个环，而每条曲张静脉柱至少 2 个点。

（5）为了避免操作过程中出血，应提前做好出血的急救准备工作。

【消化道出血的内镜诊疗要求】

临床实践中，上述各个止血措施往往不是单打独斗的，而是根据患者实际情况进行选择和组合（图 15-1~图 15-8），同时，更需要医师和护理队伍紧密协作。毕竟，消化道出血往往非常凶险，争分夺秒把血止住以创造最大机会抢救患者生命，是医护的使命。

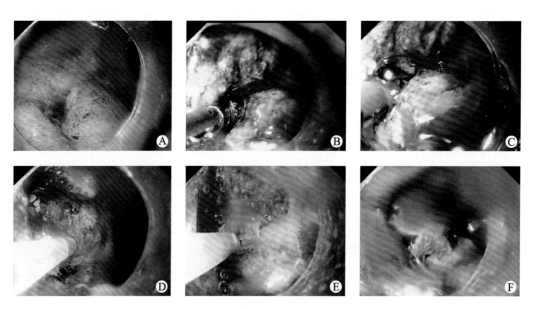

图 15-1　止血钳高频电凝、硬化剂注射及喷洒组织胶，金属夹夹闭创面止血（视频 15-1）

31 岁，主诉黑便 3 天。实验室检查：血红蛋白 158 g/L。临床诊断：急性十二指肠球部溃疡伴出血。内镜下见十二指肠球部前壁 0.7 cm×1.0 cm 溃疡，见活动性渗血（A），予止血钳高频电凝（B）、APC 止血（C）、硬化剂注射（D）及喷洒组织胶（E）等止血治疗，组织胶喷洒后（F）

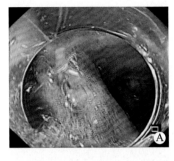 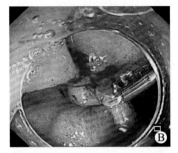 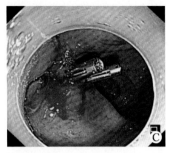

图 15-2 止血夹夹闭止血（视频 15-2）

男性，46 岁，主诉 3 天内呕血 3 次、黑便 1 次。实验室检查：血红蛋白 73 g/L。临床诊断：急性十二指肠球部溃疡伴出血。内镜下见十二指肠球部前壁 0.8 cm×0.8 cm 溃疡，活动性渗血（A），予金属夹夹闭创面止血治疗（B，C）

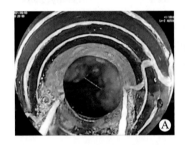 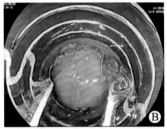 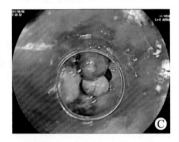

A. 食管曲张静脉；B. 吸引曲张静脉；C. 套扎成功。

图 15-3 食管曲张静脉套扎止血（视频 15-3）

58 岁，主诉上腹不适 2 个月，胃镜示食管静脉曲张 1 周。实验室检查：血红蛋白 120 g/L。临床诊断：肝硬化食管-胃底静脉曲张伴出血，乙肝后肝硬化失代偿期。食管自上段起至齿状线见 4 条曲张静脉，迂曲呈蛇形，最大直径约为 0.5 cm，红色征（-）。使用两套 COOK 套扎器自齿状线起螺旋式上升套扎食管曲张静脉，观察无出血后退镜

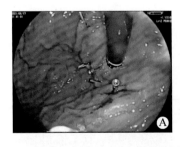 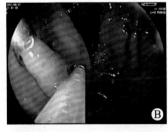 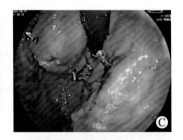

A. 金属夹夹闭曲张静脉；B. 注入组织胶及硬化剂；C. 治疗成功。

图 15-4 金属夹夹闭及聚桂醇+组织胶三明治法血管内注射止血

42 岁，主诉反复便血 1 年。实验室检查：血红蛋白 136 g/L。临床诊断：肝硬化食管-胃底静脉曲张伴出血，乙肝后肝硬化失代偿期

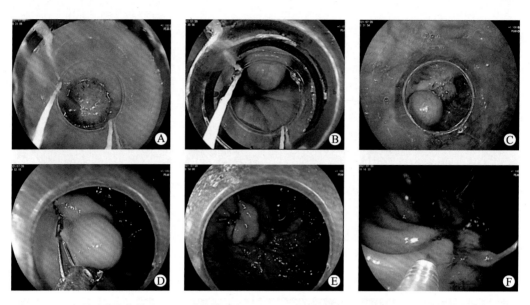

A. 吸引曲张静脉；B，C. 套扎成功；D，E. 金属夹夹闭曲张静脉；F. 注入硬化剂。

图 15−5　静脉套扎、金属夹夹闭及硬化剂注射止血

男性，52 岁。主诉腹胀伴下肢浮肿 1 周。实验室检查：血红蛋白 60 g/L。临床诊断：肝硬化失代偿期，Child-Pugh 分级为 B 级，脾大，腹水，食管-胃底静脉曲张

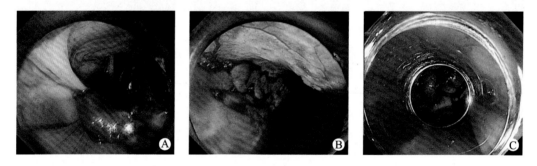

A. 出血血凝块；B. 曲张静脉破裂出血；C. 套扎成功。

图 15−6　血管套扎止血

61 岁，主诉 9 小时内呕吐鲜红色液体 3 次，共约 1 000 mL。实验室检查：血红蛋白 98 g/L。临床诊断：原发性肝癌，乙肝后肝硬化失代偿，门脉高压，食管-胃底静脉曲张破裂出血，脾大，腹水

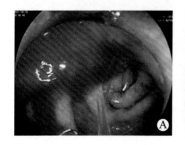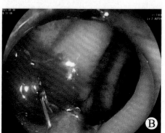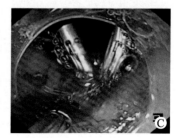

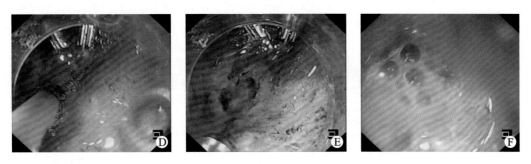

A. 出血灶；B. 金属夹夹闭止血；C. 注入硬化剂；D. APC 止血；E. 喷洒组织胶；F. 组织胶喷洒后创面。

图 15 –7　金属夹夹闭、高频电凝及氩离子束凝固术、注射硬化剂止血

男性，86 岁，主诉间断黑便 1 月余，呕咖啡样液体 2 次。实验室检查：血红蛋白 51 g/L。临床诊断：急性十二指肠球部溃疡伴出血

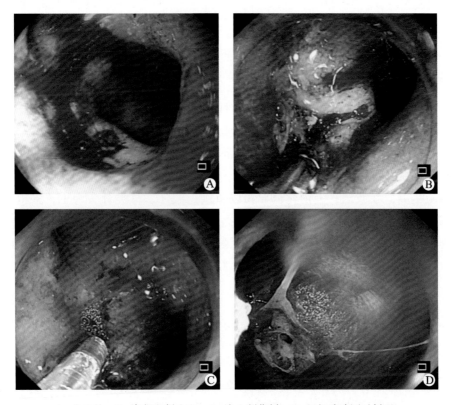

A. 出血灶；B. 高频电凝止血；C. 注入硬化剂；D. 组织胶喷洒后创面。

图 15 –8　高频电凝及硬化剂注射止血

女性，58 岁，主诉间断上腹痛 1 个月，黑便 4 天。实验室检查：血红蛋白 81 g/L。临床诊断：急性十二指肠球部溃疡伴出血

（常云丽　叶　静　胥　明　王　伟）

第十六章 消化道异物的内镜诊疗

精彩视频请扫描二维码

消化道异物是消化科常见危急症之一，是指消化道内不能被消化且未及时排出而滞留的各种物体。异物的大小、性质、数量、种类、嵌顿部位及滞留时间不同，处理方式、转归及结局也会不同。部分异物可自然排出，绝大多数异物可通过内镜下取出，极少数病例需要外科手术解决。

【病因】

在西方国家，真正的异物（即非食物性物体）摄入更常见于发育迟缓、精神障碍、酒精中毒的人，以及被监禁的人。无牙成年人摄入异物的风险也很大，包括假牙和阻塞的食团。出现食物团嵌塞的患者通常有导致嵌塞的潜在病变，嵌塞、梗阻或穿孔通常发生在胃肠道变窄或成角处，因此，先天性肠道畸形或既往有胃肠道手术的患者风险更高。在我国，上消化道异物以鱼刺、假牙、禽类骨头为主，多由误吞引起，因基础病导致的异物滞留发生率较少。大多数异物一旦通过食道，都能顺利通过胃肠道。但是，摄入尖锐物体、动物或鱼骨、面包袋夹等会增加穿孔的风险。下消化道异物较为少见，多由上消化道异物经胃肠道蠕动而来，也有部分异物经肛门塞入。

【诊断】

一、病史及临床表现

在成人中，对有明确异物吞食史且生命体征稳定的患者，应详细询问病史，了解异物的大小、形状、类型、误吞时间。对无明确异物吞食史或精神异常的患者，尤其是症状不典型且生命体征稳定者，更需要关注临床表现和辅助检查。

成人和年龄较大的儿童可能会识别摄入异物和局部不适，但不适区域并不一定与嵌塞部位相关。

食道异物可导致吞咽困难、吞咽疼痛或胸骨后疼痛等症状，喉咙痛、异物感、干呕和呕吐也很常见。

呼吸道症状包括窒息、喘鸣或呼吸困难，可由吸入唾液和异物压迫气管引起。唾液分泌过多和无法吞咽任何液体的可能原因是完全性食管梗阻。咽或近端食管穿孔可能会导致颈部肿胀、红斑、压痛或耳鸣。

当异物已经通过食道时，大多数患者保持无症状，但是异物感可以持续几个小时，可能有上腹部不适、食欲不振、呕吐等症状或引起幽门梗阻、痉挛性疼痛。

异物刺破黏膜可能引起患者便血或呕血，表明穿孔的症状包括发热、心动过速、腹膜炎、皮下杂音及颈部或胸部肿胀。

对于消化道异物，必须进行体格检查，以检测与吞入异物相关的并发症。应进行肺部体格检查，以评估是否存在喘息或吸入。

二、辅助检查

1. 喉镜：食管异物可根据患者病史及临床表现，先行口腔及喉镜检查，观察口腔及咽部是否有异物，位于食管入口上方的异物可尝试直接取出。

2. 影像学检查：X 线检查是一种常见的影像学检查，操作简单、用时较短、价格低。怀疑消化道异物时建议首选 X 线检查，取立位片和侧位片。X 线片可显示不透 X 线异物的位置、大小、数量和形状等特征，如纽扣电池、硬币、磁性物体等，但由于组织结构重叠，X 线片分辨率低，果核、肉块等透 X 线异物和非常细小的异物容易在 X 线检查时被漏诊。

相对于 X 线检查，CT 检查价格相对较高，但 CT 检查时组织结构重叠的干扰小，分辨率高，对异物的显示更准确。CT 除可显示异物的大小、形态和位置外，还能提示并发症的发生，如穿孔、脓肿形成、纵隔炎或气管瘘等。若异物紧邻大血管，需行增强 CT 血管成像以明确异物与血管的关系（图 16 - 1）。

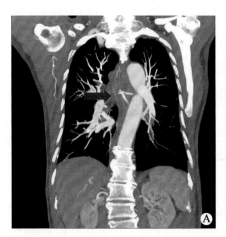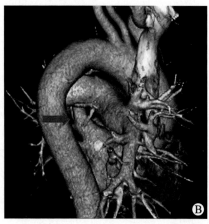

图 16 - 1 位于大血管附近的骨头，通过三维重建可以帮助明确其与血管的关系

在进行影像学诊断评估时，不建议使用钡剂来提高异物检出率，因硫酸钡可能掩

盖异物本身形状，阻碍后续内镜检查的视野，更可能存在误吸和流入潜在穿孔的风险。

3. 内镜：若喉镜或影像学检查未发现异物，但症状持续存在，此时可考虑行内镜检查。内镜检查不仅可以明确诊断，还可以直接进行异物取出。对于普通内镜下难以察觉、定位的异物，还可使用超声内镜进行定位和标记，以便后续治疗。

4. 实验室检查：血常规能够评估是否发生出血、感染等并发症，肝肾功能、凝血功能可用于评估内镜、手术等操作风险。异物嵌顿时间较长时，感染风险增加，更需要重视实验室检查结果。

【鉴别诊断】

大多数上消化道异物根据患者病史，结合影像学或内镜检查即可明确诊断，但也有部分病例因患者病史不详，影像学或内镜下表现不典型，具有一定的迷惑性，容易造成误诊、漏诊，需要格外当心。此类异物多为鱼刺、牙签等细长条状，常完全进入黏膜下层，表现为黏膜隆起，易与消化道黏膜下肿瘤混淆，超声内镜可以帮助进一步诊断。部分下消化道异物因异物本身影像学表现不典型，往往也会造成误诊。

【治疗】

一、气道管理

气道管理包括通气状态和气道评估。无法控制分泌物的患者具有高吸入风险，需要紧急处理。大多数异物摄入成人患者可以通过清醒镇静进行管理。在一些近端食管异物摄入的患者中，对于难以取出物体、具有多个物体及需要进行硬性食管镜检查者，喉罩或气管内插管不仅可以气道保护，也能防止异物掉入其中（视频 16 - 1）。

二、内镜治疗

内镜手术取出消化道异物是各个指南一致推荐的治疗方式之一，适用于难以自行排出，且未伴随严重并发症（如器官损伤、大量出血等）的异物。异物摄入干预的必要性和时机取决于患者年龄和临床状况，以及摄入物体的种类、大小、形状、解剖位置及摄入的时间（表 16 - 1，表 16 - 2），对误吸、梗阻或穿孔风险的判断决定了内镜检查的时机。对于引起完全食管梗阻的异物、食管内的尖锐物体和电池需进行急诊治疗性内镜检查（最好 2 小时内，最迟 6 小时内）；对于没有完全梗阻的其他食管异物、胃内尖锐物体、磁铁、电池和长异物等，建议 24 小时内进行治疗性内镜检查；对于胃内中等大小的钝性异物，应在 72 小时内取出。异物在食管中滞留超过 24 小时，主要并发症，如穿孔伴或不伴纵隔炎、咽后脓肿和食管主动脉瘘等的风险将增加近 14 倍。

表 16-1　消化道异物的分类

类型	举例
钝性异物	① 圆形物体：硬币、纽扣、玩具等； ② 电池，磁铁
尖锐异物	① 尖细物体：针、牙签、骨头、别针、玻璃碎片； ② 不规则尖锐物体：不规则义齿、剃须刀片
长形异物	① 软物品：绳子、绳索； ② 硬物品：牙刷、餐具、螺丝刀、钢笔、铅笔
食团	有或没有骨头
其他	毒品包

表 16-2　消化道异物的内镜干预时机

急诊内镜干预（＜2 小时）	紧急内镜干预（＜24 小时）	非紧急内镜干预（＜72 小时）
食管阻塞； 食管中的电池； 尖锐的物体； 胃或十二指肠中的钝性异物引起临床症状	非尖锐性食管异物； 非完全性梗阻患者的食管食物嵌塞； 胃内直径＞2.5 cm 的异物； 胃或十二指肠中尖锐的物体； 异物长度＞6 cm 或位于十二指肠近端； 内镜可触及的磁铁	吞入硬币的无症状患者，可以观察 12～24 小时； 没有胃肠道损伤迹象的患者胃里的电池，可以观察长达 48 小时，胃内滞留时间＞48 小时的电池应干预

内镜治疗之前，需要对患者的情况进行评估，包括病史、临床表现、异物位置和特点及实验室检查等。原则上，能够耐受内镜操作且无严重并发症的消化道异物均可行内镜下处理。与外科手术相比，内镜下处理创伤小、费用低、恢复快，且兼具诊断与治疗功能。

内镜处理的适应证、禁忌证如下。

1. 适应证

（1）绝对适应证：耐受并配合内镜操作、预计难以自然排出且无并发症的普通异物患者。

（2）相对适应证：①胃内容物未完全排空的急诊内镜患者，应行气管内插管，防止误吸；②不配合内镜操作者，应在气管内插管全身麻醉下操作；③无并发症的高危异物患者，宜在气管内插管全身麻醉下操作。

2. 禁忌证

（1）绝对禁忌证：①合并有心、脑、肺等重要器官疾病，不能耐受内镜诊疗者；②异物导致大量出血者；③异物导致严重全身感染者；④异物为毒品袋者。

（2）相对禁忌证：①异物导致瘘管形成者；②异物导致局部脓肿、积气者；③异物导致可疑或明确穿孔者；④异物邻近重要器官与大血管，内镜下取出后可能导致器官损伤、大量出血等严重并发症者。对于符合相对禁忌证的患者，在经过多学科讨论后，需内镜下干预者，可在手术室进行内镜治疗，若处理失败则及时转外科手术。

在内镜手术前，内镜医师需要从器材、操作水平及医院整体水平等方面评估应对各种突发情况的能力。如果条件有限，建议转诊至上级医院进行处理。向患者、家属或法定监护人告知手术过程、并发症和风险，并签署知情同意书。在内镜手术前需要了解患者最近一次进食时间、进食种类和进食量以判断胃排空时间，决定麻醉和手术时间。内镜手术前需要禁食6~8小时，禁水2小时，急诊内镜治疗患者可适当放宽禁食和禁水时间。

大多数摄入的异物最好用软式内镜处理，成功率高，大多数成年人可以在清醒镇静下进行。然而，硬性食管镜有助于食管上括约肌或喉咽水平处的近端异物，并且可以在没有外套管的情况下保护气道。

取异物需要的器械包括鳄嘴钳、鼠齿钳、三爪钳、五爪钳、息肉圈套器、息肉抓持器、Dormier篮、取物网、异物保护帽等。取出装置的选择取决于异物的大小和形状、内镜的长度和工作通道及内镜医师的偏好和实践。对于细小的鱼刺，可使用标准活检钳移除异物。具有两到五个叉头的取物钳可用于取回柔软的物体，但对于较硬或较重的物体则不适用，因为抓具不够牢固。圈套器广泛可得且便宜。取物网篮可用于取出圆形物体，并且回收网或袋可为一些异物（硬币、电池、磁铁）和食物团的整体移除提供更安全的抓取。对不易处理的异物，练习抓取与异物相似的物体可能有助于确定最合适的取出装置和抓取物体的方式。在取异物的过程中使用外套管可以保护气道，并有助于在移除多个物体或逐段清除食物嵌塞时内镜的反复通过，减少食管损伤。在取出尖锐物体的过程中，外套管还可以防止食道黏膜损伤。在移除食道远端尖锐物体时，如果可行，应使用穿过胃食管连接处的较长外套管。由于外套管插入时有食管损伤的风险，在儿童中并不常用。

内镜下取出消化道异物存在一定风险，操作不当可能会导致出血、穿孔等并发症。为避免并发症的发生，可以采用一定的技巧。取出异物之前，使患者采取臀高平卧位或左侧卧位，可避免异物向下移动。在取异物的过程中，尽量使异物的长轴与消化道管腔平行，避免划伤消化道黏膜。取尖锐异物时，应使其尖端朝下。取较大异物切忌粗暴，在操作的同时充气可使消化道扩张，缓慢取出，避免异物嵌顿。取异物通过食管时，为方便异物取出，尽量将患者下颌后仰，但同时需要注意不要让异物滑入气管和后鼻道。肌松剂可以使食管肌肉松弛，对于体积较大的异物可考虑使用，便于异物通过食管。

三、外科手术治理

外科手术创伤大，风险高，只有不到1%的消化道异物需要外科手术干预。严重并发症如完全性梗阻、严重穿孔、形成瘘管等，以及内镜下取异物失败和内镜下预防并发症失败都是需要外科手术治疗的指征。对于由以上并发症引起的其他严重并发症，也建议尽快进行外科手术治疗（图16-2）。

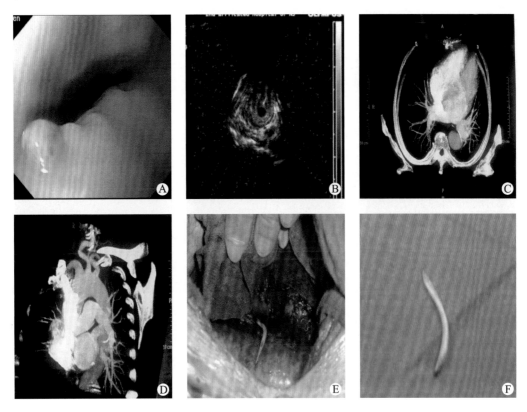

图16-2　食管异物完全进入纵隔，仅在食管腔表面形成一微小隆起，
内镜下无法取出，后经外科手术取出异物

　　如异物已到达下消化道，患者出现临床症状，且无法通过内镜取出，应考虑外科手术。到达下消化道的异物如果长时间没有进展，发生并发症的风险将大大增加。因此，对于影像学检查显示长时间没有进展或内镜难以取出的下消化道异物，应考虑外科手术。

【并发症的治疗】

　　消化道异物可能导致黏膜出血、穿孔、梗阻、食管气管瘘、食管主动脉瘘等并发症。及时识别并发症相关危险因素并处理对患者至关重要，处理不及时可能会导致患者死亡。在取出异物的过程中需要处理相应并发症，黏膜糜烂、少量渗血时可使用去甲肾上腺素局部喷洒止血；小血管破裂时可采用高温凝固止血、金属夹止血等；对于紧急情况下的大出血，可使用三腔二囊管压迫止血（图16-3，视频16-2）。

　　内镜下多种方法可治疗管腔狭窄，如球囊扩张术、放射状切开术、支架置入术、药物注射治疗等。异物合并严重穿孔时需要紧急处理，否则可能威胁生命。随着内镜微创技术的不断发展，穿孔不再作为内镜处理的绝对禁忌证。若患者一般情况良好，无明显全身症状，且影像学评估没有气胸、感染扩散、没有累及大血管，可以进行保守治疗。

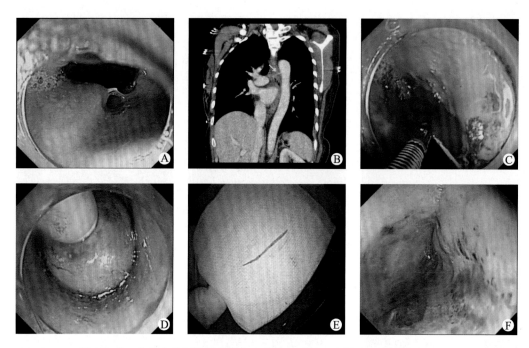

图 16 - 3　食管中段可见异物插入，紧邻主动脉，内镜下取出后出血迅猛，
使用三腔二囊管压迫止血，24 小时后复查证实无出血

【支持治疗和抗感染治疗】

对于入院时已经休克的患者，需要及时进行止血、扩容等支持治疗，并密切监测生命体征。对有严重基础病的患者和老年患者，应加强心电监护，防止发生急性心血管事件。实验室检查和影像学检查高度提示存在感染的患者，应及时予足量、有效的抗感染治疗，必要时进行引流。肠内营养支持联合合理的抗感染治疗可大大提高患者生存率。

【常见消化道异物处理方式】

一、食团嵌顿的处理

成人最常见的食管异物是肉块或其他食物，75% 以上出现食管食团嵌塞的患者存在潜在的食管病变。欧美国家最常见的是食管狭窄（超过 50%）和嗜酸性食管炎（约为 40%），我国常见的原因为食管癌梗阻或术后狭窄；因此，建议所有患者在异物取出后进行诊断检查，以检测任何潜在疾病。内镜治疗包括整块或分块取出食物或将食团推入胃中，不能吞咽口腔分泌物或痛苦面容的患者应立即行急诊内镜处理。若异物滞留在食管超过 24 小时，则应尽快行内镜处理，否则将大大增加发生并发症的风险（图 16 - 4）。

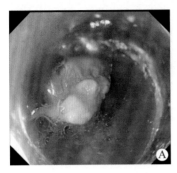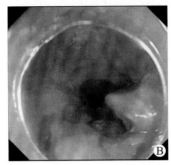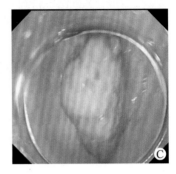

图 16 - 4　食管中段可见食物团块，使用网篮将异物取出，
异物下方可见不规则新生物，病理提示恶性肿瘤

二、钝性异物的处理

钝性异物可使用异物钳（如鼠齿钳或鳄嘴钳）、圈套器或取出网取出。如果有足够的可视性，食道中不易抓住的物体可以推进胃中，以便取出。在成人，直径 > 2.5 cm 的物体难以通过幽门，应内镜取出。3 ~ 4 周内未能通过胃的物体应通过内镜取出。对于位于十二指肠远端但在同一位置超过 1 周的异物，如内镜无法触及，也应考虑手术取出。腹痛、发热、呕吐等腹膜炎的临床症状是紧急手术探查的指征（图 16 - 5，视频 16 - 3，视频 16 - 4）。

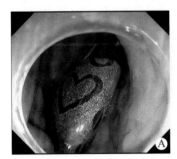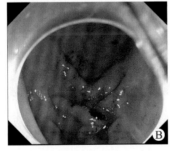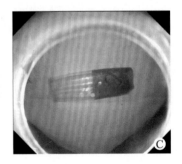

图 16 - 5　胃腔内可见打火机样异物，使用圈套器将其取出

三、长形异物的处理

长度超过 6 cm 的物体，如牙刷和餐具，难以通过十二指肠，应取出。使用长外套管（ > 45 cm）延伸到胃食管连接处，再用圈套器或取物篮抓住该异物，并将其放入外套管中，然后整个装置（即异物、外套管和内窥镜）一次性取出（图 16 - 6）。

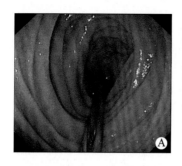 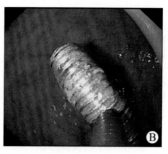 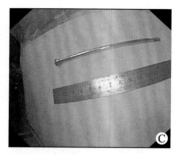

图 16 – 6　十二指肠降部可见一长约 15 cm 铁钉，以圈套器套住头端后旋转取出

四、尖锐异物的处理

尖锐物体如鱼刺常与并发症相关，怀疑吞咽尖锐物体的患者必须进行影像学评估，以确定物体的位置，尤其是滞留于食管中段的异物，需明确异物与大血管的关系。滞留时间短、未发生穿孔的食管异物，往往可以在内镜下取出；食管中段已经发生穿孔但未刺入血管的异物，需在手术室与胸外科医师一起，先由内镜医师进行内镜下取出，一旦发生大血管出血，需胸外科医师紧急手术；若异物已经刺入大血管，或发生感染累及大血管，需直接外科手术或联合介入科放置覆膜血管支架后再行异物取出（图 16 – 7，图 16 – 8，视频 16 – 5 ～ 视频 16 – 10）。

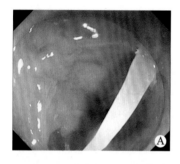 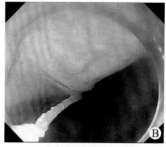 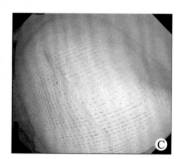

图 16 –7　距门齿 18 cm 处鱼刺嵌顿，两端穿入食管壁内，以异物钳钳夹
异物一端，将其游离至食管腔内后拉入透明帽内，随内镜取出

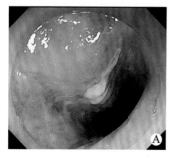 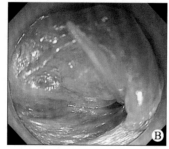 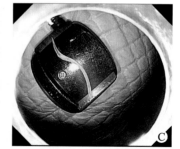

图 16 –8　异物完全插入食管黏膜中，沿黏膜水肿处予切开刀切开黏膜后
暴露骨性异物，以异物钳将其拉入透明帽中，并随内镜取出

五、电池的处理

5 岁以下的儿童经常吞入纽扣电池，大多数来自助听器、手表、游戏、玩具和计算器。当电池滞留于食管内时，可能会迅速发生液化坏死和穿孔，导致严重的并发症，因此需紧急处理。影像学检查确定位置后，通常使用取物篮或取物网能成功地将异物取出。如异物镶嵌过紧无法顺利取出时，可在直视下使用球囊，球囊经过内镜工作孔道到达异物远端，然后将球囊充气，向后拉固定住电池，然后将内镜、气囊、电池作为一个整体取出。在此过程中，使用外套管或气管插管对气道的保护尤为重要（图 16-9）。

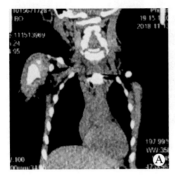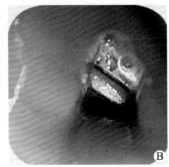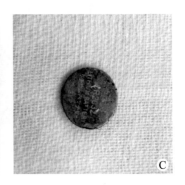

图 16-9　5 岁幼童误食纽扣电池，内镜下使用网篮将其带出体外

六、磁铁的处理

吞入磁铁常常会导致严重的胃肠道损伤。磁铁之间或磁铁与摄入的金属物体之间可能会产生吸引力，将一部分消化道管壁夹在两个物体之间，两个物体之间的压力可导致消化道壁坏死，并形成瘘、穿孔、梗阻、扭转或腹膜炎。因此，需要尽可能移除所有磁铁，未被检测到的磁铁或与磁铁一起吞食的金属片都会导致消化道损伤（图 16-10）。

七、毒品包的处理

在毒品交易频繁的地区可以看到用塑料袋包裹或装在气球或乳胶避孕套中的非法药物被吞入体内，称为"体内毒品袋"。这些毒品包常可以通过 X 线检查看到，CT 扫描也有助于识别。用内镜取出可能有破裂的风险，内容物的泄漏可能是致命的，因此不可内镜取出。当包裹无法前进或出现肠梗阻迹象时，需要外科手术干预。如怀疑包裹破裂，应进行手术和药物毒性的紧急医疗咨询。

八、胆管异物

胆管位置较为特殊，且拥有十二指肠乳头作为屏障，一般异物极难进入，因此胆管异物发生率极少，且多为医源性异物，如外科术后 hemolock 夹、支架等。胆管支架取出较为困难，需在经内镜逆行胆胰管成像中进行，因此对操作医师要求较高（图 16-11）。

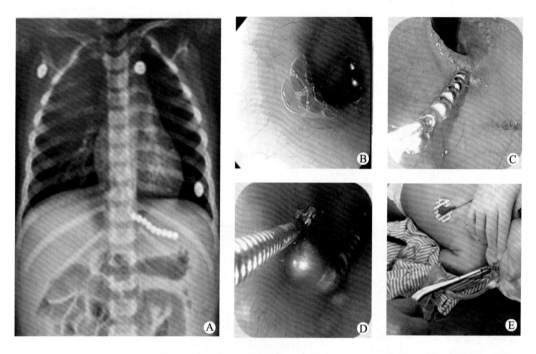

图 16 – 10　2 岁幼童误食多颗磁珠，由于磁力吸引作用，磁珠穿透食管下段与贲门，内镜下采用磁力吸附作用先将食管腔内磁珠推入胃腔，再将磁珠串一起带出体外

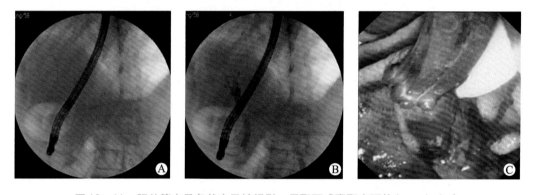

图 16 – 11　胆总管内见条状充盈缺损影，用取石球囊取出两枚 hemolock 夹

九、小肠异物

小肠异物多是由于上消化道异物经蠕动而来，小肠长度长，弯曲度大，且肠壁薄，为异物的取出增加了极大的困难。以往小肠异物需经外科手术取出，创伤大。自小肠镜问世之后，内镜医师终于可进入小肠，并对小肠中的异物进行处理。已经有文献报道了使用小肠镜成功取出吞入小肠的胶囊内镜，还描述了取出可能导致阻塞或穿孔的滞留物体。多种配件也被设计出来配合小肠镜取出异物，如保护罩、取物篮等。使用小肠镜取异物应重点考虑患者的稳定性、附件的可用性、手术的潜在长度以及选用经口或经肛路径（图 16 – 12）。

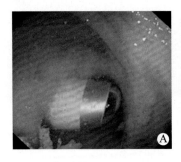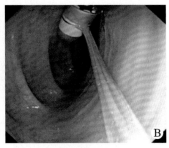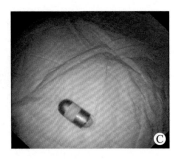

图 16 – 12　末端回肠可见胶囊内镜嵌顿，经网篮将其套住，随内镜带出体外

十、结直肠异物

结直肠异物相对少见，或为上消化道蠕动而来，或为患者自肛门塞入，后者异物形状常不规则，取出较为困难，有时需外科手术取出。如果连续的影像学检查提示异物位置未移动，应考虑结肠镜下取出异物（图 16 – 13，视频 16 – 11，视频 16 – 12）。

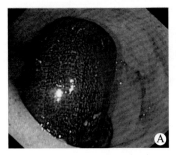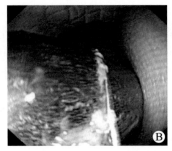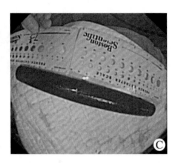

图 16 – 13　距肛门 5 cm 可见木质异物（擀面杖），用圈套器圈套后，
旋转取出异物，异物大小约 21 cm × 3 cm

【小结】

自食管至结直肠，异物可嵌顿于消化道的各个部位。患者如误吞异物切莫使用自己的土方法进行"自救"，往往会事倍功半，甚至影响后续治疗，因此要第一时间前往正规医疗机构就诊。医师要根据不同的情况选择不同的诊疗策略，在确保患者安全的前提下，尽量以创伤小的方式取出异物，基层医院若碰到棘手的异物，也应及时向上级医院转诊。

（撰文、图片及视频 16 – 1、视频 16 – 2 由刘莉、王建坤提供；余视频由贺学强、朱晚林提供）

参考文献

1. 中华医学会消化内镜学分会. 中国上消化道异物内镜处理专家共识意见(2015 年，上海). 中华消化内镜杂志，2016，35(1)：19 – 28.

第十七章　早期胃癌淋巴结转移的术前判定

精彩视频请扫描二维码

胃癌是全世界范围内严重危害人类身心健康的恶性肿瘤，2020 年胃癌在全球发病率和死亡率中分别位列第 5 和第 4。

浸润转移是影响胃癌患者预后的重要因素之一，其中淋巴结转移是胃癌最常见的转移形式，在早期阶段即可出现，因此及时发现和治疗胃癌有助于改善胃癌患者的预后。近年来，随着内镜技术的不断发展，早期胃癌（early gastric cancer，EGC）的检出率逐步提高，在日本高达 50%~70%。早期胃癌是指肿瘤浸润至黏膜层或黏膜下层，无论病灶大小和有无淋巴结转移。研究表明，早期胃癌的淋巴结转移率为 3.5%~22%，即使术后常规 HE 染色阴性的淋巴结也有一定的微转移率，为 10%~13.3%。

淋巴结转移与否，对于胃癌尤其是 EGC 的治疗和预后具有重要意义。国内外研究显示，EGC 的预后较好，5 年生存率超过 90%。研究表明，EGC 不伴淋巴结转移患者的 5 年生存率达 90%~95%，明显高于伴淋巴结转移者（70%~85%）。淋巴结转移不仅是影响 EGC 患者预后的重要因素，而且对于治疗方案的选择也非常关键。胃癌根治术虽然是治疗 EGC 的标准术式，但随着各种内镜技术的迅速发展，内镜黏膜下剥离术已成为治疗 EGC 的首选方法，长期治疗效果可与外科手术相媲美，并且减少了手术创伤和不必要的痛苦，提高了术后患者生活质量。然而，无淋巴结转移是 EGC 进行内镜微创治疗的重要前提，因此此前准确判断 EGC 淋巴结状态对选择合理的治疗方式至关重要，但目前临床上尚缺乏准确预测 EGC 淋巴结转移的方法，视频 17－1~视频 17－12 内容主要结合笔者单位的研究工作，探讨 EGC 淋巴结转移的评价方法、影响 EGC 淋巴结转移的临床和病理因素、术前评估早期胃癌淋巴结转移的标志物研究。

（张　静）

196

第十八章 肠镜的标准检查

精彩视频请扫描二维码

结肠镜是筛查、诊疗肠道疾病的重要手段，规范化结肠镜检查对提高内镜诊断准确性和治疗安全性至关重要。

【结肠镜检查准备工作】

一、检查的适应证和禁忌证

肠镜检查作为临床基本操作之一，应用广泛，适应证见表 18 – 1。

表 18 – 1　肠镜检查适应证

① 临床表现怀疑肠道疾病：如不明原因的腹痛、腹泻、腹胀、腹部包块；不明原因消化道出血，如便血、黑便等；不明原因大便习惯改变、排便异常；不明原因消瘦、贫血等营养不良表现；

② 其他影像学检查怀疑肠道疾病，需进一步确认评估或采集病理依据，如腹部 CT 或钡灌肠等；

③ 炎症性肠病的诊断及治疗随访；

④ 肿瘤性病变筛查，如肿瘤高危人群筛查、肠道息肉检查诊治及随访、转移肿瘤寻找原发灶、肿瘤术后或放化疗随访等；

⑤ 健康人群体检：尤其对于 50 岁以上人群，对健康意识较强的个人，可以根据意愿提前检查

同时，肠镜检查作为一项有创检查，伴随检查风险，需严格把握禁忌证（表 18 – 2）。

表 18 – 2　肠镜检查禁忌证

绝对禁忌证	① 消化道穿孔； ② 中毒性巨结肠
相对禁忌证	① 严重基础疾病无法耐受，如严重心肺功能衰竭、生命体征无法维持等情况； ② 严重肠道炎症

二、肠道准备

理想的肠道准备是保证结肠镜检查质量的关键因素，可提高结肠镜检查的安全性和有效性。肠道准备主要包括饮食指导，药物如泻药、溶剂、辅助药物，给药时间，肠道准备质量评分及特殊疾病肠道准备（图18-1）。

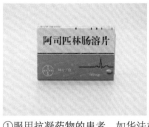
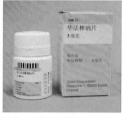

①服用抗凝药物的患者，如华法林钠片、阿司匹林肠溶片等，需停药1周后再行肠镜检查。

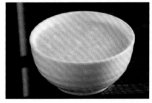
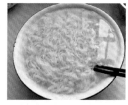

②检查前1天进食低纤维饮食，如稀饭、面条，避免蔬菜、带色饮料、带籽、带皮等食物，如韭菜、芹菜、西红柿等。

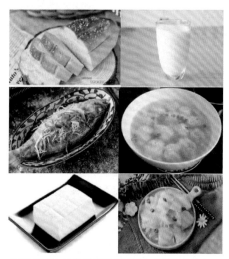

③便秘等特殊患者遵医嘱提前3天做饮食准备。

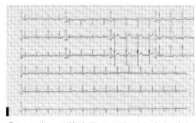
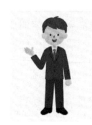

④冠心病、心律失常及70岁以上患者需由家属陪同，并携带心电图报告。

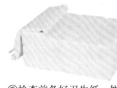
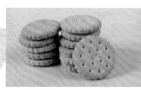
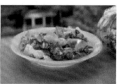

⑤检查前备好卫生纸、饼干、糖果等。
⑥女性月经期可暂缓肠镜检查，至内镜中心重新预约。

图18-1　结肠镜检查前信息指导

1. 饮食指导：肠镜检查前一般建议低渣饮食，具体食谱可参考表18-3。检查前一天推荐流质饮食，但一项随机对照实验表明检查前一天正常热量的低纤维饮食比流质饮食效果更好，患者也更能耐受。

表18-3　肠道准备3天食谱

	主食	菜	水果	其他
可以吃	馒头、烂面条、米糊、粥、藕粉、粉丝、面包、蛋糕（无奶油）	鸡蛋、土豆、山药、藕、豆腐、鱼、虾、瘦肉、清汤	香蕉、苹果、无籽葡萄	茶、果汁（无果粒）、果冻、布丁、硬糖、肠内营养制剂
不可以吃	杂粮粥/饭、粗粮、坚果面包、饺子、玉米、八宝粥/饭	动物血（如鸭血）、猪肝、红辣椒、西红柿、海带、粗纤维菜类、紫菜、银耳、木耳、菌菇	火龙果、猕猴桃、西瓜、香瓜、红枣	坚果、芝麻、乳制品

2. 泻药方面：较常用的泻药包括聚乙二醇电解质溶液（PEG）和磷酸钠。

聚乙二醇电解质溶液由等渗、不易消化、不易吸收的口服溶液组成，其肠道准备效果得到公认，但高容量溶剂和口感欠佳是其主要缺点。为了克服PEG的缺点，有研究表明低容量PEG联合比沙可啶的肠道准备效果与单纯PEG相似，但耐受性更好。磷酸钠是一种生理盐水缓泻剂，克服了PEG的缺点，但因其作用机制，对有肾功能障碍病史或有发生肾功能不全倾向的患者有一定风险，其安全性受到限制。

磷酸钠的替代品是硫酸钠，目前针对硫酸钠的研究评估有限。在一项针对日本人群的初步研究中，硫酸钠在98%的病例中可有效清洁结肠。此外，柠檬酸镁和匹可硫酸钠也是低容量溶液，应与足够的液体一起给药以防止药物相关副作用。

3. 溶剂：肠道准备如何改善泻药的口感，是肠镜检查更加易于耐受的重点之一。新加坡的一项研究表明，使用零度可口可乐替代水作为固定饮料的溶剂，可以使肠道得到更好的清洁，容纳性更好，口感更佳。一项在黎巴嫩对99名患者进行的单盲随机对照试验显示，糖精薄荷糖能改善聚乙二醇的口感，补充肠道准备的消耗，从而改善肠道清洁。

4. 辅助药物：之所以补充西甲硅油，是基于聚乙二醇的肠道准备会增加肠镜检查期间的腺瘤检出率，推荐临床常规使用。

5. 给药时间：肠道准备的时间是影响清洁质量的主要因素之一。美国胃肠病学会指南建议所有接受结肠镜检查的患者采取分次肠道准备。此措施虽然有一定难度，但大量证据表明，其有利于提高肠道清洁的有效性和肿瘤的检测率。同时，也有研究表明肠道准备结束距结肠镜检查之间的间隔超过13小时，清洁质量会变差。因此，间隔时间应尽量缩短，通常在4~6小时。在结肠镜检查前一天接受匹克硫酸钠肠道准备的患者中，结肠镜检查前两天添加10mg比沙可啶可显著提高右半结肠的清洁质量。当无法在结肠镜检查的同一天进行肠道准备时，应该使用这种辅助剂。

6. 肠道准备信息指导：肠道准备信息的类型和数量及传递给患者的方式会影响清洁的质量。研究表明，接受肠道准备患者被随机分配至常规书面说明和额外的视觉辅助两组，结果显示后一组肠道准备更为理想。住院患者在结肠镜检查前接受标准化的书面说明时，通过额外接受 5 分钟的视频讲解，向其解释充分准备的重要性，可取得更好的肠道清洁评分。因此，应尽量向患者提供有关结肠镜检查、肠道准备的充分信息及遵循推荐时间表的重要性。

7. 服用肠道清洁药物分为 3 种不同的肠道准备方案

方案一：肠道准备药物为磷酸钠盐口服溶液（45 mL/瓶×2 瓶），将 45 mL 磷酸钠盐口服溶液溶于 800 mL 温水，于检查前晚上 20:00 服用，半小时内分次服完，检查当天凌晨 6:00 再将 45 mL 磷酸钠盐口服溶液溶于 800 mL 温水，半小时内分次服完。

方案二：肠道准备药物为复方聚乙二醇电解质散（68.56 g/包×2 包），将两包复方聚乙二醇电解质散溶于 2 000 mL 饮用水中，2 小时内分次服完，对于上午行结肠镜检查的患者，于检查当日凌晨 3:00—4:00 服用，需行静脉麻醉患者凌晨 5:00 后禁水；对于下午行肠镜检查的患者，于检查当日 8:00—9:00 服用，需行静脉麻醉患者 10:00 后禁水。

方案三：肠道准备药物为复方聚乙二醇电解质散（68.56 g/包×3 包），对于肠道不易清洁患者可于检查前 1 天晚 20:00 将复方聚乙二醇电解质散 1 包溶于 1 000 mL 饮用水中，2 小时内分次服完，后续方案同方案二。

8. 肠道准备质量评分：波士顿量表评分（the Boston bowel preparation scale，BBPS）和渥太华评分是临床中最常用的肠道准备质量评估表。近年来，在此基础上有专家提出使用人工智能技术实时客观地评估结肠镜检查时肠道准备的质量，该设计程序可以每 30 秒进行 1 次肠道准备评分，更准确地计算累积 BBPS（表 18 - 4，表 18 - 5，图 18 - 2）。

表 18 - 4　波士顿量表评分

评分标准	0 分	1 分	2 分	3 分
	固体粪便没有清除，不能观察到肠黏膜	大部分肠腔由于着色、粪便残渣和（或）液体，只能观察到小部分肠黏膜	小部分肠腔由于着色、粪便残渣和（或）液体，大部分肠黏膜很好观察	肠腔内无残渣沾染，无不透明液体，整个肠黏膜准备完好
右半结肠（盲肠和升结肠）				
横结肠（横结肠、肝曲脾曲弯曲部分）				
左半结肠（降结肠、乙状结肠和直肠）				
总分				

注：最高分为 9 分，最低分为 0 分，总分 8~9 分表示优，7 分表示良，≤6 分表示肠道准备不佳。

表 18 - 5　渥太华评分表

评分 （分）	结肠镜下所示
0	优：肠黏膜细节清晰可见，或可见透明液体，几乎无粪便残留
1	良好：肠黏膜细节清晰可见，可见部分浑浊液体或粪便残留，无须冲洗或抽吸
2	尚可：浑浊液体或残留粪便掩盖肠黏膜细节，但抽吸后仍可见肠黏膜细节，无须冲洗
3	较差：粪便掩盖肠黏膜细节和轮廓，但冲洗和抽吸后，尚能获得清楚视野
4	极差：固体粪便掩盖肠黏膜细节和轮廓，尽力冲洗和抽吸后，仍无法获得清楚视野

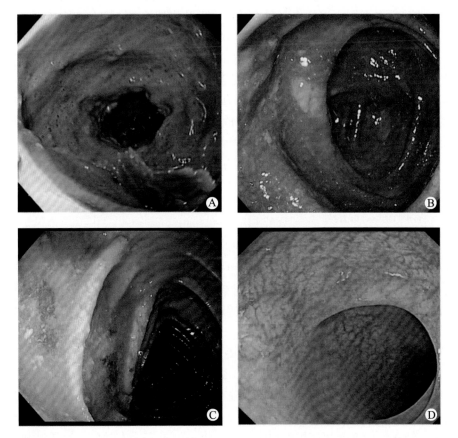

A. 固体粪便没有清除，无法观察肠黏膜，评分为 0 分；B. 大部分肠腔粪渣附着，小部分肠黏膜可观察，评分为 1 分；C. 小部分肠腔粪渣附着，大部分肠黏膜可观察，评分为 2 分；D. 肠腔内无残余粪渣，黏膜观察完整，评分为 3 分。

图 18 - 2　波士顿量表评分内镜表现

9. 特殊疾病肠道准备

（1）炎症性肠病：尚没有足够的研究来确定炎症性肠病患者肠道准备的最佳方法。临床医师应该认识到结肠镜检查对炎症性肠病患者可能产生的不良后果。炎症性肠病肠道准备的选择包括口服 PEG 或磷酸钠。鉴于口服磷酸钠溶液与频繁出现的口疮样黏膜病变相关且缺乏解释，因此，口服 PEG 是肠道清洁的首选。重度活动性炎症性肠病患者由于检查穿孔风险较高，不建议行预先肠道准备的完整结肠镜检查，可以推迟到临床情况好转后。

（2）老年患者：由于肾小球滤过率较低、药物使用、全身和胃肠道疾病，老年患者发生磷酸盐中毒的风险较高。磷酸钠会引起电解质紊乱，如高磷血症、低钙血症和低钾血症，因此，建议将 PEG 作为肠道清洁剂。年龄大于 75 岁、慢性便秘史、结直肠手术史、住院状态、腹部两次以上手术史均为老年患者肠道准备不充分的危险因素，建议采用分次服用肠道清洁剂，并适当采用辅助措施提高肠道清洁度，如提前服用缓泻剂或促进胃肠动力药物等。

（3）儿科患者：儿童消化道薄弱，且耐受力及依从性差，故儿童肠道准备难以达到高质量，相关的临床研究也较少，较常用的是 PEG 电解质溶液，但其所需溶剂大且口味欠佳。一些替代方案需要进一步研究，如无电解质的 PEG、比沙可啶、番泻叶等。目前 2 岁以上儿童仍需配合饮食限制、灌肠等辅助方法。

（4）下消化道出血患者：对于血流动力学稳定患者，在 24 小时内行急诊结肠镜检查，推荐 PEG 作为肠道清洁剂；对于高危或持续出血状态患者，需稳定血流动力学后再行结肠镜检查。

（5）晚期肝病、代偿性差的充血性心力衰竭或肾功能衰竭的患者：由于 PEG 是等渗液，且不会引起体液和电解质水平的显著变化，因此首选 PEG。

三、结肠镜检查用药

1. 解痉剂：使用解痉药物抑制肠道蠕动，对于肠镜操作更加容易，临床上使用较为普遍。常用的如东莨菪碱，用药前需告知患者可能的并发症（如口干、眼干、尿潴留等），青光眼、前列腺肥大、缺血性心脏病等患者禁用。近年来关于是否使用解痉药物提高结肠镜检查效率存在争议，有报道解痉药物在检测结直肠息肉和盲肠插管率方面未显示明显优势。

2. 无痛肠镜药物：镇静镇痛是内镜检查的重要内容，用于结肠镜检查的镇静剂旨在减轻患者的不适和焦虑，改善检查结果，减少患者对事件的记忆，并实现更全面内镜检查程序。常用镇静药物为丙泊酚，目前有研究甲苯磺酸瑞马唑仑的镇静效果不差于丙泊酚，且比丙泊酚更安全。镇痛药物合用能提高内镜检查舒适度，与丙泊酚和芬太尼相比，结肠镜检查期间使用丙泊酚和氯胺酮镇静是安全有效的，可维持血流动力学稳定，并发症更少。

四、检查知情同意和人文关怀

随着肠镜检查技术的发展及患者对自我权益的维护，有关肠镜检查知情同意的指南更新需求日益增加。对医师来说，提供正确和适当的信息并不容易，尤其是针对患者的需求提供信息。我们须尽可能使知情同意文件内容更加通俗易懂，提高老年人或教育程度较差人群的阅读理解水平，增加多媒体的作用，开发程序增加点对点指导，解除检查的困惑，如很多医院都设立内镜公众号指导患者做好结肠镜检查准备工作。

人文关怀是以人为本的人性化护理。在检查过程的各个环节，针对患者产生不良心理反应的原因进行深入细致的人文关怀护理，使患者充分感受到自己被尊重、被呵护，使患者的不良心理及生理反应减轻、配合程度加强，从而使检查能顺利进行。

【结肠镜操作技术】

一、持镜方法

结肠镜持镜方法见图18-3。

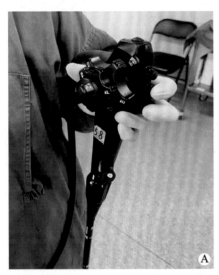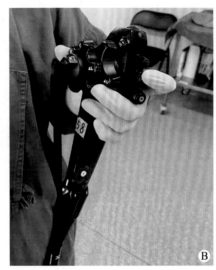

图18-3　持镜方法

左手食指、中指分别控制注气、注水按钮（A）；左手食指兼顾注气、注水按钮，中指及无名指辅助大小旋钮（B）。更推荐B图中姿势，有利于后期进一步内镜下治疗，可以灵活调节旋钮，控制镜身方向

二、左右手协调

传统理念认为单人肠镜操作以左手辅助、右手旋转镜身为基础，但随着肠镜下治疗的开展，左手操控方向、右手把握距离成为更加合适的操作，对内镜医师控镜提出了更高的要求。

三、充气量

肠镜操作时为防止成襻，一开始注气量较小，对于判断路径产生困难，但过多充气又易造成襻肠管短缩困难，如何抉择是个难题。合适的注气量以可判断方向为准，在弯曲处需充气了解肠管走行，吸气量以管腔可见为限，亦可在弯曲处吸气减少角度，便于勾拉镜身，点吸更有利于精确调整空气量。

四、肠管的"柔软"

每次肠镜操作就像认识一位新朋友，越深入了解越发现对方丢下坚硬的外壳，露出自身的柔软。在插镜过程中不要蛮力对抗，一旦感觉镜身拘束，适当停下脚步，回到中轴，保持初心，与其左旋或右旋超过180度，不如换个方向也许迎刃而解，或稍稍抖动镜身放松放松，或吸引粪水调节空气量，"以退为进"，感受肠腔在手中慢慢柔软，前方肠腔慢慢角度变钝，打开心扉，完成一次愉快的检查。充分感知"自由度"，也就是需要适当解襻，一般有3种方式，即右旋回拉、右旋>180度回拉、左旋+右旋回拉。解襻过程中一定要注意肠镜前端与黏膜的距离，距离产生美（视频18－1，视频18－2）。

五、插镜方式

不同部位进镜方法如下（牢记关键部位镜身长度，判断有无成襻）：

（1）肛门：先进行肛门指检，确定部位及走向，右手持镜斜插入肛门。

（2）直肠－乙状结肠：直肠3个直肠横襞（Huston 瓣），多数位置左－右－左，进入直肠少量充气，观察走行，建议旋转镜身将转弯处放在右边，镜身越过皱襞，右旋左手控制旋钮向上，看到管腔吸气拉直。乙状结肠循腔进镜，切忌求快，将肠镜操作的主要时间放在乙状结肠，建议开始时将转弯皱襞放于右侧，控制空气量，通过旋转镜身吸气拉镜过转弯处，如果推镜过弯，亦尽量每次过弯后右旋或左旋拉直镜身，反复回拉进镜，减少成襻。

（3）降乙交界（30 cm）：如果乙状结肠成襻，降乙交界处是解襻的最佳位置，同时也是肠镜顺利完成的关键。在降乙交界处因乙状结肠右旋较多，往往再次右旋空间有限，可旋转至左侧，加大可控空间，如果镜身不自由，感觉有襻，在转弯处左旋吸气，看到黏膜固定不动，可多次小幅度点吸。不要持续吸气，感受镜身慢慢松弛甚至陡然变松。笔者体会到进入降结肠前取直镜身、不成襻是后续成功的关键。

（4）降结肠、脾曲及横结肠（脾曲40 cm）：降结肠、横结肠管腔往往较直，不宜成襻，但亦无法短缩肠管，因此在肠腔走行笔直通畅处，需要左旋或右旋贴近肠壁，多次小幅度点吸，固定肠壁，轻轻小幅度抖动镜身，短缩肠管。部分患者需要调节肠镜的硬度来辅助进镜。脾曲吸气、进镜、左旋，反复多次，保持肠腔可见，避免丢失前路。

（5）肝曲（60 cm）：弯曲处多位于右下方，吸气钝化角度，右旋向上拉镜，往往右手旋镜与左手大小旋钮需要一起配合，看到升结肠腔的方向再拉镜旋转，部分情况转弯处置于左侧进镜更容易，根据患者肠道走行情况灵活变通，同时可结合体位改变，减少进镜角度。

（6）升结肠、回盲部（65～70 cm）：看到升结肠管腔后一边吸引，一边左旋或右旋感觉肠腔向你靠近。大部分自由状态下，回盲瓣置于左侧，进镜确认阑尾开口。

（7）回肠末端：深吸引较少空气量，镜身前端靠近回盲瓣口两瓣之间，上打旋钮顶出缝隙，进入回肠末端，少量充气观察。有时回盲瓣不宜固定，需要体位按压帮助固定，尤其是既往有腹部手术者，如胃外科手术、胆囊手术等。

六、用手压迫法

可自身手压迫，或护士或助手用手压迫，按压部位一致。

1. 直乙交界：手掌压于耻骨联合上方 2 cm 或脐下，固定肠腔。

2. 乙状结肠：手掌压于左下腹，或托住向上，如果触及镜身，可于镜身前方压迫固定。

3. 横结肠：脐上 2 cm 正中位按压或托住，左侧卧位时将腹部往上托起减少重力下垂。

4. 肝曲：手掌压于脐上右侧，掌心向内抵住，减少肠管游离。

5. 特殊部位：腹部手术瘢痕处手掌压迫可以有效固定肠腔，帮助镜身通过。腹型肥胖患者有时横结肠下垂明显，进镜困难，需护士双手用力顶住脐周附近，以固定肠管辅助进镜。

七、体位改变

结肠镜检查期间改变患者体位被认为是一种简便有效的技术。体位变换能钝化肠腔角度，增加插镜成功率，同时也被证明可以提升退镜黏膜的可见度和腺瘤的检出率。通常使用左侧（LL）卧位起始位置，也有研究发现右侧（RL）起始位置与 LL 相当，并且在盲肠插管时间、插管率或患者不适方面没有差异。左外侧倾下位（LTDP）和仰卧位（SP）较左侧卧位可以显著简化插入过程，缩短插入到盲肠的时间，尤其是对于肥胖和消瘦的患者，可减少在非静脉麻醉肠镜检查中的不适感。

目前常用的体位：直肠、乙状结肠、降结肠为左侧卧位，横结肠、升结肠、回盲部为平卧位。在肠镜操作过程中，如果进镜困难，可随时改变体位。右侧卧位、俯卧位有时可以帮助进镜。笔者工作中发现腹型肥胖患者横结肠后右侧卧位可以提高进镜效率。

八、注水法

1. 方法：在直肠、乙状结肠及降结肠通过附送水/三通阀/50 mL 注射器等方法注水，量为 300～500 mL，熟练者 100～200 mL，为 36 ℃生理盐水，以辅助透明帽进行操作。

2. 原理及优点：①注水充盈肠腔但不拉伸肠管，可减少成袢概率；温水灌注可避免肠管痉挛，缓解疼痛，减少成角。②所注温水自身重力作用可部分拉直左侧卧位的直乙交界、乙状结肠，便于无襻通过左半结肠。③注水冲洗肠道，视野清晰，加速进镜；退镜观察时可减少漏诊率、增加腺瘤检出率。④水交换结肠镜检查与高质量要求的肠道清洁有关。与充气结肠镜检查相比，注水法肠镜盲肠插管时间平均为 2～4 分钟。

九、退镜观察

1. 时间：是否越长退镜时间肠镜检查质量越高呢？这个问题一直困扰临床医师，普遍认为 6 分钟退镜时间效率和质量最大化。现有研究发现将退镜时间从 6 分钟延长到 9 分钟可以显著改善腺瘤检出率，尤其是对于近端结肠和经验不足的结肠镜检查医师。9 分钟退镜时间基准可以作为结肠镜检查的质量指标之一。当退镜时间在右侧结肠段≥2 分钟、近端结肠≥4 分钟、左侧结肠段≥3 分钟时，息肉检出率（PDR）和腺瘤检出率（ADR）能显著提升，尤其对于侧向发育型息肉、锯齿状病变等，退镜时间是发现病变的关键因素之一。

2. 反转退镜：右半结肠及直肠反转可增加肠腔视野，减少盲区。反转镜身不能盲目，一是镜身柔软，不能成攀；二是保持适当空气量，过分充气可能引起黏膜撕裂。不是所有患者皆可反转操作，临床工作中不做强求。

3. 控制空气量：退镜过程中，调整空气量，减少过度充气，使黏膜展平，否则无法观察病变与周围的高度差，尤其造成平坦型病变如 LST、SSL 等漏诊，亦可能导致皱襞背面病灶完全无法观察，因此退镜的空气量调节至关重要。

十、困难患者进镜方法

1. 肥胖患者：常常到达肝区或升结肠就觉得镜身不够，这时如果患者清醒可以让其平卧或右侧卧位改变体位，并嘱患者深呼吸，使肠腔短缩，到达回盲部。

2. 消瘦患者：往往肠腔角度大，切忌盲目推镜，增加肠腔拉伸成攀，加重患者不适感且无法自由进镜，要耐心勾拉镜身，减少成攀。

3. 乙状结肠冗长：善用手法按压，忌进镜时间过长、充气过度，短缩肠腔困难。

4. 妇科手术患者：直乙交界或乙状结肠固定，蛮力进镜易造成穿孔，往往固定处肠道粘连，较少充气，稍稍抖动镜身，解松肠道，顺利进镜。

【内镜检查技术】

1. 普通白光内镜：部分早期癌变在白光下可识别，但扁平型病变难以在白光下被发现，因此在检查中应仔细观察肠黏膜的改变。

2. 放大内镜：明显提高了内镜图像的像素值，使病灶边缘显示更加明显，对微小病变和平坦型病变的发现率明显提高。同时该技术可以将病变放大 80～100 倍，可更清晰地观察病变表面结构、黏膜腺管开口，甚至预测病理类型，对早期结肠癌做出更精确的诊断。

3. 色素内镜：在黏膜表面喷洒亚甲蓝、靛胭脂、苯酚等染料，使病变范围和黏膜显示更加明显，再通过放大内镜观察其表面的腺管开口形态，提高早期结肠癌的检出率。

4. 电子染色内镜：常用的技术包括 NBI、智能分光比色技术（FICE）、高清智能电子染色内镜技术（I-Scan）。不同的黏膜结构和微血管形态可通过不同的波长显示，从而获得更加清晰的病变范围和边界，效果与色素内镜类似。对黏膜表面的腺管开口及微血管网进行观察，尽早识别结肠癌及癌前病变的病理性质，选择合适的治疗方法。研究显示，该项技术在鉴别大肠息肉瘤性病变与非瘤性病变的敏感度达90%，特异度达85%。

5. 激光共聚焦显微内镜：在肠黏膜表面喷洒或注射外源性荧光物质，用激光照射，通过荧光物质在黏膜表面分布的差异来显示不同组织结构。此外，内镜前端的激光探头可由深到浅地扫描肠道黏膜，将肠黏膜组织放大 500～1 000 倍，同时具有光学切割特性。激光共聚焦显镜内镜还是一种能够在活体上获得组织学水平的成像技术，能达到光学活检的目的。

6. 自发荧光（auto fluorescence imaging，AFI）内镜：在激光下激发组织产生荧光，形成不同的图像，经过特定处理，产生 AFI 特定图像。若组织发生病变，出现黏膜层增厚、血流量增加等，致使病变组织与正常组织显示不同的荧光颜色。

7. 蓝激光成像技术（blue laser imaging，BLI）：通过激光弥补了白色光源难以发现的黏膜病变，使病变部位显示更加明显，提高了病变的识别度。

8. 透明帽辅助：在结肠镜顶端安置透明帽，用于展平结肠褶皱以减少视野的盲区，从而获得更好的视野。与常规结肠镜检查相比，透明帽辅助结肠镜检查不仅可以提高检查视野，还可以增加腺瘤的发现率。与透明帽具有相似功能的辅助设备如 EndoRings、Endocuff 等可以增加视野暴露范围，提高结肠镜检查的质量。

9. 新型内镜：常规结肠镜视野范围在 140°～170°，最新的超广角内镜在常规结肠镜前置显像的基础上增加了 2 个侧面的显像系统，可实现 330°的可视化视野。第 3 只眼反光镜使得结肠镜除前向视野外，还能同时提供 180°的反向视野，可以观察到结肠皱襞后壁和肠道弯曲部位病变，减少盲区漏诊率。

10. 人工智能：AI 模型仍在临床逐步推广中，研究证明经过验证的实时深度学习 AI 模型可以提高检查质量，减少内镜医师的经验不足、疲劳及分心等人为因素对结肠镜检查质量的影响，但仍需要研究者们不断调试，使其能更好地辅助结肠镜检查及诊断。

【结肠镜检查的注意事项】

密切关注患者检查过程中的生命体征及反应，充气过程中可能出现迷走神经反射，从而诱发心血管系统疾病或呼吸抑制，检查前充分告知患者及家属相关风险。清醒患者可以通过对话分散患者注意力并随时观察患者神志及不适症状；镇静麻醉患者需密切监控心电监护，尤其在清醒后仍要加强监测，防止再昏迷等意外事件发生。

【结肠镜检查的质量评价】

肠镜检查质量评价的常用指标有腺瘤漏诊率（AMR）、晚期腺瘤漏诊率（AAMR）、腺瘤检出率（ADR）、盲肠插镜率（CIR）、阳性结肠镜平均腺瘤数（APPC）。在系统评价和荟萃分析中发现，腺瘤和晚期腺瘤被遗漏（基于 AMR 和 AAMR）的频率要高于以往。除 ADR 外，APPC 亦可作为结肠镜检查质量的补充指标，但尚需更多的研究加以验证。

同时结肠镜检查质量的主要影响因素有年龄、性别、BMI、便秘、患者依从性及内镜医师的经验。一方面，需规范结肠镜检查程序；另一方面，在标准化的结肠镜检查程序下，还需根据患者自身特点制定个体化结肠镜检查策略，以提高结肠镜检查效果，从而在整体上提高结肠镜检查质量。

【结肠镜检查的并发症及治疗】

结肠镜检查作为侵入性检查，医务人员需尽告知义务，使患者了解整个过程中可能发生的并发症及并发症的原因及特点。

结肠镜可能的并发症包括穿孔、出血、菌血症、缺血性肠病、中毒性巨结肠等。结肠穿孔是一种严重的并发症，死亡率相对较高，但临床工作中比较少见。自 2000 年以来发表的大型研究报告显示穿孔率为 0.005% ~ 0.085%，过去 15 年整体穿孔率的趋势没有明显变化。出血是比穿孔更常见的不良事件，临床中发生率更高。自 2000 年以来，发表的一些大型研究显示结肠镜检查后出血率为 0.001% ~ 0.233%。

积极有效预防并发症需严格把控结肠镜检查的适应证及禁忌证，尤其是对有无肠道手术史或肠道疾病患者：严格遵循循腔进镜，较少注气，尽量避免成襻，避免暴力操作；灵活应用辅助手段帮助进镜；一旦发现肌层损伤或出血可能，及时使用金属夹夹闭；插镜困难时及时由高年资医师接手或终止检查；检查后密切观察有无腹痛腹胀、血便等。

【结肠镜检查随访】

结肠镜检查无法做到全视野检查，不可避免会漏诊。漏诊率受多种因素影响：①客观因素：A. 病变因素，如腺瘤大小、形态、部位、数目等；B. 受试者因素，如年龄、腹部手术、结肠走行、耐受程度等。②主观因素：如肠道准备、退镜时间、操作医师等。因此，制定合理的随访方案尤为重要。多次结肠镜检查能发现初次检查漏诊的腺瘤，进而避免漏诊腺瘤对随访结果的影响。

多项研究报道腺瘤患者在腺瘤切除后的结肠镜随访中腺瘤复发率明显高于初次结肠镜检查正常的患者。腺瘤切除患者在结肠镜随访中腺瘤或高危腺瘤的复发率随着随访时间延长而增加。腺瘤的大小、数目及病理形态、患者的性别和年龄是腺瘤或高危腺瘤的复发危险因素。美国医学会结直肠癌工作组和美国癌症协会联合制定了结肠腺瘤切除术后结肠镜随访规范，要求根据初次结肠镜检查腺瘤的特征决定结肠镜随访时间间隔。对于高危腺瘤患者和腺瘤在 3 个以上患者，建议在腺瘤切除后 3 年随访，而对于非高危腺瘤患者建议在 5 ~ 10 年随访复查。但由于结肠镜检查中漏诊问题的存在，以及对大肠肿瘤自然发展史的认识逐渐深入，结合我国国情，也有内镜医师提出腺瘤患者在腺瘤切除后 1 年内应再次接受结肠镜随访，尚有待进一步研究。

（张　婷　周玉宏　柏　愚　宋　远）

参考文献

1. ALVAREZ-GONZALEZ M A, PANTALEON M A, FLORES-LE ROUX J A, et al. Randomized clinical trial: a normocaloric low-fiber diet the day before colonoscopy is the most effective approach to bowel preparation in colorectal cancer screening colonoscopy. Dis Colon Rectum, 2019, 62(4): 491 – 497.

2. DIPALMA J A, WOLFF B G, MEAGHER A, et al. Comparison of reduced volume versus four liters sulfate-free electrolyte lavage solutions for colonoscopy colon cleansing. Am J Gastroenterol, 2003, 98(10): 2187 – 2191.

3. AIHARA H, SAITO S, OHYA T, et al. A pilot study using reduced-volume oral sulfate solution as a preparation for colonoscopy among a Japanese population. Int J Colorectal Dis, 2013, 28(1): 83 – 87.

4. LEITAO K, GRIMSTAD T, BRETTHAUER M, et al. Polyethylene glycol *vs.* sodium picosulfate/magnesium citrate for colonoscopy preparation. Endosc Int Open, 2014, 2(4): E230 – 234.

5. SEOW-EN I, SEOW-CHOEN F. A prospective randomized trial on the use of Coca-Cola Zero(®) *vs.* water for polyethylene glycol bowel preparation before colonoscopy. Colorectal Dis, 2016, 18(7): 717 – 723.

6. SHARARA A I, EL-HALABI M M, ABOU FADEL C G, et al. Sugar-free menthol candy drops improve the palatability and bowel cleansing effect of polyethylene glycol electrolyte solution. Gastrointest Endosc, 2013, 78(6): 886 – 891.

7. PAN P, ZHAO S B, LI B H, et al. Effect of supplemental simethicone for bowel preparation on adenoma detection during colonoscopy: A meta-analysis of randomized controlled trials. J Gastroenterol Hepatol, 2019, 34(2): 314 – 320.

8. HASSAN C, BRETTHAUER M, KAMINSKI M F, et al. Bowel preparation for colonoscopy: European Society of Gastrointestinal Endoscopy (ESGE) guideline. Endoscopy, 2013, 45(2): 142 – 150.

9. REX D K, JOHNSON D A, ANDERSON J C, et al. American College of Gastroenterology guidelines for colorectal cancer screening 2009 [corrected]. Am J Gastroenterol, 2009, 104(3): 739 – 750.

10. SIDDIQUI A A, YANG K, SPECHLER S J, et al. Duration of the interval between the completion of bowel preparation and the start of colonoscopy predicts bowel-preparation quality. Gastrointest Endosc, 2009, 69(3 Pt 2): 700 – 706.

11. HOOKEY L C, VANNER S J. Pico-salax plus two-day bisacodyl is superior to pico-salax alone or oral sodium phosphate for colon cleansing before colonoscopy. Am J Gastroenterol, 2009, 104(3): 703 – 709.

12. TAE J W, LEE J C, HONG S J, et al. Impact of patient education with cartoon visual aids on the quality of bowel preparation for colonoscopy. Gastrointest Endosc, 2012, 76(4): 804 – 811.

13. LEE J Y, CALDERWOOD A H, KARNES W, et al. Artificial intelligence for the assessment of bowel preparation. Gastrointest Endosc, 2022, 95(3): 512 – 518.

14. TERHEGGEN G, LANYI B, SCHANZ S, et al. Safety, feasibility, and tolerability of ileocolonoscopy in inflammatory bowel disease. Endoscopy, 2008, 40(8): 656 – 663.

15. VAN ASSCHE G, DIGNASS A, PANES J, et al. The second European evidence-based consensus on the diagnosis and management of Crohn's disease: Definitions and diagnosis. J Crohns Colitis, 2010, 4(1): 7 – 27.

16. BELOOSESKY Y, GRINBLAT J, WEISS A, et al. Electrolyte disorders following oral sodium phosphate administration for bowel cleansing in elderly patients. Arch Intern Med, 2003, 163(7): 803 – 808.

17. MATHUS-VLIEGEN E, PELLISÉ M, HERESBACH D, et al. Consensus guidelines for the use of bowel

preparation prior to colonic diagnostic procedures: colonoscopy and small bowel video capsule endoscopy. Curr Med Res Opin, 2013, 29(8): 931 – 945.

18. SABRI M, DI LORENZO C, HENDERSON W, et al. Colon cleansing with oral sodium phosphate in adolescents: dose, efficacy, acceptability, and safety. Am J Gastroenterol, 2008, 103(6): 1533 – 1539.

19. TURNER D, BENCHIMOL E I, DUNN H, et al. Pico-Salax versus polyethylene glycol for bowel cleanout before colonoscopy in children: a randomized controlled trial. Endoscopy, 2009, 41 (12): 1038 – 1045.

20. HASSALL E, LOBE T E. Risky business: oral sodium phosphate for precolonoscopy bowel preparation in children. J Pediatr Gastroenterol Nutr, 2007, 45(2): 268 – 269.

21. SAFDER S, DEMINTIEVA Y, REWALT M, et al. Stool consistency and stool frequency are excellent clinical markers for adequate colon preparation after polyethylene glycol 3350 cleansing protocol: a prospective clinical study in children. Gastrointest Endosc, 2008, 68(6): 1131 – 1135.

22. HUNTER A, MAMULA P. Bowel preparation for pediatric colonoscopy procedures. J Pediatr Gastroenterol Nutr, 2010, 51(3): 254 – 261.

23. PASHANKAR D S, LOENING-BAUCKE V, BISHOP W P. Safety of polyethylene glycol 3350 for the treatment of chronic constipation in children. Arch Pediatr Adolesc Med, 2003, 157(7): 661 – 664.

24. BARRISH J O, GILGER M A. Colon cleanout preparations in children and adolescents. Gastroenterol Nurs, 1993, 16(3): 106 – 109.

25. DAHSHAN A, LIN C H, PETERS J, et al. A randomized, prospective study to evaluate the efficacy and acceptance of three bowel preparations for colonoscopy in children. Am J Gastroenterol, 1999, 94(12): 3497 – 3501.

26. RABENSTEIN T, RADAELLI F, ZOLK O. Warm water infusion colonoscopy: a review and meta-analysis. Endoscopy, 2012, 44(10): 940 – 951.

27. ALTINTAŞ E, UÇBILEK E, SEZGIN O, et al. Alverine citrate plus simethicone reduces cecal intubation time in colonoscopy—a randomized study. Turk J Gastroenterol, 2008, 19(3): 174 – 179.

28. AZIZ M, SHARMA S, GHAZALEH S, et al. The anti-spasmodic effect of peppermint oil during colonoscopy: a systematic review and meta-analysis. Minerva Gastroenterol Dietol, 2020, 66(2): 164 – 171.

29. KILPATRICK G J. Remimazolam: Non-clinical and clinical profile of a new sedative/anesthetic agent. Front Pharmacol, 2021, 12: 690875.

30. AMINNEJAD R, HORMATI A, SHAFIEE H, et al. Comparing the efficacy and safety of dexmedetomidine/ketamine with propofol/fentanyl for sedation in colonoscopy patients: a doubleblinded randomized clinical trial. CNS Neurol Disord Drug Targets, 2022, 21(8): 724 – 731.

31. ZHAO S, YANG X, MENG Q, et al. Impact of the supine position versus left horizontal position on colonoscopy insertion: a 2-center, randomized controlled trial. Gastrointest Endosc, 2019, 89 (6): 1193 – 1201.

32. ZHAO S, YANG X, WANG S, et al. Impact of 9-minute withdrawal time on the adenoma detection rate: A multicenter randomized controlled trial. Clin Gastroenterol Hepatol, 2022, 20(2): e168 – e181.

33. NUTALAPATI V, KANAKADANDI V, DESAI M, et al. Cap-assisted colonoscopy: a meta-analysis of high-quality randomized controlled trials. Endosc Int Open, 2018, 6(10): E1214 – E1223.

34. FACCIORUSSO A, DEL PRETE V, BUCCINO R V, et al. Comparative efficacy of colonoscope distal attachment devices in increasing rates of adenoma detection: a network meta-analysis. Clin Gastroenterol Hepatol, 2018, 16(8): 1209 – 1219.

35. KUDO T, SAITO Y, IKEMATSU H, et al. New-generation full-spectrum endoscopy versus standard forward-viewing colonoscopy: a multicenter, randomized, tandem colonoscopy trial (J-FUSE Study). Gastrointest Endosc, 2018, 88(5): 854-864.

36. ATKINSON N S S, KET S, BASSETT P, et al. Narrow-band imaging for detection of neoplasia at colonoscopy: a meta-analysis of data from individual patients in randomized controlled trials. Gastroenterology, 2019, 157(2): 462-471.

37. ZHU Y, HU W, WANG F, et al. Evaluation of blue laser endoscopy for detecting colorectal non-pedunculated adenoma. Arab J Gastroenterol, 2021, 22(2): 127-132.

38. LUI T K L, LEUNG W K. Is artificial intelligence the final answer to missed polyps in colonoscopy? World J Gastroenterol, 2020, 26(35): 5248-5255.

39. ZHAO S, WANG S, PAN P, et al. Magnitude, risk factors, and factors associated with adenoma miss rate of tandem colonoscopy: A systematic review and Meta-analysis. Gastroenterology, 2019, 156(6): 1661-1674.

40. KIM S Y, KIM H S, PARK H J. Adverse events related to colonoscopy: Global trends and future challenges. World J Gastroenterol, 2019, 25(2): 190-204.

41. REX D K, KAHI C J, LEVIN B, et al. Guidelines for colonoscopy surveillance after cancer resection: a consensus update by the American Cancer Society and the US Multi-Society Task Force on colorectal cancer. Gastroenterology, 2006, 130(6): 1865-1871.

42. HERESBACH D, BARRIOZ T, LAPALUS M G, et al. Miss rate for colorectal neoplastic polyps: a prospective multicenter study of back-to-back video colonoscopies. Endoscopy, 2008, 40(4): 284-290.

第十九章 人工智能与消化内镜

将无生命的物体赋予智能的想法已经在历史的长河中存在了相当长的时间。在很多古代的神话中，技艺精湛的工匠可以制作出人造人，并为其赋予意识。现代人工智能（artificial intelligence，AI）的起源可以追溯到古典哲学家们试图将人类思维描述为一个象征性系统。"人工智能"这个概念在1956年汉诺威（新罕布什尔州）的达特茅斯学院召开的一次会议上被提出，旨在使数字计算机或计算机控制的机器类似人类一样具有思考和推理能力。人工智能在经历几次黄金期和寒冬期后，在20世纪90年代，得益于计算机算力的提升，终于实现了最初的一些目标，并实际地部署到生产环境中，开始蓬勃地发展。21世纪后，随着计算机互联网和大数据技术迅速发展，机器学习（machine learning，ML）作为人工智能的一种实现方法，在社会经济生活中能解决的问题越来越多。机器学习通过检查和比较大数据来找到通用模式（common pattern），这种方法对解决分类问题特别有效。例如，我们提供包含大量CT图像及其相应症状给机器学习程序，他能够在未来帮助（或可能自动化）CT图像的分析与诊断。机器学习实现人工智能的算法包括深度学习（deep learning，DL）、决策树学习、归纳逻辑编程、强化学习和贝叶斯网络等。通过自动特征工程及其自学能力，深度学习算法只需要很少的人工干预就能完成模型的训练和预测。人工智能是一门科学，机器学习是实现人工智能的一种技术，而深度学习是实现机器学习的一种算法（图19-1）。下文所说的人工智能，在没有特别说明的情况，通常指的是机器学习中的深度学习。

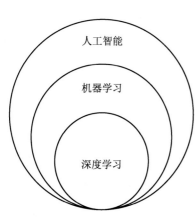

图19-1 人工智能、机器学习和深度学习的关系

【医学领域的人工智能】

2017年以来，中国、美国和欧盟先后发布了国家级人工智能战略发展规划，人类历史即将迎来以"智能化"为主旋律的第四次工业革命。人工智能可以用更少的时间和成本，执行通常由人类完成的任务，从而简化医务人员和医院管理人员的工作。传

统的技术往往只是人类的算法或工具的补充，而如今的人工智能可以真正增强人类活动——接管了包括医学成像、风险预测及疾病诊断等众多任务。人工智能的理论和技术爆发为医学的理论、方法与应用的发展提供新方向，其在视觉任务中的应用，即计算机视觉（computer vision，CV），引起了医学界的极大兴趣，正在以极快的速度重构现代医疗保健服务领域。人工智能可以与内镜、影像学、病理学、眼科和皮肤病学等视觉导向的专业擦出火花。每年全球因疾病误诊的死亡人数不容小觑，因此，改进诊断流程是人工智能最令人兴奋的医疗领域应用之一。人工智能可以在胃肠病学领域的各个方面都发挥作用。消化道内窥镜如胃镜、十二指肠镜、结肠镜都依赖于对病灶的快速识别和诊断。人工智能还可以增强这些内窥镜识别和诊断病灶的能力，使内镜医师可以更快地识别出病灶，做出准确的诊断。一些人工智能技术对食管胃十二指肠镜中的胃图像进行了分类，以监测观察的盲区，其准确性已达到经验丰富的内镜医师的水平。除消化道内窥镜外，人工智能还在病理学、影像学及皮肤病学等方面具有巨大的应用价值。

【人工智能与内镜】

随着深度学习算法的面世，人工智能在医学领域的巨大潜力也被挖掘出来，得到了广泛的研究和应用。由于人工智能可实现对图像的快速自动识别和分析，因此消化内镜也是医学人工智能研究的热门领域，近年来国内外有不少研究在内镜的诊断方面做出了重大突破。而我国的消化内镜方面目前仍面临检查需求量大、设备储备不足、人均内镜医师不足和质量标准参差不齐等问题，借助人工智能的赋能，我们有望实现内镜的智能化从而逐步改善现状。

由于人体的食管和胃的解剖位置相对固定且易于辨认，容易做到对胃镜的质量控制，且大众对于胃镜的接受度也相对更高，因此在人工智能消化内镜领域，胃镜方面可以说是重中之重。作为全球第六大致死性癌症，相较于晚期食管癌不超过 20% 的 5 年生存率，早期食管癌的 5 年生存率却超过 80%，可见早期诊断的重要性。郭林杰等利用人工智能技术开发了一个可实时对早期食管癌和其癌前病变进行自动识别的辅助诊断系统，实现了食管窄带成像技术图像的诊断。日本的 Tokai 等则研究了 AI 系统测量食管鳞癌浸润深度的能力，其性能超过日本胃肠内镜学会（Japan Gastroenterological Endoscopy Society）认证的内镜医师，可作为诊断和评估食管鳞癌的有效辅助工具。作为全球第五大恶性肿瘤，相较于晚期胃癌 5%～25% 的 5 年生存率，早期胃癌的 5 年生存率却超过 90%，可见早诊早治是消化道肿瘤患者预后的关键。在一项多中心随机对照试验中，于红刚等利用卷积神经网络和深度学习的方法，开发了一套名为 ENDOANGEL 的内镜诊断系统，被证明可在胃镜检查期间监测盲点，且对早期胃癌的每种病变检测的准确率为 84.7%，敏感性为 100%，特异性为 84.3%。笔者所在的温州市中心医院于 2021 年引进 ENDOANGEL 系统，其不仅可以检测早期胃癌，还可对其分型进行简单判断，尤其是其对上消化道恶性肿瘤的辅助诊断价值得到了我院临床医师的一致肯定（图 19-2～图 19-4）。人工智能可以辅助上消化道早癌的内镜诊断，尤其是对于内镜经验尚不充足的医师。

幽门螺杆菌是一种革兰氏阴性致病菌，与众多消化道疾病尤其是胃癌的发生发展相关。临床上检验 Hp 的方法众多，内镜检查虽然尚无法取代尿素呼气试验，但其具有直观、实时的优点，随着京都胃炎分类的提出和应用，开始成为判断 Hp 感染的新思路。日本 Takumi 等运用人工智能技术对白光内镜下图片进行 Hp 感染的诊断。韩国的一篇 Meta 分析则进一步评估了人工智能运用于内镜下诊断 Hp 感染的诊断效能，证明了人工智能是内镜诊断 Hp 感染的可靠辅助工具。

相较于胃镜相对稳定的特点，由于个体差异大、肠道准备情况、肠镜设备质量等因素的影响，结肠镜的图片质量难以达到统一，造成了人工智能在诊断模型构建过程中的困难，因此相关的研究相对偏少。但是，结肠镜检查也相对更容易出现漏诊，有一项 Meta 分析显示肠镜下腺瘤的漏诊率可达 26%，因此也还有很大的进步空间，人工智能技术的发展也给这个问题解决带来了新的希望。于红刚等研发了一个基于 YOLO 算法和 ResNet 网络的自动检测结直肠息肉模型，达到相当高的敏感性和特异性，可用于帮助临床内镜医师检测结直肠息肉。笔者院部署的 ENDOANGEL 系统同样可以检测下消化道的病灶（图 19－5 ~ 图 19－7）。

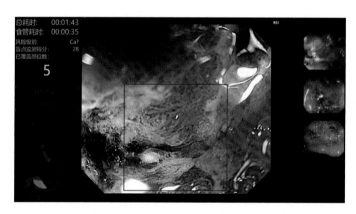

图 19－2　女性，50 岁，上腹部不适 1 个月，
胃镜提示胃黏膜病变，病理提示腺癌

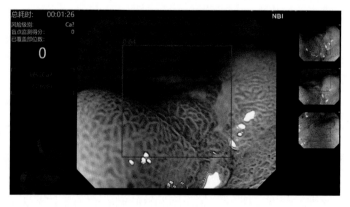

图 19－3　男性，64 岁，腹痛半年余，胃镜提示
胃黏膜病变，病理示高级别上皮内瘤变

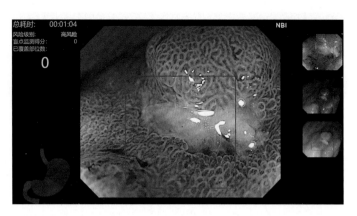

图 19-4　男性，56 岁，腹痛 2 月余，胃镜提示
胃溃疡、胃黏膜病变，病理示腺癌

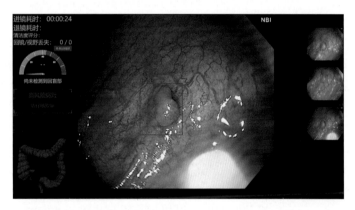

图 19-5　男性，40 岁，腹泻 1 月余，肠镜提示结肠息肉，
病理示管状腺瘤伴高级别上皮内瘤变

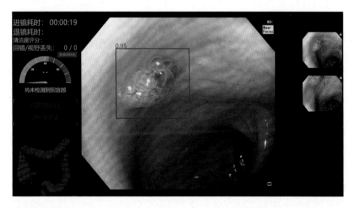

图 19-6　女性，67 岁，便秘 1 年余，肠镜提示结肠息肉，
病理示管状腺瘤伴高级别上皮内瘤变

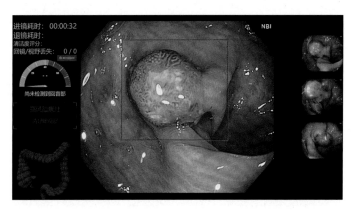

图 19-7 男性，70 岁，腹痛 2 月余，肠镜提示结肠息肉，
病理示管状腺瘤伴高级别上皮内瘤变

对于小肠病变的诊断，往往会采用胶囊内镜这项检查手段，而胶囊内镜也存在检查时间长、内镜图片不清、生成图片过多等问题，使医师阅片的工作量大，难以保证诊断的准确性，漏诊率偏高。而人工智能技术的引入给胶囊内镜领域带来了新的机会，其可以有效减轻工作负担，提高工作效率，提高诊断率，同时也给胶囊内镜带来了更为广阔的发展空间，未来或许会出现胶囊内镜和智能手机的结合，使胶囊内镜普及化，从而完全改变内镜检查的现况。另外，超声内镜是胆胰疾病的重要诊断工具，但也有诊断特异性偏低、需要内镜医师的专业知识储备和经验积累及培训成本高的问题，并且如何形成一套高效、规范的诊疗流程仍是超声内镜领域的研究热点和难点。近年来人工智能技术的迅猛发展则给超声内镜的精准诊断带来了新的契机，有望加速超声内镜技术的推广。

人工智能技术在消化内镜领域的引入可以说是近年来的一大热点，所能来的效益也是巨大的，可以提高内镜的诊断效率，减少漏诊误诊，从而辅助经验尚缺的内镜医师的临床诊断，甚至能突破人类的上限。但是，目前大多数研究仍处于探索起步阶段，虽然初步结果令人欣喜，但仍需要进一步多中心大样本的临床试验进行验证，而且后续也面临着模型算法不透明、伦理问题、设备难以推广等问题的制约，但是随着技术的不断发展，相信未来人工智能技术会和消化内镜达到有机统一，为广大人民群众带来更高效且更高质量的内镜检查。

提高消化内镜的质量控制水平可减少漏诊误诊，提高诊断的准确性。然而，目前内镜质量控制仍需要内镜工作人员的协力，耗费巨大的人力物力，并且考虑到我国人口数巨大，各地区的发展水平不一，设备质量参差不齐，因此内镜质量控制往往无法兼顾，效果并不显著。

内镜诊疗流程的优化离不开对各项指标进行详细、全面、及时地统计和分析，通过在不同维度的各项统计指标的比较，才能找到需要进一步调整和改进的问题，并及时反馈和纠正。但是，基于我国目前各个内镜中心内镜操作量大且质量参差不齐的特点，以往所采用人工手动统计的方式实在过于费时费力。随着人工智能技术的发展，日后有望实现对内镜诊疗过程中各项指标的实时化统计并及时上传和分析。笔者医院基于人工智能技术所开发的消化内镜检查辅助质量控制系统可对内镜系统中的图像及病理结果进行自动识别，还可监控胃镜 26 个部位的覆盖率、胃早癌检出率、胃癌检出率、肠镜盲肠到达率、退镜时间、结肠腺瘤检出率、肠癌检出率等质量控制指标的，并且可自动生成质量控制报告（图 19-8），有助于内镜医师了解自身的不足，以便提升日后的内镜检查质量。

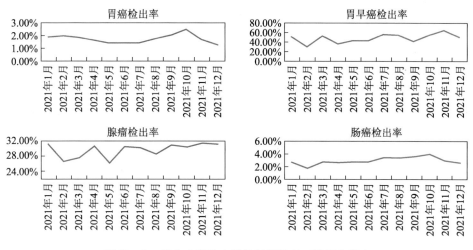

图 19-8　消化内镜检查辅助质量控制系统部分报表

人工智能可以从多角度优化内镜质量控制，对内镜诊疗的全过程实现实时监控、评估和反馈，有效减少人力物力，提高内镜检查的效率和质量，具有广大的应用前景（图 19-9）。但是，目前多数研究都是各自内镜中心的小样本临床试验，而且受制于内镜的型号，后续有待多中心大样本的临床试验进行验证和对各个模型的系统整合。内镜质量控制的智能化是未来的方向，随着技术的不断成熟和推广，相信最后能够造福全人类。

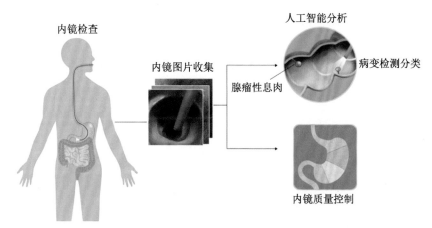

图 19-9　人工智能的应用

（苏　煌　陈弈涵　潘　杰）

参考文献

1. KULKARNI S, SENEVIRATNE N, BAIG M S, et al. Artificial intelligence in medicine: where are we now? Acad Radiol, 2020, 27(1): 62 - 70.

2. CAO J S, LU Z Y, CHEN M Y, et al. Artificial intelligence in gastroenterology and hepatology: status and challenges. World J Gastroenterol, 2021, 27(16): 1664 - 1690.

3. LI Y, LI X, XIE X, et al. Deep learning based gastric cancer identification. 2018 IEEE 15th International Symposium on Biomedical Imaging (ISBI 2018). Washington: IEEE Computer Society, 2018.

4. LEON F, GELVEZ M, JAIMES Z, et al. Supervised classification of histopathological images using convolutional neuronal networks for gastric cancer detection. 2019 XXII symposium on image, signal processing and artificial vision (STSIVA). Bucaramanga: IEEE Computer Society, 2019.

5. HONGGANG Y, TAN X, YAO L. Current status and prospect on artificial intelligence for digestive endoscopy in China. Chin J Dig Endosc, 2021, 38(10): 765 - 773.

6. GUO L, XIAO X, WU C, et al. Real-time automated diagnosis of precancerous lesions and early esophageal squamous cell carcinoma using a deep learning model (with videos). Gastrointest Endosc, 2020, 91(1): 41 - 51.

7. TOKAI Y, YOSHIO T, AOYAMA K, et al. Application of artificial intelligence using convolutional neural networks in determining the invasion depth of esophageal squamous cell carcinoma. Esophagus, 2020, 17(3): 250 - 256.

8. WU L, HE X, LIU M, et al. Evaluation of the effects of an artificial intelligence system on endoscopy quality and preliminary testing of its performance in detecting early gastric cancer: a randomized controlled trial. Endoscopy, 2021, 53(12): 1199 - 1207.

9. ITOH T, KAWAHIRA H, NAKASHIMA H, et al. Deep learning analyzes Helicobacter pylori infection by upper gastrointestinal endoscopy images. Endosc Int Open, 2018, 6(2): E139 - E144.

10. BANG C S, LEE J J, BAIK G H. Artificial intelligence for the prediction of Helicobacter pylori infection in endoscopic images: systematic review and Meta-analysis of diagnostic test accuracy. J Med Internet Res, 2020, 22(9): e21983.

11. SUQIN L, LIANLIAN W, DEXIN G, et al. A detection model of colorectal polyps based on YOLO and ResNet deep convolutional neural networks (with video). Chin J Dig Endosc, 2020, 37(8): 584 - 590.

第二篇　超声内镜

第二十章 上消化道黏膜及黏膜下病变的 EUS 诊断（一）

精彩视频请扫描二维码

【食管】

一、食管息肉

食管息肉多见于食道下端，可能与食管局部炎症相关。内镜下表现为黏膜局部隆起，表面常伴糜烂、充血等；超声下表现为源自食道上皮层、边界清晰、突向腔内的中等偏高、均匀回声团块（图 20 - 1）。

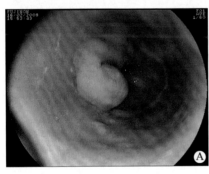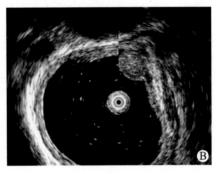

图 20 - 1　食管息肉

食管下段可见黏膜隆起灶（A）；EUS 显示来源于黏膜层，等回声（B）

二、食道乳头状瘤

食道乳头状瘤为鳞状上皮的良性肿瘤，内镜下绝大部分呈球形或半球形隆起，多无蒂，呈浅桃红色，质软，弹性尚可，外观呈海葵样，常位于食道中下段。少数食道乳头状瘤为扁平状隆起，呈白色，或因充血、糜烂而呈红色；超声下表现为起源于上皮层的中、高回声病灶（图 20 - 2）。

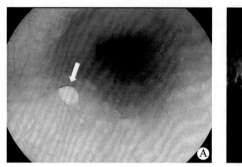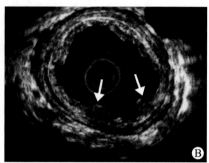

图 20 - 2　食道乳头状瘤

食管见白色颗粒状扁平隆起（A）；EUS 显示来源于黏膜层，等回声病灶（B）

三、食管平滑肌瘤

食道肌源性肿瘤中，以平滑肌瘤最为常见。常规内镜下观察，食道平滑肌瘤表现为管壁局限性隆起，表面黏膜光滑，大小可从直径数毫米至数厘米不等，多呈类圆形，大者可呈腊肠状；超声下表现为源自黏膜肌层或固有肌层的均匀低回声病灶，边界规则，为类圆形、长形、哑铃形、马蹄形等不同形状（图 20 - 3）。

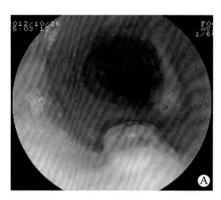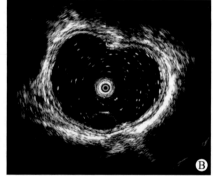

图 20 - 3　食管平滑肌瘤

食管中段后壁可见黏膜下隆起灶（A）；EUS 显示来源于黏膜肌层，低回声病灶（B）

四、食管神经内分泌肿瘤

神经内分泌肿瘤（类癌）在消化道中常见于阑尾和直肠，食道极其少见。内镜下常呈黄色类圆形病变，中央可有凹陷；超声可见来源于黏膜下层的中低回声占位，内部回声欠均匀，边界模糊，有时病灶可向下累及固有肌层（图 20 -4）。

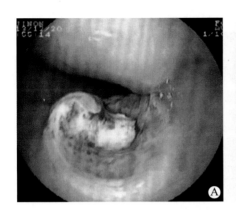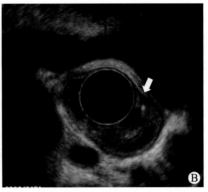

图 20 - 4　食管神经内分泌肿瘤

食管中段见局部隆起，中央凹陷糜烂，附着黄苔（A）；EUS 显示来源于黏膜下层，低回声病灶（B）

五、食管癌

食管癌为我国较多见的恶性肿瘤，多数为鳞状细胞癌。常规内镜下早期食管癌按巴黎分型分为息肉型（0-Ⅰ）、浅表隆起型（0-Ⅱa）、浅表平坦型（0-Ⅱb）、浅表凹陷型（0-Ⅱc）、凹陷型（0-Ⅲ）及各种混合型，其中 0-Ⅱc 型最为多见（图 20 - 5）。超声微探头扫描平面和病变区域容易垂直，可获得高分辨率超声影像，故对食管癌尤其是早期食管癌的浸润深度判断帮助较大。

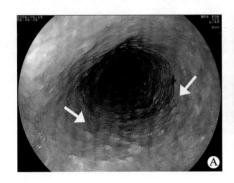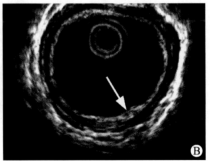

图 20 - 5　食管癌

食管中段Ⅱc 病变累及约 1/3 管腔（A）；EUS 显示黏膜层稍增厚，食管各层结构基本正常（B）

【胃】

一、胃息肉

胃息肉内镜下最为常见。超声下表现为来源于胃壁黏膜层，内部回声均匀或欠均匀（图20 - 6）；部分宽蒂息肉带有粗大的滋养血管，内镜下摘除后易引起创面出血，通过超声可清晰显示息肉内的血管，有助于预防术中、术后出血。

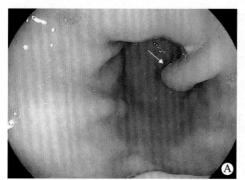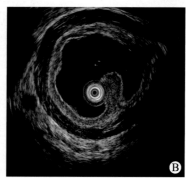

图 20-6　胃息肉

胃窦后壁黏膜隆起灶（A）；EUS 显示病灶来源于黏膜层，呈稍高回声（B）

二、胃脂肪瘤

胃脂肪瘤属于胃良性间质性肿瘤，发病率低，进展缓慢，恶变极少，可发生于胃体和胃窦，以胃窦部多见。内镜下多不表现为黄色外观，表面黏膜正常；超声显示病变通常位于黏膜下层，为边界清晰、均匀的高回声肿块，诊断较容易（图 20-7，视频 20-1）。

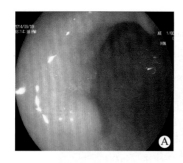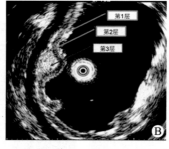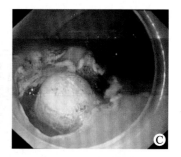

图 20-7　胃脂肪瘤

胃窦前壁隆起灶，表面光滑（A）；EUS 显示病灶来源于黏膜下层，均匀高回声，边界清晰（B），表面黏膜切开可见黄色球形脂肪瘤（C）

三、异位胰腺

异位胰腺多起源于黏膜下层，并可透壁生长。胃内的异位胰腺多位于距幽门 5 cm 以内的大弯侧，内镜下可表现为表面光滑的黏膜下隆起或具有中央凹陷的盘状隆起；超声下见黏膜下层低回声、等回声或混合回声隆起，内部常伴不均匀的高回声光点（图 20-8，视频 20-2）。

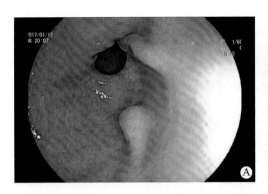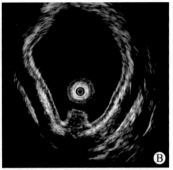

图 20 - 8　异位胰腺

胃窦后壁隆起，顶部稍凹陷（A）；EUS 显示病灶来源于黏膜下层，内部中低混合回声，边界欠清（B）

四、胃癌

胃癌为我国常见恶性肿瘤，超声内镜下典型表现为边界不规则的不均匀低回声或混杂回声肿块影侵犯正常胃壁结构（图 20 - 9）。肿块影是否侵犯胃壁第 4 层（固有肌层）为鉴别早期胃癌和进展期胃癌的标准，超声内镜区分早期与进展期胃癌的准确率达85% 以上。

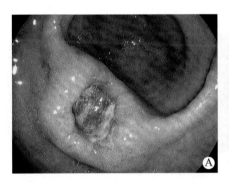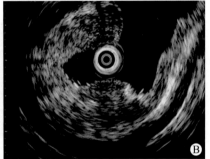

图 20 - 9　胃癌

胃窦大弯侧可见一溃疡灶，底附着白苔，周边黏膜似黏膜下肿瘤改变（A）；EUS 显示黏膜层明显增厚，病变累及黏膜下层（B）

【十二指肠】

一、十二指肠淋巴管瘤

十二指肠淋巴管瘤属良性非上皮性肿瘤，内镜下表现为黄色或黄白色黏膜下肿瘤的形态；超声下表现为无回声，边界清楚，后壁有回声增强，多位于黏膜层，有时也可位于黏膜下层（图 20 - 10）。

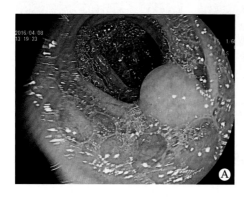
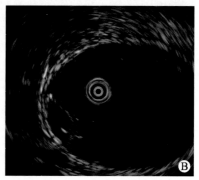

图 20 – 10　十二指肠淋巴管瘤

十二指肠降部黏膜隆起灶，表面光滑（A）；EUS 显示病灶来源于黏膜下层，内部呈无回声改变，有分隔，其余各层结构清晰、完整（B）

二、十二指肠腺增生

内镜下常表现为黏膜下隆起灶，可有蒂或无蒂，隆起的顶部有时可见小凹陷，分泌黏液，开口往往呈绒毛状；超声下黏膜下层低回声病灶，界限清晰，但有时难以与神经内分泌肿瘤鉴别，两者回声基本相同，但十二指肠腺增生质地较软，神经内分泌肿瘤质地较硬（图 20 – 11）。

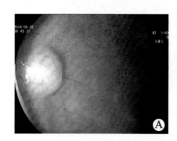
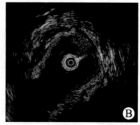
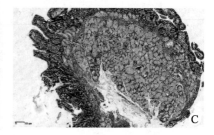

图 20 – 11　十二指肠腺增生

十二指肠球部黏膜下隆起灶（A）；EUS 显示病灶来源于黏膜下层，内部呈低回声，其余各层结构清晰、完整（B）；黏膜下层可见十二指肠腺增生，HE×70（C）

三、十二指肠神经内分泌肿瘤

内镜下多表现为表面发红或类似正常色泽的息肉样隆起，表面有时可见树枝样血管；超声下多起源于黏膜下层，也有部分可起源于固有肌层，边界尚清，内部多呈低回声（图 20 – 12）。

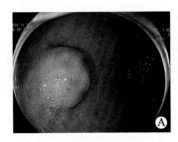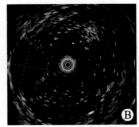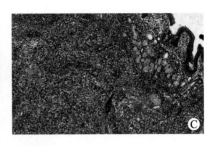

图20－12　十二指肠神经内分泌肿瘤

十二指肠球部隆起灶（A）；EUS显示病灶来源于黏膜下层，内部呈低回声，其余各层结构清晰、完整（B）；病理示神经内分泌肿瘤，黏膜下可见肿瘤细胞弥漫性生长，HE×100（C）

（胡端敏　包　闰）

第二十一章 上消化道黏膜及黏膜下病变的 EUS 诊断（二）

精彩视频请扫描二维码

　　消化道管壁增厚或隆起性病变越来越多。这些病变位于黏膜或黏膜下层，有时也可来源于管壁外器官或肿瘤的压迫。黏膜病变如癌、淋巴瘤、慢性炎症（溃疡）常起源于黏膜层，并经常侵犯黏膜下甚至管壁全层。

　　黏膜下肿瘤是一个汇总性的名词，包括胃肠道的非肿瘤或肿瘤病变，常被覆正常黏膜。黏膜下肿瘤起源于黏膜下层到浆膜，有不同的组织学类别。有医师认为用"上皮下肿瘤"代替"黏膜下肿瘤"更合适。黏膜下肿瘤起源于消化道管壁。上皮下肿瘤包含的范围更大，除管壁病变，还包括管壁外肿瘤或器官对消化道管壁的压迫。

　　黏膜下肿瘤仍被广泛使用和认同。肿瘤性的病变有胃肠道间质瘤、平滑肌瘤、平滑肌肉瘤、神经鞘瘤、颗粒细胞肿瘤、神经内分泌肿瘤、淋巴管瘤、脂肪瘤、脂肪肉瘤、血管球瘤、转移性肿瘤等；非肿瘤性的病变包括囊性病变（如重复畸形、支气管囊肿、黏膜下囊肿），静脉曲张，异位胰腺，十二指肠腺增生，炎性纤维性息肉，直肠子宫内膜异位，错构瘤等。有些黏膜下肿瘤是恶性的，要进行鉴别诊断。

　　大多数黏膜下肿瘤常没有症状，在行内镜或影像学检查时被发现。有的患者会有消化不良、消化道出血、腹部肿块等症状。

　　对于上消化道黏膜及黏膜下病变，当病灶较小或管腔狭窄时，可使用超声小探头检查，但是小探头频率高，穿透力弱，对较大病灶的外侧边缘常显示不清，特别是对判断淋巴结转移及病变是否侵犯邻近其他结构有困难，此时需选用超声内镜。

　　内镜检查中发现黏膜下肿瘤时，要先判断是否为腔外压迫，这时超声内镜就能发挥重要作用。

　　对上消化管壁病变行超声内镜扫查时应注意以下 5 点。

　　（1）探头在扫描时不能紧贴病变表面，要离开病变表面一点儿距离。

　　（2）如不能确定超声图像与内镜图像病灶对应关系时，可贴近或远离病灶后看超声图像下病灶是否会有相对应的运动。

（3）当在病变表面扫描不清管壁层次时，应在病变边缘扫描以清楚病变起源层次，如能观察到喇叭口等征象可明确起源，但应多角度观察有无起源更深的层次。

（4）一般病变 >1 cm 时，小探头就难以看清全貌，就应改用超声内镜环扫或者扇扫；即使 3 mm 左右的小病变，超声内镜经常也可以获得清晰的图像。

（5）当低回声与无回声无法分辨时，可反复调节亮度及对比度以增加与周边组织的对比，如与水或固有肌层对比。

第一节　食管

【正常食管超声图像】

食管由黏膜层、黏膜下层、固有肌层和外膜构成。食管黏膜层为复层鳞状上皮，黏膜下层主要由疏松结缔组织构成，固有肌分为两层，即内环肌和外纵肌，外膜由结缔组织构成。

正常食管管壁厚度约为 3 mm，超声扫描可观察到 5 层结构（图 21-1，视频 21-1）：第 1 层为薄的高回声层，相当于表浅黏膜；第 2 层低回声层，相当于黏膜肌层；第 3 层为高回声层，相当于黏膜下层；第 4 层为较厚的低回声层，相当于固有肌层；第 5 层为最外侧的高回声层，相当于外膜。

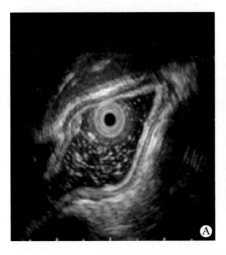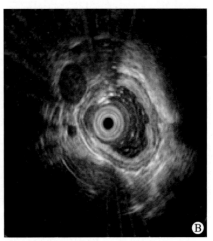

图 21-1　超声内镜下食管 5 层结构，其中固有肌层显示出 2 层，
分别为内环肌和外纵肌

【食管黏膜病变】

如慢性炎症（溃疡）、息肉、癌常起源于黏膜层，可侵犯黏膜下层甚至管壁全层。

一、食管炎

食管炎是指各种原因导致食管黏膜损伤，引起食管黏膜炎症、病因包括胃和十二指肠内容物反流、药物、感染、物理因素及某些全身性疾病等。其中反流性食管炎最为常见，临床症状有反酸、烧心、胸痛、上腹痛和吞咽困难，有时也可无症状。其他症状包括胸闷、压迫感、嗳气、吞咽梗阻感、呕吐、恶心等。

食管炎声像图无特征性改变，有时可见黏膜层缺或者黏膜层明显增厚等改变（图21-2，视频21-2），但这些改变不是特征性的。对于一些壁内生长的肿瘤及壁外生长肿瘤向壁内浸润时，表面可形成肿胀、充血及溃疡等炎症表现，此时需EUS辅助鉴别，但最终诊断仍需病理组织活检。

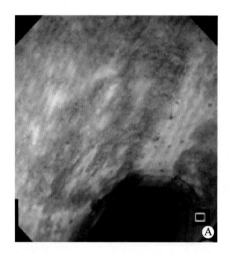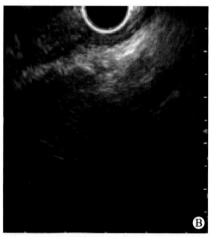

图21-2　食管炎EUS表现

食管见多发条状糜烂，广泛融合，附着白苔，下段及贲门增厚（A）；食管下段及贲门见黏膜层稍增厚（B）

二、食管及贲门息肉

食管息肉起源于食管上皮细胞，发病率仅次于间质细胞瘤。贲门息肉起源于胃贲门黏膜层上皮细胞。食管及贲门息肉可能与慢性炎症有关。根据组织学不同命名为真性黏膜息肉、纤维息肉、黏液纤维瘤、脂肪瘤和纤维肌瘤等；以中老年多见，男性多于女性，多发生于50岁以后，病史较长，进展缓慢，症状取决于息肉的部位和大小，主要表现为吞咽困难和胸骨后疼痛，少数有呕血和呼吸困难。

食管乳头状瘤是发生于食管黏膜鳞状上皮的一种良性肿瘤，其组织学呈大小不一的乳头状隆起，鳞状上皮分化成熟，一般无分化不良及非典型的核分裂，表面常有过度角化和角化不全。

声像图特征：起源于第1层或第2层的均质回声或低回声向腔内隆起，食管壁各层结构完整（图21-3，视频21-3）。

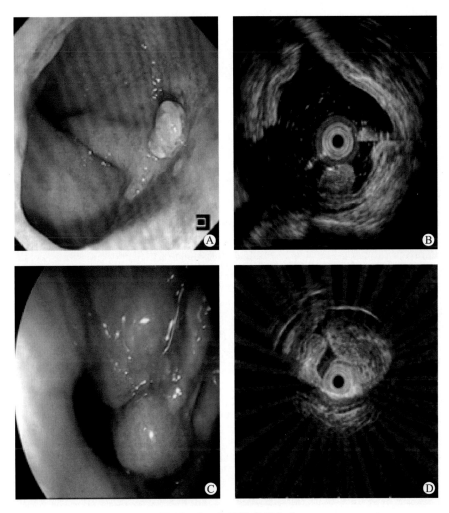

图21-3　食管及贲门息肉

胃镜示食管下段隆起（A），EUS示食管隆起呈中等偏低回声，起源于黏膜层（B），EMR切除后病理提示食管黏膜息肉。胃镜示食管下段近齿状线可见1.0 cm×1.5 cm隆起物，表面充血，见条状黏膜缺损，长度大于5 mm（C）；EUS示齿状线贲门隆起呈中等稍高回声，起源于黏膜层（D）；EMR后病理示（贲门）呈慢性炎症改变的黏膜组织伴息肉样增生

三、食管早癌评估

　　根据病变侵犯的深度，食管癌超声内镜下表现为：①局限性黏膜层低回声增厚；②黏膜层的低回声或等偏低回声占位；③低回声占位侵及黏膜下层，固有肌层和外膜层回声正常；④低回声占位侵及固有肌层，外膜层回声正常；⑤病变浸透食管壁外膜，病变处食管壁正常结构和回声消失，病变向食管腔内外突出。部分病例于食管旁可发现表现为低回声的肿大淋巴结。EUS对怀疑食管癌有辅助诊断分期作用（图21-4，视频21-4A，视频21-4B）。

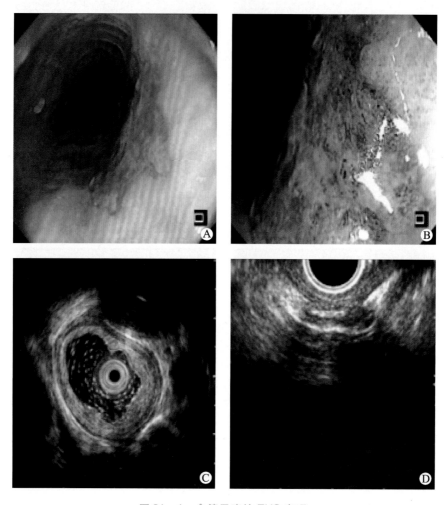

图 21 -4　食管早癌的 EUS 表现

内镜示食管距门齿约 30 cm 处见片状黏膜发红粗糙，大小为 2 ~ 2.5 cm （A）；NBI-ME 见 B2 型血管，附着散在白苔，触之易出血 （B）；超声内镜小探头食管黏膜病变处呈稍低回声，起源于黏膜层 （C）；扇扫超声见管壁外 6 mm 低回声椭圆形淋巴结 （D），ESD 病理提示食管鳞癌，pT1b-SM1

四、食管癌

食管癌诊断的金标准是病理检查，EUS 能提供病灶的浸润深度及其与周围重要脏器和结构的关系，有助于在非手术条件下判断肿瘤病变的 T 分期和 N 分期，尤其是 T 分期，也可在 EUS 引导下行超声内镜引导细针穿刺抽吸术 （endoscopic ultrasound-guided fine needle aspiration，EUS-FNA），来获得肿瘤的病理诊断和淋巴结转移的确切证据。文献报道 EUS 对食管癌 T 分期的准确性为 85% ~ 95% ，EUS 加 EUS-FNA 对食管癌 N 分期的准确性达 85%（表 21 -1）。

表 21 -1　AJCC 第 8 版食管癌分期系统

T 分期　原发肿瘤

　Tx　原发肿瘤不能确定

　T0　无原发肿瘤证据

　T1　肿瘤侵犯食管黏膜或黏膜下层

　　T1a　肿瘤侵犯黏膜固有层或黏膜肌层

　　T1b　肿瘤侵犯黏膜下层

　T2　肿瘤侵犯食管固有肌层

　T3　肿瘤侵犯食管纤维外膜

　T4　肿瘤侵犯食管周围组织结构

　　T4a　肿瘤侵犯胸膜、腹膜、心包或膈肌，能够手术切除

　　T4b　肿瘤侵犯其他邻近结构，如主动脉、气管、支气管、椎体等，不能手术切除

N 分期　区域淋巴结

　Nx　区域淋巴结转移不能确定

　N1　1 ~ 2 枚区域淋巴结转移

　N2　3 ~ 6 枚区域淋巴结转移

　N3　≥7 枚淋巴结转移

M 分期　远处转移

　M0　无远处转移

　M1　有远处转移

G 分期　分化程度

　Gx　分化程度不能确定（按 G1 分期）

　G1　高分化

　G2　中分化

　G3　低分化

　　食管癌的 EUS 诊断通常包含两种模式：一种是内镜 + 病理检查已确诊的食管癌，通过 EUS 明确肿瘤的 T 分期及食管和胃贲门附近有无转移的淋巴结；另一种是内镜下怀疑但常规方法活检未能证实食管癌，行 EUS 可帮助判断病变的囊/实性、血管和非血管及病变厚度等，以选取合适的特殊活检方法，如大块黏膜切除、挖凿样活检或 EUS-FNA 等，获得病理诊断，同时也明确肿瘤的 T 分期及食管和胃贲门附近有无转移的淋巴结。

　　EUS 是目前判断肿瘤 T 分期最好的非手术方法，能为食管癌治疗方案的选择提供重要的依据，由于扫查深度和部分淋巴结隐藏在气管等含气结构的后面，使 EUS 不能显示这些部位的病变，从而影响了 N 分期的准确性，需结合其他影像检查来提高肿瘤 N 分期判断的准确性。对于食管癌患者的 EUS 检查，应常规将超声探头置入胃底进行扫描，以检查腹腔动脉轴周围是否有肿大淋巴结，如有肿大淋巴结并经 EUS-FNA 诊断明确为转移淋巴结，即可诊断为 M1 期食管癌，应避免手术，改行放化疗（图 21 -5，视频 21 -5A，视频 21 -5B）。

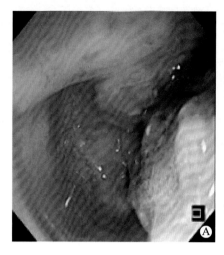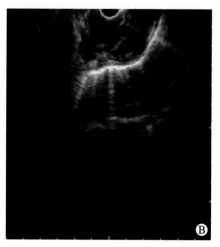

图 21 – 5 食管癌 EUS 表现及分期

内镜示食管中下段 32～38 cm 见隆起新生物，绕管腔约一半，触之易出血（A）；EUS 示管壁全层结构层次消失，增厚呈低回声，最厚处约 3 cm，内部可见 5 mm 不规则液化灶，病变上缘近右肺动脉，下缘近下腔静脉，病变与胸膜有相对运动（B）。活检病理提示食管鳞癌，最后诊断为食管癌 uT2～T3

【食管黏膜下病变】

食管黏膜下病变包括：①肿瘤性病变，如平滑肌瘤（少部分为间质瘤）、脂肪瘤、颗粒细胞瘤和淋巴瘤等。②非肿瘤病变，如食管囊肿、食管结核及食管静脉瘤等，有时后者在内镜下呈现为表面光滑的隆起性病变，与黏膜下肿瘤很难鉴别。

一、食管平滑肌瘤

食管平滑肌瘤是最常见的黏膜下肿瘤，发病约占食管良性肿瘤的 52.1%～83.3%。多见于青壮年，肿瘤生长缓慢，早期可无任何临床症状，部分患者可有吞咽不适、咽部异物感和胸骨后疼痛等症状，但很少有吞咽困难，且全身症状少，病程多在 1 年以上。

超声影像表现为起源于第 2 层或者第 4 层的低回声，即相当于黏膜肌层和固有肌层的团块影，呈梭形或椭圆形，病灶边缘清楚，多有完整包膜（图 21 – 6A，图 21 – 6B，视频 21 – 6）。

部分起源于第 3 层低回声或者混杂回声，也需与平滑肌瘤相鉴别，部分患者可能是黏膜下平滑肌及淋巴组织结节状增生（图 21 – 6C，图 21 – 6D）。

二、食管囊肿

食管囊肿较少见，可发生于任何年龄，男性多见。临床分为 3 型：①重复畸形囊肿；②包涵囊肿；③潴留囊肿。其中前两种是先天性的，一般认为是胚胎期脱落的前肠细胞在食管内壁内生长而形成。食管潴留囊肿一般为后天形成，与慢性食管炎有关，系食管腺管阻塞后分泌液聚集而形成，一般源于食管黏膜层或黏膜下层，形成囊肿后向管腔突出，表面覆盖正常或接近正常的食管黏膜，多位于食管上段。先天性食管囊肿，发生在婴幼儿及儿童多见，但有25%~30%至成人时方被发现，多为单发，以中下段多见。如果囊肿较大，可产生不同的压迫症状，如咳嗽、呼吸困难、肺炎、支气管扩张等。有的因囊肿发生溃疡引起出血，有的溃疡穿孔可与气管和支气管形成瘘管。压迫食管可出现吞咽困难、呕血等，破入纵隔，可产生纵隔炎等并发症。

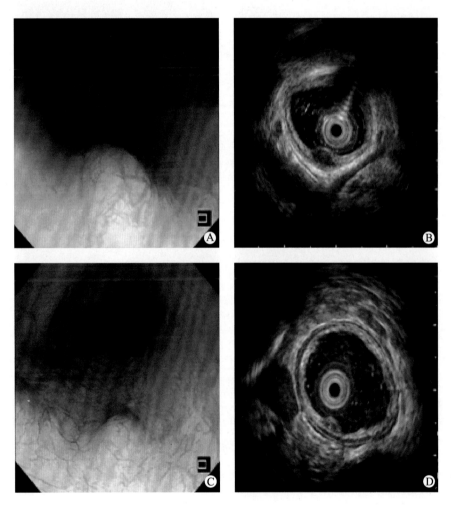

图21-6　食管平滑肌瘤EUS表现

内镜示食管中上段见一大小约0.4 cm×0.6 cm隆起、表面光滑（A），EUS示食管下段隆起呈低回声、起源于第2层（B），内镜下套扎切除后病理提示平滑肌瘤。内镜示距门齿27 cm见一0.3 cm×0.4 cm光滑隆起（C），EUS示食管隆起起源于第3层，呈混杂回声，中央可见稍高回声，切面直径约4 mm（D），套扎切除术后病理示（食管）黏膜下平滑肌及淋巴组织结节状增生食管囊肿内镜下表现为食管光滑隆起，表面透亮；超声内镜表现为圆形或椭圆形无回声病变，起源于黏膜下层，边缘整齐光滑（图21-7，视频21-7）。

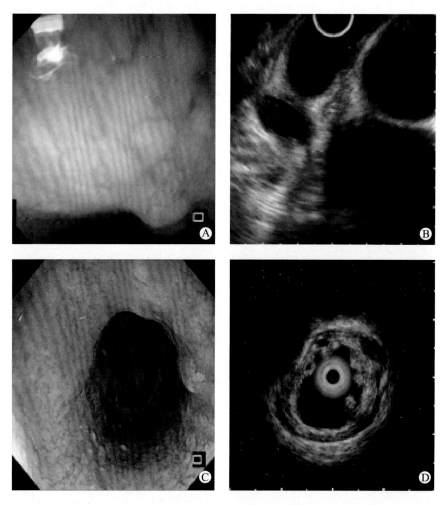

图21-7　食管囊肿 EUS 表现

内镜示食管上段见一大小约0.5 cm×0.3 cm隆起、表面稍透亮（A），EUS示食管隆起呈无回声，起源于黏膜下层，考虑囊肿（B）。内镜示距门齿40 cm处可见一0.3 cm×0.4 cm隆起，表面光滑稍有透明感（C），EUS示两处起源于黏膜下层无回声隆起，管壁层次结构清晰（D），诊断为食管多发黏膜下层无回声病灶，考虑囊肿

三、食管结核

多数食管结核继发于邻近脏器，尤其是纵隔、肺门淋巴结和肺结核，结核杆菌直接波及食管或经淋巴反流至食管黏膜下层，这也是食管结核多见于食管中段的原因。内镜下食管中段的浅溃疡伴溃疡底颗粒状增生和薄苔、相对正常的周边黏膜为食管结核的典型形态。内镜下黏膜层表面未破溃者易被误诊为平滑肌瘤，干酪样物质在黏膜

下聚集，黏膜表面可形成破溃瘘管，可见白色豆腐渣样液体流出。超声内镜下可见食管壁内低回声结构，有时可穿透食管壁外膜。纵隔内可见明显肿大的淋巴结，多数淋巴结内部可见钙化形成的高回声影（图 21 - 8，视频 21 - 8）。

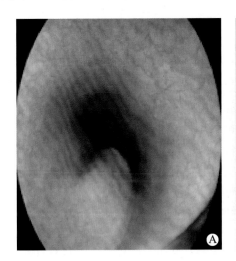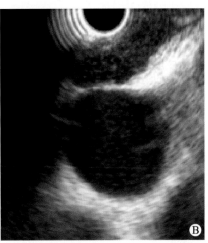

图 21 - 8　食管结核 EUS 表现

胃镜示食管距离门齿 21～23 cm 处见一隆起，表面光滑，顶端有黄白色液体自针尖样小孔处流出，随胃镜压迫及液体流出后隆起变小（A）；EUS 示食管上段距门齿约 25 cm 处见食管管壁全层低回声增厚（B），用 19 G 穿刺针对增厚食管壁行 EUS-FNA，病理提示慢性炎性肉芽肿伴微脓肿，考虑结核合并感染

四、食管静脉曲张和食管静脉瘤

食管-胃底静脉曲张的超声内镜显示为蜂窝状无回声结构。超声内镜既能显示食管黏膜内和黏膜下曲张静脉，又能发现食管壁周围及胃底的曲张静脉，根据其回声区的大小能判断静脉曲张的程度。常规超声内镜先端探头较粗，且探头周围的水囊会压迫曲张的静脉。微型超声探头检测食管静脉曲张，克服了超声内镜在检测食管静脉曲张方面的局限性。文献报道微型超声探头检测食管静脉曲张的敏感性为94%，其在显示食管和胃底静脉时不会对静脉产生压迫，且超声频率较高，能清楚地显示曲张静脉。因此，微型超声探头适合于检测食管和胃底静脉曲张，更适合于门静脉高压患者治疗前后食管和胃底静脉的检测，评价经颈静脉 - 肝内门静脉分流术、食管静脉硬化治疗及药物治疗效果，预测门静脉高压患者静脉曲张破裂出血和再出血的发生率。超声内镜也可用于静脉曲张硬化剂注射治疗或内镜下结扎术后疗效的评估。

食管-胃底静脉曲张和食管静脉瘤的超声内镜显示为黏膜下圆形或类圆形无回声结构，前者可散在或成簇分布，可根据回声区的大小能判断静脉曲张的程度。

第二节　胃

【正常胃超声图像】

胃壁在组织学上可分为4层，即黏膜层、黏膜下层、固有肌层和浆膜层。胃的黏膜层较厚，为0.3~1.5 mm。胃黏膜的表面为一单层柱状上皮，排列形成胃腺，其下有一薄层平滑肌，称为黏膜肌层。黏膜下层内含疏松结缔组织、血管、淋巴管、神经等。固有肌层由内斜、中环及外纵三层平滑肌组成。浆膜层由疏松结缔组织及表面被覆的脏腹膜组成。在浆膜层与固有肌层之间，常还有一脂肪层，称为浆膜下层。

当超声内镜的频率为5~20 MHz时，胃壁可显示出高回声→低回声→高回声→低回声→高回声5个胃壁层次，与组织学的对应关系（图21-9，视频21-9A，视频21-9B）：第1层，高回声，黏膜界面回声及浅表的黏膜；第2层，低回声，其余的黏膜层-黏膜肌层；第3层，高回声，黏膜下层；第4层，低回声，固有肌层；第5层，高回声，浆膜层。

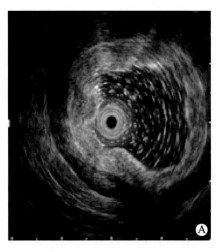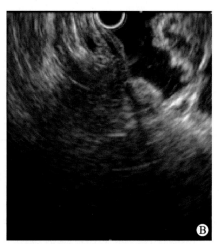

A. 超声内镜小探头显示胃壁5层结构；B. 扇扫超声显示胃壁5层结构。

图21-9　胃壁5层结构

【胃的黏膜病变】

胃的黏膜病变包括慢性炎症、溃疡、息肉、淋巴瘤、癌，常起源于黏膜层，可侵犯黏膜下层甚至管壁全层。

一、慢性胃炎

慢性胃炎是指各种原因引起的胃黏膜慢性损伤，是消化系统最为常见的疾病之一，男性多于女性。其发病主要与幽门螺杆菌、理化因素、免疫因素和全身重要器官病变等有关。慢性胃炎的病理变化主要局限于黏膜层，主要病理改变大体观为胃黏膜充血、水肿、渗出、糜烂和出血点等，随着病程的进展，病变逐渐由黏膜浅层向深层发展，导致腺体受损萎缩，表现为黏膜变薄白、皱襞变浅、减少和血管网显露。镜检可见淋巴细胞、浆细胞和中性粒细胞浸润，腺体变短、变少，出现肠腺化生和假性幽门腺化生、异型增生等。病变部位以胃窦部多见，胃角、胃体、胃底和贲门部次之。根据病变程度及范围，将慢性胃炎分为慢性浅表性胃炎和慢性萎缩性胃炎两型。浅表性胃炎病变局限于黏膜的上1/3，即在腺窝层而不影响腺管部分；萎缩性胃炎的炎症范围较大，可波及黏膜全层，主要的病变是腺体数目减少甚至消失，黏膜全层可变薄。除上述两型外，临床上许多患者的胃黏膜病损既有浅表又有萎缩，称之为浅表 – 萎缩性胃炎。此外，还有巨大肥厚性胃炎、疣状胃炎和残胃炎等特殊类型的胃炎。巨大肥厚性胃炎的特点是胃体黏膜皱襞肥厚粗大，分为肥厚性高酸分泌性胃病和肥厚性胃炎病。疣状胃炎以脐状结节和隆起糜烂为特征，结节常在胃体部沿黏膜皱襞排列，呈圆形或椭圆形，直径多小于1 cm，中央常有糜烂凹陷（图21 – 10，视频21 – 10）。近年来我们的临床实践和国外的文献报告还有一种特殊类型的胃炎，即所谓深在性囊性胃炎（gastritis cystica profunda，GCP），其为一少见疾病，发病原因目前尚不清楚，可能与慢性炎症、缺血、胃手术和缝线等因素有关。组织病理学上表现为黏膜肌层断裂，胃腺体上皮穿过黏膜肌层进入黏膜下层并形成囊性扩张，胃体底腺增生肥大伴假幽门腺化生和炎性细胞浸润等；胃镜下表现为孤立或弥漫性肿物，类似黏膜下肿瘤，但形状不规则，黏膜表面高低不平，皱襞粗大。因特征性病理改变位于黏膜下层，故普通活检常无法诊断，临床上易被误诊为胃淋巴瘤、间质瘤、胃癌、胃息肉和肥厚性胃炎等。因此，普通慢性胃炎的诊断可选择胃镜检查，少数特殊类型的胃炎可能需要超声内镜进一步明确诊断。

二、胃溃疡

胃溃疡主要指发生于胃的慢性消化性溃疡，其缺损坏死超过黏膜肌层，好发于胃窦及胃体与胃窦交界移行区的小弯侧，溃疡多呈圆形或卵圆形，边缘整齐，一般与周围黏膜相平或稍高，底面较清洁，可有少量渗出物及凝血块附着。溃疡浅者累及黏膜肌层，深者达肌层甚至穿透肌层至浆膜层。溃疡侵及血管时引起出血，穿破浆膜层时造成穿孔，反复发作的深大溃疡或时间较久的慢性溃疡，其周围瘢痕组织明显，可导致胃腔变形。透壁性胃溃疡的浆膜层常有慢性炎症，可与邻近器官的包膜形成粘连。在胃溃疡活动期，溃疡底有4层结构，即炎症渗出层、凝固性坏死层、肉组织层和瘢痕层，溃疡旁黏膜常呈炎症变。在愈合期时溃疡周围黏膜充血、水肿消退，边缘上皮细胞增生覆盖溃疡面，其下黏膜与固有肌层可在溃疡边缘吻合，肉组织纤维化转变为瘢痕，瘢痕收缩使周围黏膜皱襞向其集中。

胃镜检查是胃溃疡的确诊手段，当常规胃镜检查不能明确诊断、需要和其他疾病相鉴别或需要了解溃疡的深度、范围和周围器官的关系时，可行超声胃镜检查。

超声图像特点：胃溃疡白苔回声为溃疡表面的第1层高回声区，与周围黏膜的第1层高回声相连接，但由于白苔回声的形成基础是炎症渗出物与坏死组织，而非正常上皮组织，超声上主要表现在回声强弱、回声厚度、均匀性和光滑度等方面。随着溃疡的愈合，白苔回声也有相应的变化，一般来说，活动期白苔回声较厚，形状不规则，边缘毛糙；愈合期白苔回声变薄，粗线状，边缘相对光滑；瘢痕期已无白苔回声，原溃疡处表面的高回声已与正常第 1 层高回声几乎难以区分。溃疡回声是白苔回声下的低回声区，其病理基础是白苔下的炎性组织、肉芽组织及瘢痕组织，内部回声欠均匀，边界较规整，宽度一般稍大于白苔回声，厚度则视溃疡深度、炎性肉芽及瘢痕组织的厚薄而定。溃疡回声下的组织回声一般无明显改变（图 21 – 11A，图 21 –11B，视频 21 –11A）。

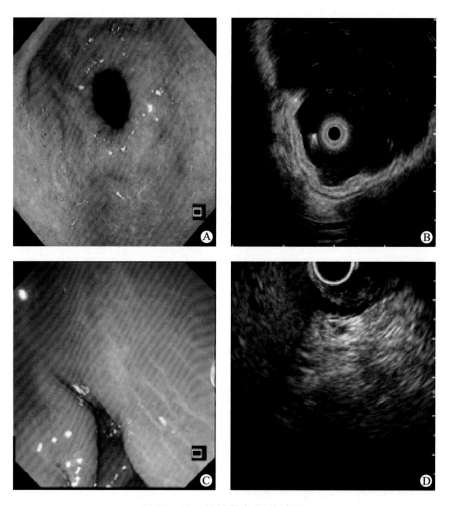

图 21 –10　慢性胃炎 EUS 表现

胃镜示胃窦黏膜以白为主，多发隆起糜烂，黏膜粗糙（A）；EUS 示胃窦见多发稍高回声结节，起源于黏膜层（B）。胃镜示胃窦散在隆起糜烂（C）；EUS 示胃窦隆起呈稍高回声，起源于黏膜层（D）

　　良、恶性溃疡的回声强度、均匀性并无鉴别意义。浸润性生长是恶性溃疡的特点，因此，如发现溃疡处的低回声明显向周围胃壁或胃外组织延伸，且边界不整齐，要高度怀疑恶性溃疡的可能（图21-11C，图21-11D，视频21-11B）。另外，如发现胃周淋巴结肿大、胃周腹水也支持恶性溃疡的诊断。

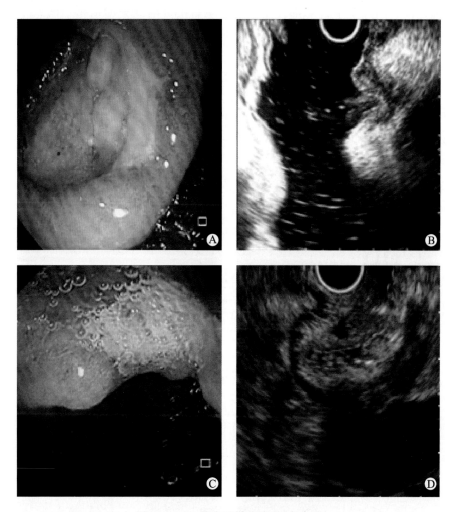

图21-11　胃良恶性溃疡EUS表现

胃镜示胃角可见一大小约2.0 cm×2.0 cm溃疡，表面附着白苔（A）；EUS示胃角溃疡处黏膜层及黏膜下层缺失，固有肌层低回声增厚，厚约3 mm，表面可见高回声影（B）；活检病理提示符合慢性溃疡改变。胃镜示胃角见一大小约1.0 cm×1.2 cm溃疡，表面附着白苔，周边黏膜隆起（C）；EUS示胃角溃疡处管壁结构层次消失，呈低回声增厚，浆膜层连续性欠佳，局部向浆膜外生长，与胆囊紧密相连（D）；活检病理提示胃角腺癌

三、胃息肉

胃息肉是指胃黏膜局限性良性上皮性隆起病变，可分为增生性息肉和腺瘤性息肉两大类。增生性息肉也即炎性息肉，在胃息肉中占大多数；腺瘤性息肉属于真性肿瘤，包括管状腺瘤和绒毛状腺瘤，占胃息肉的10%~25%。增生性息肉多发生于胃体、

胃底部，由增生的胃小凹上皮及固有腺体组成，细胞分化良好，有时伴有间质增生和排列紊乱的平滑肌束，癌变率较低，但少数较大的增生性息肉可出现异型增生，甚至恶变。腺瘤性息肉好发于胃窦部，其中管状腺瘤虽可出现异型增生，但恶变概率不高，而绒毛状腺瘤有很高的恶变倾向，通常直径超过2 cm的息肉须警惕其恶变。无论是增生性息肉还是腺瘤性息肉，都可多发，也可单发，大小不等，蒂况不一。此外，家族性大肠息肉病和加德纳综合征等患者的胃内也可出现息肉。

超声内镜主要用于息肉较大或需要明确层次及起源，或者怀疑黏膜下病变者。

胃息肉超声内镜图像表现为多数呈中、低回声，也有表现为中、高回声改变，起源于第1或者第2层（图21-12，视频21-12A，视频21-12B）。

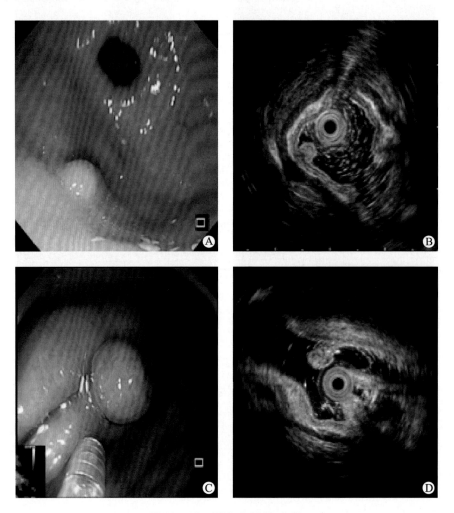

图21-12　胃息肉EUS表现

胃镜示胃窦前壁可见一大小约0.4 cm×0.8 cm宽基隆起，表面光滑（A）；EUS示胃窦隆起呈稍高回声，起源于黏膜层；EMR术后病理提示增生性息肉（B）。胃镜示胃体中段大弯见一个大小约1.0 cm隆起（C）；EUS示胃体隆起呈中等稍高回声，起源于黏膜层（D）；EMR后病理示胃体腺瘤性息肉

四、早期胃癌

胃癌的早期阶段，临床上多无明显症状和体征，即使出现腹痛、腹胀、嗳气等症状，亦均无特异性。因此，早期胃癌常在普查、体检中行胃镜检查时被发现。重视胃癌的高危对象是胃癌早期诊断的关键。以下高危对象应定期观察和检查：①有胃病症状的中老年患者，经对症治疗效果欠佳；②患有慢性胃炎（尤其是糜烂性胃炎和萎缩性胃炎）、胃溃疡、胃息肉及伴有肠化生或（和）不典型增生者；③各种胃病术后反复出现胃病症状者；④曾患肿瘤或有肿瘤家族史者。

胃镜检查＋病理活检是诊断早期胃癌的主要方法，色素放大内镜可提高诊断率。由于 EUS 能够将胃壁分为 5 层结构，清楚地显示胃癌侵犯的深度，因此，其是早期胃癌诊断及早期胃癌和中晚期胃癌鉴别诊断最有价值的检查手段。EUS 作为进一步诊断手段在判断侵犯深度及鉴别早期癌和进展期癌方面具有重要价值，鉴别早期胃癌的正确率可达 90%，判断癌肿与胃壁具体层次关系正确率也达 80% 以上。

EUS 诊断早期胃癌的标准：黏膜癌（T1 期），癌肿累及黏膜肌层，表现为第 1、第 2 层胃壁结构模糊、增厚、欠规则、变薄或缺损，第 3 层结构完整；黏膜下层癌（T1 期），癌肿累及至黏膜下层，表现为第 1～第 3 层胃壁结构模糊、中断、增厚、变薄或缺损，第 4 层结构完整（图 21-13，视频 21-13）。

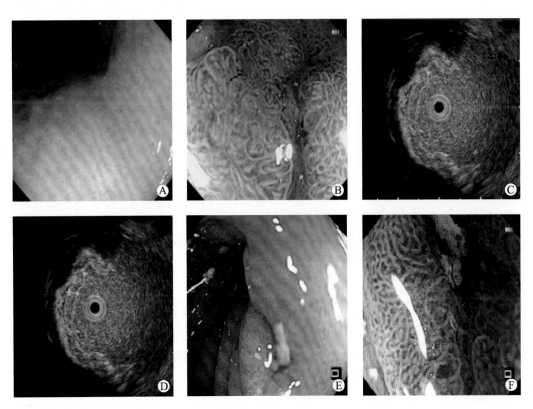

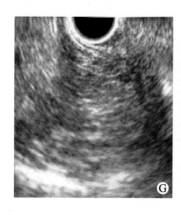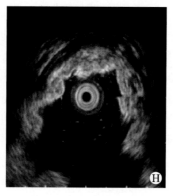

图 21-13 早期胃癌 EUS 表现

白光胃镜见贲门下一个大小为 1.0~1.5 cm 发红Ⅱa+Ⅱc 病变（A）；NBI-ME 示 DL（+），不规则表面微结构，不规则表面微血管（B）；EUS 示病变处黏膜层低回声增厚，最厚处约为 2.2 mm，病变处黏膜下层及固有肌层连续完整（C，D）；ESD 术后病理示（贲门下小弯）高级别上皮内瘤变，病灶浸润黏膜固有层，水平切缘、垂直切缘均为阴性。胃镜示贲门下见一个大小约 0.5 cm 溃疡，底附着白苔（E）；NBI-ME 下观察示溃疡口侧端微结构欠规则，微血管稍扩张，触之易出（F）；EUS 小探头示贲门下溃疡处黏膜层呈中等回声增厚（G）；扇扫超声示贲门下溃疡处黏膜稍增厚，固有肌层完整，腹腔、纵隔未见明显肿大淋巴结（H）；ESD 术后病理提示高级别上皮内瘤变

五、进展期胃癌分期

进展期胃癌是指癌组织浸润至肌层以下者。深度超过黏膜下层，已侵入肌层者称中期，已侵及浆膜层或浆膜层外组织者称晚期。外科手术是目前治疗进展期胃癌的最有效的手段，而合理的手术方案是影响预后的关键。准确的术前分期对选择合理手术范围和辅助治疗方案、避免过度治疗或治疗不足极为重要。胃镜、CT 检查等均是判断胃癌浸润深度和淋巴结转移范围的常用检查手段，但准确性不高。EUS 不仅可直接观察病变本身，而且通过超声探头可探测肿瘤浸润深度及胃周肿大淋巴结，与手术病理诊断符合率为 85.7%，有利于准确判断肿瘤的 TNM 分期。EUS 对胃癌诊断准确率 T 分期达 90%，N 分期达 78%，敏感性为 95%，是一种较为可靠的胃癌术前分期方法，有助于胃癌的诊断、临床分期及制订最佳手术方案，并可对胃癌术后随访、预后判断提供重要依据。

进展期胃癌最早出现的症状是上腹痛，常同时伴有食欲缺乏、腹胀等消化不良的症状。胃窦癌引起幽门梗阻时可有恶心、呕吐，溃疡型癌有出血时可引起黑粪或呕血，部分患者可在上腹部触及包块。进展期胃癌诊断主要依赖胃镜 + 活检，EUS 可作为进一步诊断手段，行较准确的 TN 分期（表 21-2）。

表 21-2 AJCC 第 8 版胃癌分期系统*

T——原发肿瘤

Tx 原发肿瘤无法评价

T0 无原发肿瘤的证据

Tis 高度异型增生，局限于上皮内，未侵犯固有层

T1

  T1a 肿瘤侵及固有肌层或黏膜肌层

  T1b 肿瘤侵及黏膜下层

T2 肿瘤侵及固有肌层

T3 肿瘤侵及浆膜下结缔组织，无内脏腹膜或邻近结构的侵犯

T4 肿瘤穿透浆膜层或侵犯邻近结构

  T4a 肿瘤穿透浆膜层（腹膜脏层），未侵犯邻近结构

  T4b 肿瘤侵及邻近结构和器官（脾脏、横结肠、肝脏、横膈、小肠、胰腺、腹壁、腹膜后、肾上腺、肾脏）

N——区域淋巴结

Nx 区域淋巴结不能评价

N0 无区域淋巴结转移

N1 1~2 个区域淋巴结转移

N2 3~6 个区域淋巴结转移

N3 等于或多于 7 个区域淋巴结转移

  N3a 7~15 个区域淋巴结转移

  N3b 16 个或 16 个以上区域淋巴结转移

M——远处转移

M0 无远处转移

M1 有远处转移

---

*适用于胃原发的肿瘤（腺癌最常见），不包括肉瘤、胃肠道间质肿瘤、淋巴瘤、神经内分泌肿瘤 G1/G2 级。

    超声扫描时，癌肿组织表现为不均质的中、低回声图像，伴局部或全部正常管壁结构层次的破坏，其中肿瘤的浸润深度以破坏的最深一层为判断标准。进展期胃癌是指浸润深度达到或超过第 4 层，T 分期为 T2 期以上者。其中 T 分期诊断标准如下：T2 期，表现为第 1~第 4 层胃壁结构的病变，从第 4 层起的不规则突向腔内的低回声肿块，或呈大面积局限性管壁增厚伴中央凹陷，伴第 1~第 3 层结构消失；T3 期，表现为 5 层胃壁结构的破坏，回声带分层不清；T4 期，表现为低回声肿块突破第 5 层高回声带侵入周围组织等明显的向相邻脏器浸润的征象。淋巴结转移的判断标准为直径 >1 cm、边界清楚的低回声结节影。腹腔转移时形成腹水，在胃壁周围形成液暗区。皮革样胃判断标准为胃壁全层结构增厚（>1 cm），各层次结构尚存在，黏膜下层明显增厚（图 21-14，视频 21-14A~视频 21-14C）。

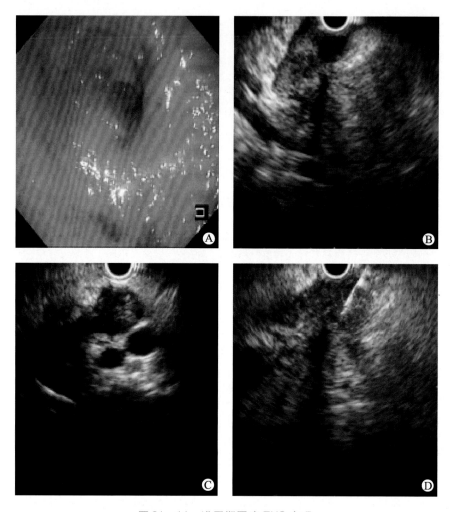

图 21－14　进展期胃癌 EUS 表现

胃镜示胃窦后壁明显隆起，黏膜粗糙，管壁僵硬，幽门变形，内镜不能通过（A）；后壁活检 6 块，病理示（胃窦后壁）黏膜呈慢性炎症改变；EUS 示胃窦管壁增厚显著，从幽门管到胃体下段均增厚，以胃窦明显，侵犯浆膜层到管壁外（B）；EUS 示胰颈后方淋巴结肿大，呈低回声和混杂回声，侵犯门静脉汇合处和胰颈后下方（C），诊断为胃恶性肿瘤 T4N1；胰颈后方淋巴结及胃窦壁行 EUS-FNA（D），穿刺病理示（胰腺后方淋巴结穿刺活检）转移性腺癌、（胃壁穿刺活检）腺癌

六、胃淋巴瘤

胃淋巴瘤起源于胃黏膜下的淋巴滤泡，向内侵及黏膜层，向外侵及肌层，亦可以类似于 Borrmann Ⅳ 型胃癌沿黏膜下弥漫性浸润，因此影像学表现呈多样化、复杂化，多表现为弥漫性浸润型，也可表现为肿块或小溃疡。淋巴结转移是最主要的转移途径，亦可直接浸润导致胰腺、网膜和血行转移。因胃淋巴瘤开始发生于黏膜下层，早期胃镜检查不易被发现，当发现时常属于晚期。常规活检诊断率为 60%，大块活检可提高诊断率。

　　图像特点：常见的胃镜下表现为胃腔内巨大的隆起性黏膜下肿块，EUS 显示隆起处局限性低回声肿物，一般侵犯第 2～第 4 层，常伴有周围胃壁第 2、第 3 层增厚；也有胃镜下表现为表浅的溃疡，同时伴有胃壁的增厚、僵硬，EUS 显示胃壁第 1、第 2 层低回声增厚或全层增厚。但由于原发性胃淋巴瘤是黏膜下层来源的病灶，组织学活检和病理诊断有一定困难（图 21 – 15，视频 21 – 15）。

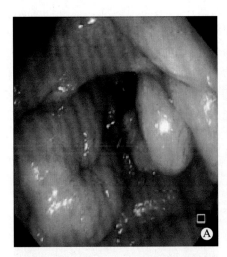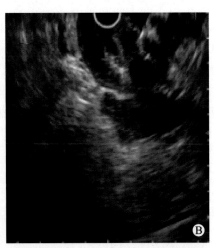

图 21 – 15　胃淋巴瘤 EUS 表现

胃镜示胃窦黏膜肿胀，多发较大半球形隆起，表面凹陷（A）；EUS 示胃窦半球形隆起处管壁层次结构欠清晰，呈低回声增厚，以黏膜肌层及黏膜下层增厚为主，部分固有肌层增厚，浆膜层完整（B）；活检病理提示胃非霍奇金淋巴瘤

【胃黏膜下病变】

　　胃黏膜下病变包括胃间质瘤、平滑肌瘤、脂肪瘤、神经内分泌肿瘤、异位胰腺、胃静脉曲张、胃脓肿、囊肿等。

　　对于贲门下、胃底黏膜下肿物，一般小探头超声内镜无法到达。肿物较大超过 1 cm 时，可选用扇扫超声内镜；有时肿物在贲门下靠近贲门时，无法直视下找到肿物，这时可在食管下段通过 His 角扫查，此时从远离探头到近侧分别为黏膜层、黏膜肌、黏膜下层、固有肌层、浆膜层（图 21 – 16，视频 21 – 16A，视频 21 – 16B）。

一、胃间质瘤

　　胃间质瘤属于消化道间叶性肿瘤，是胃内最常见的黏膜下肿瘤，目前认为其起源于胃间质干细胞 – Cajal 细胞。70%～80% 胃间质瘤由梭形细胞构成，20%～30% 以上皮样细胞为主。CD34 和 CD117（c-Kit）是其特征性的免疫组化表型，通过观察病理形态学改变并联合检测肿瘤组织中 CD34 与 CD117 的表达即可确诊是否为胃间质瘤。

　　超声图像特点：胃间质瘤通常起源于固有肌层，少部分起源于黏膜肌层，极少部分起源于黏膜下层及浆膜层，直径大、内部回声不均质、边界不规则、囊性改变、中

247

心坏死、EUS 呈非卵圆形、表面溃疡等提示恶性可能。肿瘤较大时由于其压迫周围组织，很难显示与其所在层次正常组织的连续性。再加上内镜超声探头的频率较高，穿透力较低，常难以显示肿瘤全貌，故较大肿瘤的起源层次判断相对不易，此时可根据肿瘤表面有几层回声结构来判断，即若肿瘤表面只有第 1 层回声存在，则起源于黏膜肌层；若有 3 层回声存在则可定为固有肌层来源（图 21 - 17，视频 21 - 17A，视频 21 - 17B）。对来源于固有肌层及黏膜下的低回声、不均匀病灶，常规内镜结合 EUS 在不能对病灶的良恶性进行判断时，超声内镜引导细针穿刺抽吸术（EUS-FNA）/超声内镜引导细针穿刺活检术（endoscopic ultrasound-guided fine needle biopsy，EUS-FNB）可以作为进一步诊断的工具，获得的组织足以行病理诊断胃间质瘤，但有时并不能提供足够的组织细胞来评估有丝分裂指数。值得注意的是，胃间质瘤的不适当活检有可能引起肿瘤破溃、出血、穿孔，甚至肿瘤种植转移，因此需要严格掌握活检的适应证。

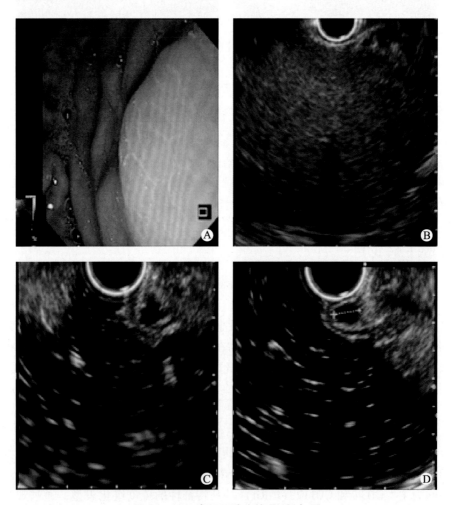

图 21 - 16　贲门下肿瘤的 EUS 表现

胃镜示贲门下见一光滑隆起（A）；EUS 直接扫查层次不清，勉强暴露病灶（B）；EUS 食管下段通过 His 角扫查，胃底贲门下隆起，起源于固有肌层，切面直径约 6 mm×4 mm（C，D）

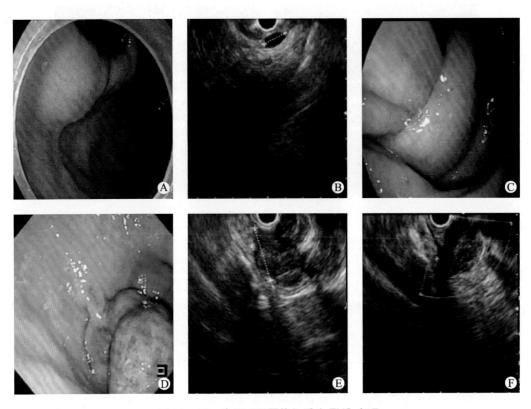

图 21 - 17　贲门下及胃体间质瘤 EUS 表现

胃镜示贲门下后壁见一局限性隆起，表面光滑，大小约 0.8 cm × 1.3 cm，触之质硬，活动度欠佳（A）；EUS 示贲门下胃底可见一长径约 13 mm 低回声病灶，起源于固有肌层（B）；ESD 病理示平滑肌瘤。胃镜示胃体中下段可见一长粗蒂样宽大隆起，头端进入幽门并嵌顿，腔隙狭窄内镜无法进入（C）。4 天后复查胃镜示胃体下段大弯可见一大小约 3.0 cm × 3.5 cm 隆起，表面充血糜烂（D）；EUS 示胃体隆起，起源于固有肌层，呈低回声，切面直径约 35 mm，基底部宽约 25 mm，其内可见少许血流信号（E，F）；手术后病理示（胃）黏膜下胃肠间质瘤伴局灶出血及黏液样变，肿块大小 4 cm × 3 cm × 2 cm，局灶区域可见肿瘤组织向胃壁固有肌层浸润性生长，镜下未见明确坏死，核分裂象计数 6 ~ 10 个/50 HPF，风险度分级为中等风险

二、胃脂肪瘤

胃脂肪瘤是由良性脂肪组织组成的胃良性间叶性肿瘤，常位于黏膜下层，多向胃腔突出形成无蒂的球形肿块，表面光滑，有完整包膜，触之柔软。肿瘤切面呈淡黄色、半透明、质地软，若脂肪细胞液化者可见液腔形成。超声图像特点：大多数起源于黏膜下层，高回声，内部回声均匀，边界清晰，但无明显包膜带，瘤体下方第 4、第 5 层结构可因脂肪瘤所造成的超声波衰减而显示欠清（图 21 - 18，视频 21 - 18）。

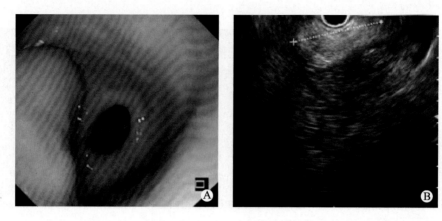

图 21-18　胃脂肪瘤 EUS 表现

胃镜示胃前壁可见一大小约 2.0 cm×3.5 cm 隆起，表面光滑（A）；EUS 示胃窦隆起呈高回声，起源于黏膜下层，固有肌层完整（B）

三、胃神经内分泌肿瘤

胃神经内分泌肿瘤是一类神经内分泌肿瘤，免疫组化检查示 NSE（神经元特异性烯醇化酶）、Syn（突触素）、CgA（嗜铬素 A）、CK（细胞角蛋白）、EMA（上皮膜抗原）等表达阳性。

图像特点：内镜下表现为表面光整的黏膜下隆起，色泽灰黄或淡黄色，触之质地相对较硬；病灶为中低回声结节，内部回声欠均匀，起源于黏膜下层，边界模糊但可辨，无包膜。

四、胃异位胰腺

胃异位胰腺是残留在胃壁内的异位胰腺组织，多发生在胃窦大弯侧距幽门 6 cm 范围内。内镜下典型表现为丘状、卵圆形、息肉状黏膜下隆起性病变，顶端中央呈肚脐样凹陷，可见导管开口；病灶表面有完整的覆盖黏膜，少数表面糜烂、溃疡但不影响所在部位胃肠道黏膜连续性，单发病灶为主，多发少见。

图像特点：异位胰腺超声内镜下表现为起源于黏膜下层、黏膜肌层、固有肌层甚至浆膜层的不均匀的混杂回声、低回声病灶，如病灶内发现管状或囊状结构更具诊断价值。病灶可引起黏膜肌层和固有肌层的增厚，尤其是病灶后固有肌层受累，可导致黏膜下注射时黏膜抬举欠佳，增加内镜下操作难度及术中出血和穿孔的发生率。由于腺泡、导管和胰岛结构成分的变异及可能的亚临床炎症改变，异位胰腺超声内镜表现缺乏确定的统一标准，因此需要与大多数黏膜下病变鉴别（包括间质瘤、平滑肌瘤、脂肪瘤、黏膜下囊肿、神经内分泌肿瘤、神经鞘瘤、血管瘤、炎性纤维性息肉、炎性病变等）（图 21-19，视频 21-19A，视频 21-19B）。

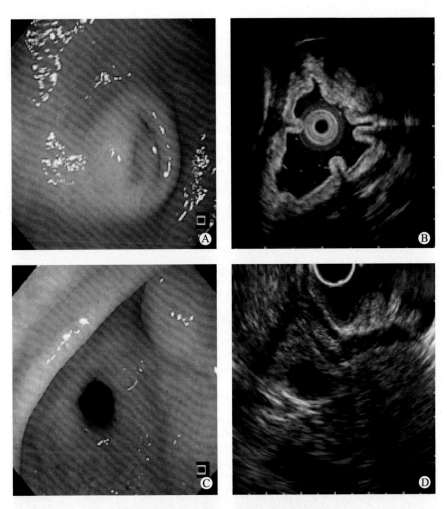

图 21 - 19　胃异位胰腺 EUS 表现

胃镜示胃窦大弯侧见一局限性隆起，表面可见脐样凹陷（A）；EUS 示胃窦隆起呈中高回声，局部可见无回声结构，大小约 4.0 mm × 8.1 mm，起源于黏膜层与黏膜下层，局部与固有肌层关系不清（B）。胃镜示胃窦大弯侧可见一隆起，表面光滑（C）；EUS 示胃窦后壁隆起，起源于第 1～第 3 层，呈混杂回声，其内可见无回声管状结构（D）

五、胃静脉曲张

图像特点：胃静脉曲张在超声内镜图像上表现为胃壁内的圆形或椭圆形无回声结构沿胃壁分布，多见于黏膜层和黏膜下层。彩色多普勒血流成像显示无回声区表现为彩色血流信号。胃曲张静脉经硬化剂治疗后，由于血栓形成，其内无回声区转变成高回声或强回声，随血栓机化，其内回声逐渐减低（图 21 - 20，视频 21 - 20）。

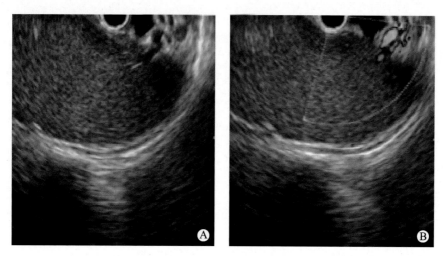

图 21 –20　胃静脉曲张 EUS 表现

胃底静脉曲张呈黏膜下层无回声团（A），彩色多普勒血流成像见血流信号（B）

六、胃囊肿、脓肿

胃囊肿常位于黏膜下层，表现为圆形无回声暗区，囊壁清晰、光整，后方回声增强。胃脓肿为厚壁的囊性病灶，脓腔内可有斑点状高回声（图 21 – 21，视频 21 – 21）。

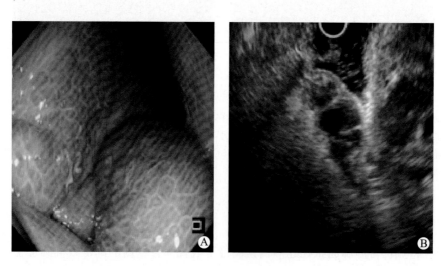

图 21 –21　胃脓肿 EUS 表现

胃镜示胃体黏膜明显肥厚肿大，表面充血、糜烂（A）；EUS 示胃体胃壁明显增厚，呈低回声或无回声，分层模糊（B）；胃镜活检、超声穿刺病理均提示慢性炎症改变，结合病理及病史诊断为胃脓肿

第三节　十二指肠

【正常十二指肠超声图像】

超声检查声像图，从腔内往腔外有高回声
→低回声→高回声→低回声→高回声5个回
声环，从腔内向腔外显示层次如下（图21-22，
视频21-22）：

第1层高回声环：相当于黏膜与水囊的界
面层。

第2层低回声环：相当于混有十二指肠腺腺
体的黏膜固有层以外的黏膜部分。

第3层高回声环：相当于黏膜下层及混有十
二指肠腺腺体的黏膜固有层。

第4层低回声环：相当于固有肌层。

第5层高回声环：相当于浆膜层及界面
反射。

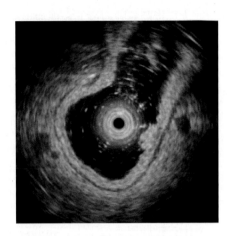

图21-22　EUS下十二指肠壁5层
结构，图示中一处黏膜层隆起
呈中等回声，为十二指肠息肉

【十二指肠溃疡】

超声内镜下表现同胃溃疡，如溃疡缺损较深，出现肌层断裂，且溃疡凹陷周围可
见低回声团块包绕，若肠壁的结构层次在低回声团块的外侧即中断，表明溃疡将很难
愈合。

【十二指肠息肉和腺瘤】

十二指肠息肉和十二指肠腺腺瘤由反复炎症刺激或遗传因素引起，根据组织学类
型不同，可分为炎性息肉、错构瘤、幼年型息肉等。病变起源于黏膜层，内镜下表现
为大小不等的丘样、结节样、分叶状或指状隆起，表面可有充血、糜烂。

图像特点：超声内镜下表现为起源于黏膜第1、第2层的肿块，由于构成成分不
同内部回声也不同，可以表现为从低回声到中高回声，一般回声均匀，边界清楚，黏
膜下层完整（图21-23，视频21-23）。

【十二指肠黏膜下病变】

一、间质瘤或平滑肌瘤

十二指肠间质瘤来源于肠壁内的 Cajal 细胞，而平滑肌瘤来源于平滑肌细胞，二
者内镜及超声内镜下表现相同，鉴别依赖于病理检查的免疫组化染色。二者内镜直视
下均表现为黏膜下隆起，肿瘤质地较硬，活检钳触及肿物时可滑动。超声内镜下多表
现为圆形、椭圆形低回声肿物，偶可见哑铃开形，起源于肠壁的固有肌层或黏膜肌

层，内部回声均匀，边界较清楚，最大直径很少超过 4 cm，根据生长方向及其与肠壁的关系可分为腔内型、腔外型和混合型（图 21 – 24，视频 21 – 24A，视频 21 – 24B）。

二、囊肿

十二指肠囊肿内镜下表现为类圆形黏膜下肿物，色泽可半透明，质地柔软；超声内镜显示囊肿为无回声，边界清楚，后壁有回声增强，多起源于黏膜下层（图 21 – 25，视频 21 – 25）。

三、异位胰腺

内镜下表现为黏膜下肿物，有的中央有脐样凹陷，触之不可活动；超声内镜表现为不均匀的中等回声团块，内部可见腺管样回声结构，有的表面可以见到腺管开口，病变通常与周围组织分界不清，多来源于黏膜下层，部分可位于固有肌层。

四、十二指肠腺腺瘤

十二指肠腺是位于十二指肠球部黏膜下的腺体，30% ~ 50% 十二指肠腺腺瘤来源于十二指肠腺。内镜下多表现为类圆形或分叶的黏膜下肿物，表面可见正常小肠绒毛结构；超声内镜表现为类圆形中高回声团块，边界较为清楚，多回声均匀，有的内部可以见到腺管样结构，大多来源于黏膜下层。

五、脂肪瘤

内镜下表现为色泽偏黄白色的黏膜下隆起，质地偏软，可呈圆形或分叶型；超声内镜下表现为起源于黏膜下层的均匀高回声肿物，后方有回声衰减现象，边界清楚（图 21 – 26，视频 21 – 26）。

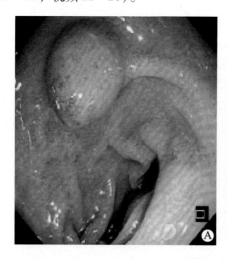
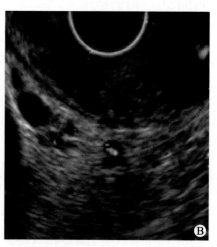

图 21 – 23　十二指肠腺腺瘤 EUS 表现

胃镜示十二指肠球部见一个大小约 1.0 cm×1.5 cm 隆起，表面稍充血（A）；EUS 示球部病灶稍高回声，起源于黏膜层，基底部见类圆形无回声区，未见血流信号（B）；ESD 术后病理提示腺瘤

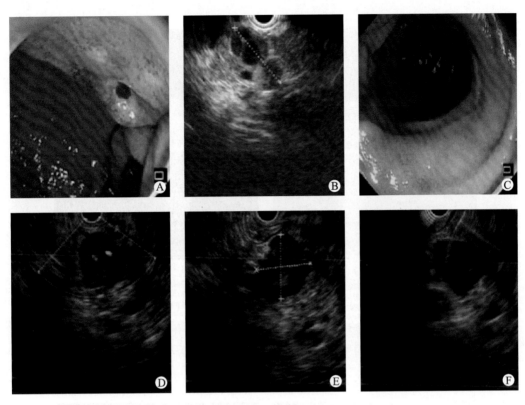

图 21-24　十二指肠间质瘤或平滑肌瘤 EUS 表现

胃镜示十二指肠降部见一个大小约 2~3 cm 隆起，顶端中央见溃疡，附着少许白苔，基底部分发红（A）；EUS 示壶腹部旁见一低回声隆起，起源于固有肌层，切面呈哑铃状，切面长径约 3.5 cm，中央可见数个液性暗区（B）；外科术后病理提示十二指肠间质瘤。胃镜示十二指肠球部、降部未见异常（C）；EUS 示胰腺钩突见一个切面大小约 30 mm × 40 mm 低回声占位，边界清晰，行 EUS-FNA，穿刺病理示胃肠间质瘤（D~F），手术病理示（十二指肠）高风险度胃肠间质瘤。肿块 6 cm × 4 cm × 4 cm，位于十二指肠黏膜下，无包膜，大部分区域边界较清，局部区域在十二指肠肌层浸润性生长，梭形细胞型，核分裂 ≤5 个/50 HPF，细胞中度异型，无脉管神经侵犯，无坏死，十二指肠手术断端、胃断端、胰腺组织、胆囊及十二指肠系膜淋巴结 8 枚均未见肿瘤组织

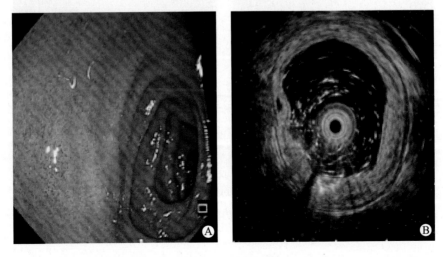

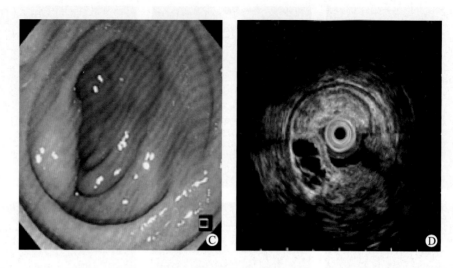

图 21 - 25 十二指肠囊肿 EUS 表现

胃镜示十二指肠前壁可见一个大小约 0.3 cm×0.4 cm 隆起（A）；EUS 示十二指肠球部隆起，起源于黏膜下层，呈无回声（B）。胃镜示十二指肠降部可见 2 个大小分别约为 0.5 cm×0.8 cm、1.0 cm×1.2 cm 隆起（C）；EUS 示十二指肠降部隆起，起源于黏膜下层，呈无回声，内似见分隔，较大一个切面大小约 12 mm×6 mm（D）

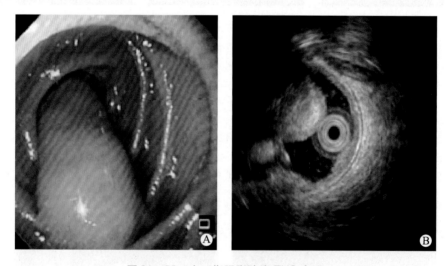

图 21 - 26 十二指肠脂肪瘤 EUS 表现

胃镜示十二指肠水平部见一光滑隆起（A）；EUS 示十二指肠隆起呈稍高回声，起源于黏膜下层（B）

【十二指肠壶腹部病变】

十二指肠壶腹部是由胆管和胰管合流的共通管道，由包绕其周围的 Oddis 括约肌及十二指肠黏膜的乳头状隆起组成，主要功能为调节胆汁和胰液的分泌。

壶腹部超声内镜检查先观察十二指肠乳头部，若要更清晰地显示壶腹结构，常用混合方法，即水囊少量注水同时腔内灌注一定量蒸馏水，在避免空气影响的同时可充分展开十二指肠腔，以利病变的充分显露及与周围正常结构之间对比。另外，还需了解壶腹区有无低回声团块及正常壶腹部结构有无破坏，观察胆总管、主胰管有无扩张、内部有无异常回声，胰腺实质有无改变及区域淋巴结有无肿大。

正常十二指肠乳头声像图表现为十二指肠壁结节状突起，内有胆管及胰管的共通管通过，常规 EUS 较难显示乳头部位分层结构，亦较难将 Oddi 括约肌与其他组织明确分开。常于高回声界面波下见低回声区，但未突破十二指肠壁第 4 层低回声的固有肌层。为清晰显示十二指肠乳头部位细微结构，常需微型超声探头检查。微型超声探头经内镜或经皮经肝穿刺胆道引流术（PTCD）管插至共通管进行扫查，可清楚显示 Oddi 括约肌。

一、壶腹部腺瘤

壶腹部良性肿瘤在壶腹部肿瘤中比例不到 10%，最多见的良性肿瘤是绒毛状腺瘤、绒毛腺管状腺瘤，其他少见的包括血管瘤、间质瘤、脂肪瘤、淋巴管瘤和神经内分泌肿瘤等。壶腹部腺瘤虽然是良性病变，但有潜在恶性可能或可能发展为壶腹癌。壶腹部腺瘤一般散在发生，也可发生于家族性腺瘤性息肉病，后者是一种常染色体显性遗传病，主要由结肠腺瘤性息肉病基因（adenomatous polyposis coli，APC）突变引起，以结直肠广泛分布腺瘤为临床特征。34% ~ 90% 的家族性腺瘤性息肉病患者存在十二指肠腺腺瘤，其好发于壶腹部和壶腹周围区域，其患十二指肠癌的终身风险为 3.1% ~ 5.0%。

壶腹部腺瘤症状没有特异性，主要表现为因肿块压迫胆管、胰管造成梗阻，50% ~ 70% 表现为无痛性黄疸，或黄疸伴有上腹闷痛、不适，有时可出现胆管炎，约 25% 患者可继发胆总管结石，少数患者可以出现急性胰腺炎、缺血性贫血或消化道出血等。

图像特征：壶腹腺瘤进行 EUS 检查通常显示病变为低回声，一般病变位于黏膜层，黏膜下层完整，如果低回声病变侵及黏膜下层则表明病变有浸润，对于鉴别恶性表现有一定作用，还可显示病变是否侵及胆管或胰管等。EUS 对病变浸润深度的判断也有利于决定能否进行肿瘤的内镜切除。胆管内超声（IDUS）可显示肿瘤是否侵入胆总管、胆总管壁是否受到破坏。

二、壶腹部癌

十二指肠乳头又称 Vater 壶腹，系由胆管和胰管合流的共通管道，由包绕其周围的 Oddi 括约肌，覆以十二指肠黏膜而形成乳头状隆起组成。十二指肠主乳头部位，以及十二指肠壁内被 Oddi 括约肌包绕的胆管、胰管及其合流共通管所发生的癌称为壶腹癌，或十二指肠乳头癌。有时壶腹及壶腹邻近组织包括胰头这些来源不同的肿瘤，由于其所在的特殊解剖部位，有着相同的临床表现，即便手术时也难以将其截然分开，故常作为一个类型，统称为壶腹周围癌。

黄疸是壶腹癌最常见的症状与体征，伴有深黄色尿及陶土样粪便，是由胆总管下端受侵犯或受压所致。黄疸为进行性，虽可有轻微波动，但不可能完全消退。黄疸的暂时减轻，早期与十二指肠乳头周围炎症消退有关，晚期则由于侵入胆总管下端的肿瘤溃烂脱落之故。壶腹癌患者还可因上消化道出血而就诊，部分患者可出现肠梗阻症状，发病后短期内出现消瘦，伴有食欲减退、衰弱、乏力等症状。

壶腹癌位于胆、胰管汇合处，影响胆、胰液的排泄，从而出现 3 种病理形态：第一，出现肿物，位于胆管腔内、十二指肠壁，肿瘤可侵犯十二指肠壁及胰头；第二，胆管扩张；第三，胰管扩张（表 21 - 3）。

表 21 - 3　AJCC 第 8 版 Vater 壶腹癌 TNM 分期系统

T 分期　原发肿瘤

Tx 原发肿瘤无法评估

T0 无原发肿瘤证据

Tis 原位癌

T1

　T1a 肿瘤局限于 Vater 壶腹或 Oddi 括约肌

　T1b 肿瘤超出 Oddi 括约肌和（或）侵及十二指肠黏膜下

T2 肿瘤侵及十二指肠固有肌层

T3

　T3a 肿瘤侵及胰腺（≤0.5 cm）

　T3b 肿瘤侵及胰腺 >0.5 cm，或者胰腺周围软组织/十二指肠浆膜，无腹腔动脉和肠系膜上动脉侵袭

T4 肿瘤侵及腹腔动脉、肠系膜上动脉和（或）肝总动脉，无论肿瘤大小

N 分期　区域淋巴结

Nx 区域淋巴结不能评价

N0 无区域淋巴结转移

N1 1~3 个区域淋巴结转移

N2 4 个以上区域淋巴结转移

M 分期　远处转移

M0 无远处转移

M1 有远处转移

图像特征（图 21 - 27，视频 21 - 27A ~ 视频 21 - 27C）如下。

（1）边界清楚的低回声肿瘤图像。

（2）十二指肠乳头部位肠壁一层或多层层次不清、消失、扭曲、中断或增厚。微

型超声探头检查尚可见十二指肠乳头层次不清、消失、中断或增厚，代之以不规则低回声的肿瘤图像。

（3）不规则的低回声突入十二指肠腔内外或位于肠壁内形成类圆形肿块。微型超声探头检查时，见不规则低回声区包绕共通管形成环形肿块。

（4）胆管、胰管、胰腺等周围脏器和淋巴结受侵表现。

（5）胆管扩张，胰管扩张。

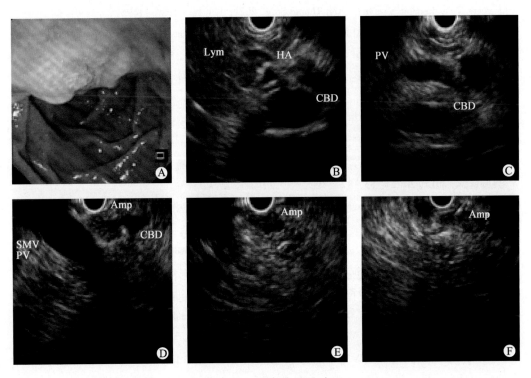

图 21-27 壶腹癌 EUS 表现

十二指肠乳头内镜下未见异常（A）。肝总动脉旁见 1 枚蚕豆样肿大淋巴结，切面长径约 10 mm（B）；胃体扫查见胆总管扩张，胆总管末端似见低回声团（C）；十二指肠扫查见壶腹部低回声占位，切面直径 15 mm×13 mm，其上段胆总管扩张，主胰管未见扩张（D，E）；对淋巴结和壶腹部低回声行 EUS-FNA（19 G 针）（F），穿刺病理：①壶腹部导管腺癌；②（淋巴结）呈反应性增生。手术病理：（壶腹部）中分化管状腺癌，侵及全层，累及胰腺边缘纤维脂肪组织，胰腺未见累及

（王爱祥 丁祥武）

参考文献

1. YOSHINAGA S, HILMI I N, KWEK B E, et al. Current status of endoscopic ultrasound for the upper gastrointestinal tract in Asia. Dig Endosc, 2015, 27 Suppl 1: 2-10.

2. ZHU R, BAI Y, ZHOU Y, et al. EUS in the diagnosis of pathologically undiagnosed esophageal tuberculosis. BMC Gastroenterol, 2020, 20(1): 291.

3. THAKKAR S, KAUL V. Endoscopic ultrasound stagingof esophageal cancer. Gastroenterol Hepatol (N Y), 2020, 16(1): 14 – 20.

4. KRILL T, BALISS M, ROARK R, et al. Accuracy of endoscopic ultrasound in esophageal cancer staging. J Thorac Dis, 2019, 11(Suppl 12): S1602 – S1609.

5. CHOI J, CHUNG H, LEE A, et al. Role of Endoscopic ultrasound in selecting superficial esophageal cancers for endoscopic resection. Ann Thorac Surg, 2021, 111(5): 1689 – 1695.

6. CODIPILLY D C, FANG H, ALEXANDER J A, et al. Subepithelial esophageal tumors: a single-center review of resected and surveilled lesions. Gastrointest Endosc, 2018, 87(2): 370 – 377.

7. 丁祥武. 超声内镜引导下细针穿刺术对消化道周围占位的诊断. 临床内科杂志, 2017, 34(2): 84 – 86.

8. 邱丽, 丁祥武, 谭诗云, 等. 超声内镜对上消化道黏膜下微小病灶的诊断价值. 临床消化病杂志, 2013, 25(5): 293 – 295.

9. 占义军, 童旭东, 丁祥武. 内镜超声引导下细针穿刺活检对纵隔和腹腔淋巴结结核的诊断价值. 胃肠病学, 2015, 20(2): 85 – 87.

10. 李锐, 史冬涛, 邹文斌, 等. 超声内镜对早期胃癌的诊疗价值. 中国实用内科杂志, 2014, 34(5): 544 – 548.

11. O'TOOLE D, PALAZZO L. Endoscopy and endoscopic ultrasound in assessing and managing neuroendocrine neoplasms. Front Horm Res, 2015, 44: 88 – 103.

12. DYRLA P, GIL J, NIEMCZYK S, et al. The use of endoscopic ultrasonography in the detection and differentiation of pathology in the wall of the upper gastrointestinal tract. Prz Gastroenterol, 2018, 13(1): 30 – 34.

13. COLES M, MADRAY V, COX K, et al. More than just a hole in the wall: evolving management and treatment paradigms of suppurative gastritis. Dig Dis Sci, 2020, 65(8): 2203 – 2209.

14. VETRO C, CHIARENZA A, ROMANO A, et al. Prognostic assessment and treatment of primary gastric lymphomas: how endoscopic ultrasonography can help in tailoring patient management. Clin Lymphoma Myeloma Leuk, 2014, 14(3): 179 – 185.

15. HERNANDEZ-LARA A H, DE PAREDES A G G, SONG L M W K, et al. Outcomes of endoscopic ultrasound and endoscopic resection of gastrointestinal subepithelial lesions: a single-center retrospective cohort study. Ann Gastroenterol, 2021, 34(4): 516 – 520.

16. GOTTSCHALK U, DIETRICH C F, JENSSEN C. Ectopic pancreas in the upper gastrointestinal tract: Is endosonographic diagnosis reliable? Data from the German Endoscopic Ultrasound Registry and review of the literature. Endosc Ultrasound, 2018, 7(4): 270 – 278.

17. THIRUVENGADAM S S, SEDARAT A. The role of endoscopic ultrasound (EUS) in the management of gastric varices. Curr Gastroenterol Rep, 2021, 23(1): 1.

18. UNGUREANU B S, SACERDOTIANU V M, TURCU-STIOLICA A, et al. Endoscopic ultrasound vs.

computed tomography for gastric cancer staging: a network Meta-analysis. Diagnostics (Basel), 2021, 11(1): 134.

19. HAMADA K, ITOH T, KAWAURA K, et al. Examination of endoscopic ultrasonographic diagnosis for the depth of early gastric cancer. J Clin Med Res, 2021, 13(4): 222-229.

20. DIAZ L I, MONY S, KLAPMAN J. Narrative review of the role of gastroenterologist in the diagnosis, treatment and palliation in gastric and gastroesophageal cancer. Ann Transl Med, 2020, 8(17): 1106.

21. DU H, NING L, LI S, et al. Diagnosis and treatment of duodenal gastrointestinal stromal tumors. Clin Transl Gastroenterol, 2020, 11(3): e00156.

第二十二章 上消化道恶性肿瘤的 EUS 诊断

第一节 胃癌

随着放大内镜的快速发展及消化道肿瘤筛查项目的广泛开展，近年来我国早期胃癌的发现率明显提高，部分早期病变可通过内镜下完整切除并治愈，因此病变浸润深度的判断至关重要。但每个胃癌病变都会因不同组织类型及炎症背景的差异，呈现出各种各样的肉眼形态，因此浸润深度不易做出准确的判断。

白光胃镜判断病灶深度需要结合病变大小和巴黎分型，并通过改变空气量、观察角度和距离来进行综合判断：癌浸润至黏膜下层深部时会导致胃壁的肥厚、伸展不良；病灶表面有深溃疡或固有肌层、浆膜层的直观显露等往往提示浸润较深。放大内镜是采用了窄带成像技术，通过观察黏膜表面的微结构和微血管对病变性质进行判断，虽然非常有用，但有效观察深度仅为 700 ~ 800 μm。目前对于浸润深度仍然没有一种方法或者体系可以取代超声内镜。对于有条件的内镜中心，放大内镜及超声内镜可联合应用，从而可更加准确地判断胃癌的浸润深度，对选择治疗方式及判断预后具有重要意义。

EUS 可清楚显示消化道管壁三高二低的 5 层回声结构，鉴别病变起源的层次、大小，来源于管壁或壁外压迫，以及有无淋巴结浸润。有多项研究显示，EUS 对肿瘤 TN 分期诊断准确性为 80% ~ 90%。所谓三高两低，即将上消化道管壁从黏膜到浆膜正常的层次由内向外依次显示高、低、高、低、高 5 个回声层，分别对应黏膜界面、黏膜肌层、黏膜下层、固有肌层、浆膜层（图 22 - 1），其在胃癌中的应用主要是术前的 TN 分期（图 22 - 2 ~ 图 22 - 10）。

早期胃癌在 EUS 扫描下一般表现为低回声改变，相应层次异常增厚或局部变薄，不规则或中断。对于进展期胃癌，EUS 下可以观察到病变向深层次累及浸润，甚至向腔外突破侵犯周边脏器结构，同时部分病例可探查到腔外肿大的淋巴结及腹水。EUS 在 T 分期中的不足包括无法探及微小浸润，造成分期过低。此外，肿瘤局部纤维化、炎症或活检瘢痕也呈低回声改变，这种改变可能导致 EUS 过分期。

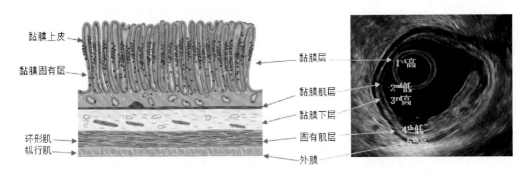

黏膜上皮
黏膜固有层
环形肌
纵行肌

黏膜层
黏膜肌层
黏膜下层
固有肌层
外膜

图 22－1　消化道管壁组织学层次与 EUS 层次的对应关系

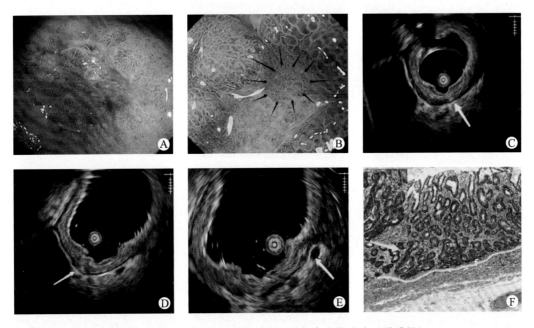

图 22－2　胃窦高级别异型增生和局部高分化腺癌（黏膜层）

胃角胃窦后壁交界处见 0-Ⅱa＋Ⅱc 型充血发红灶，表面浅溃疡形成（A）；靛胭脂染色 DL（＋），NBI-ME 示部分腺体缺失，表面微血管呈碎网格样改变（B）；EUS 见病灶处黏膜层增厚中断，黏膜下层连续完整（C，D）；壁外数枚低回声结节，考虑淋巴结炎性增生（E）；ESD 标本病理切片深染区为病灶最重最深处，腺体分支、出芽，腺体之间侵入性生长，融合、共壁，边缘较锐利，向黏膜肌层生长，但未突破；高倍下见细胞核圆形、深染，沿着腺体基底膜排列，极向紊乱，诊断为高级别异型增生伴局部癌变，病灶局限于黏膜层内（M3）（F）

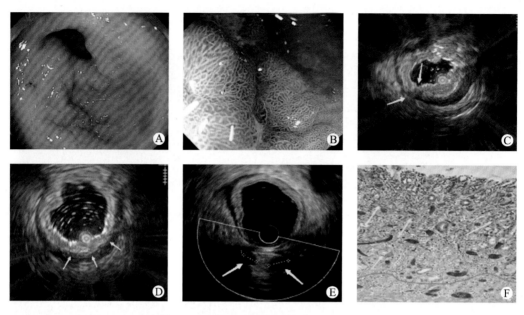

图 22-3　胃窦中分化腺癌（黏膜肌层）

胃窦前壁大弯侧 0-Ⅱc 型病灶，表面充血（A）；NBI-ME 观察部分区域腺体大小不一、拉伸，排列密集，微血管粗细尚均匀（B）；超声小探头扫查，病灶黏膜层呈低回声增厚，黏膜下层未见明显中断（C），固有肌层连续完整，未见增厚（D）；EUS 扫查腹腔可见 2 枚肿大淋巴结（E）；ESD 标本病理示病灶达黏膜固有层，可见不成形异型腺体及实性癌细胞巢（黄色箭头），血管增生且粗细不均、排列紊乱，脉管、淋巴管、水平切缘、垂直切缘均阴性（F）

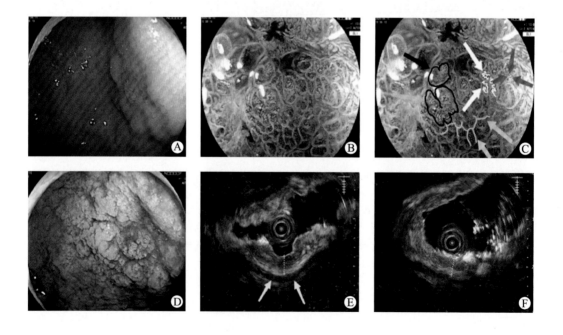

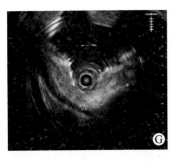
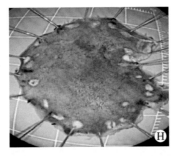
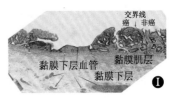

图 22 - 4 胃窦体交界中分化腺癌（黏膜肌层）

胃窦后壁见一结节隆起型病灶，中央凹陷潮红（A）；放大蓝激光成像（ME-BLI）观察可见微腺体呈乳头样改变，部分腺体融合（黑圈内、黑色箭头），腺管开口扩张、拉伸、微血管扭曲、粗细不均（白色箭头、白实线），可亮蓝脊呈毛刺样（橙色线及箭头）及白色球状物（红色箭头）（B，C）；靛胭脂染色见DL(+)（D）；EUS见病灶黏膜层至黏膜下层低回声增厚改变（蓝色虚线），回声欠均匀且分界不清，固有肌层连续无中断（E~G）；ESD术后离体标本（H）；病理切片见腺体出芽、管腔走向紊乱及细胞核大深染、类圆形，存在明显的结构异型性及细胞形态异型性，肿瘤病灶累及黏膜肌层（M3），脉管、淋巴管、水平切缘、垂直切缘均阴性（I）

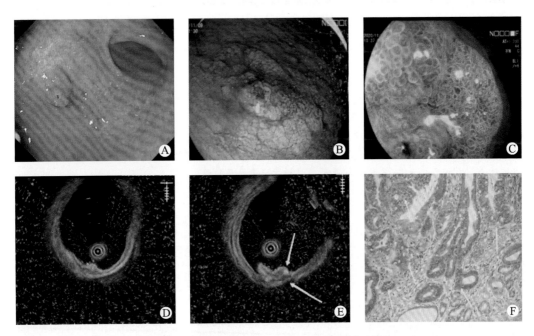

图 22 - 5 胃窦体交界中分化腺癌（黏膜肌层）

胃窦前壁大弯侧见一Ⅱa+Ⅱc型病灶，中央凹陷处黏膜充血，伴线状糜烂（A）；靛胭脂染色，边界显示不清（B）；ME-BLI可见大小不一、排列紊乱、乳头样的微腺体，部分区域腺体缺失、融合，腺管开口扩张、拉伸，微血管扭曲、密集，部分血管增粗，粗细不均，见VEC（C）；EUS见胃窦病灶黏膜层及黏膜肌层增厚（黄色箭头），主要呈低回声，内部回声不均匀，黏膜下层尚连续（D，E）；病理示病灶腺体呈中分化，见一小癌巢，异型腺体向黏膜肌层浸润的趋势，整体腺体异型性明显，窝间距增宽，部分腺体细胞增大、椭圆形，部分细胞核呈空泡样，核仁明显，核分裂、核复层（F）

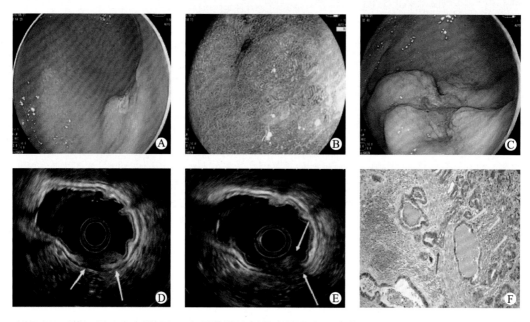

图 22 - 6　胃窦体交界低分化腺癌（黏膜下层）

胃窦后壁大弯侧见 0-Ⅱa + Ⅱc 型病灶，中央凹陷伴溃疡形成，周边黏膜隆起（A）；ME-BLI 见部分腺体拉伸、大小不一，排列紧密，极向稍紊乱，中央凹陷处见微腺体稀疏，整体微血管粗细不均、密集（B）；靛胭脂染色见中央凹陷处边界清晰（C）；EUS 见病灶处黏膜层至黏膜下层呈低回声不均匀增厚，黏膜下层中断，疑似浸润至固有肌层（D，E）；ESD 术后标本在显微镜下见最深病灶突破黏膜肌层，浸润至黏膜下层（红色箭头），黏膜肌层明显的中断，固有肌层内可见细胞癌巢，部分呈梁索状改变（黄色箭头），可见腺体扭曲、排列紊乱，并有明显出芽、融合、筛状等改变（黄色箭头），高倍镜下可见多处印戒细胞（F）；追加外科手术，病理结果同上，各向切缘阴性，清扫周边及幽门上淋巴结（共 28 枚）均呈反应性增生，未见癌转移

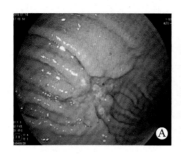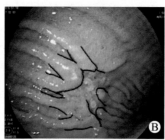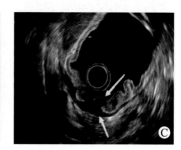

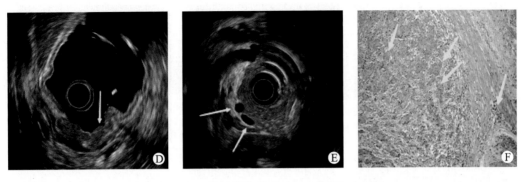

图 22 -7 胃低分化腺癌（固有肌层）（一）

胃体大弯侧中段见Ⅲ型病灶，中央凹陷溃疡形成，周边皱襞隆起（黑色线）呈断崖征，部分皱襞尖端出现融合、杵状样改变（A，B）；EUS 见黏膜层、黏膜下层呈不均匀低回声增厚，黏膜下层中断，局部固有肌层增厚，连续性完整（C，D）；超声扫查病变周围重要脏器未见受侵犯，腹腔未见肿大淋巴结及液性暗区（E）。术后病理切片放大可见核大、核分裂、核仁显露的癌细胞弥漫性分布（黄色箭头），多发实性癌细胞巢，最深处已浸润至固有肌层，免疫组化示 CD34(+)、D2-40(+)，脉管有转移，后续追加外科手术，病理同上，未见周边淋巴结转移（F）

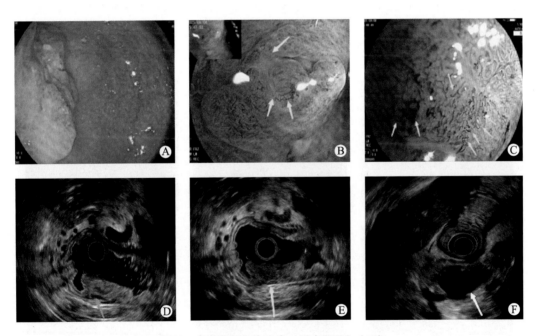

图 22 -8 胃低分化腺癌（固有肌层）（二）

胃窦前壁大弯侧见一隆起型病灶，中央溃疡形成伴充血潮红（A）；ME-BLI 可见微腺体融合、缺失，微血管粗细不均、密集、扭曲，呈螺旋状血管（黄色箭头），有血管异常增粗，少许微血管似雷纹征，部分见无血管区（B，C）；EUS 见病灶处层次结构融合不清，黏膜层至黏膜下层不均匀低回声增厚，黏膜下层中断，局部固有肌层稍增厚，疑受侵犯（D，E）；扫查周边重要脏器，胰体扫及无回声囊性病变，考虑胰腺囊腺瘤（F）；外科术后病理示胃黏液腺癌，肿瘤浸润至固有肌层及浆膜层，小弯侧淋巴结癌转移（1/9）

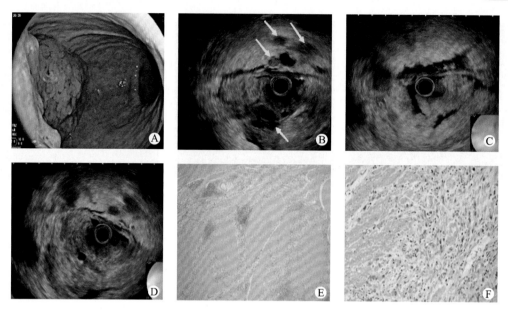

图 22 −9 胃腺癌（全层）

胃体见一巨大肿块向胃腔凸起，表面不光整，附着少许白色分泌物（A）；EUS 见胃壁层次结构融合不清，肿物呈低回声，浸润胃壁全层并突破浆膜侵犯邻近壁外组织，胃周多个肿大淋巴结（B，C），腹腔可见液性暗区（D）；术后病理提示固有肌层层次紊乱、中断，放大可见中分化腺体及未成形的癌巢，细胞核明显淡然、核大、核分裂（E，F）

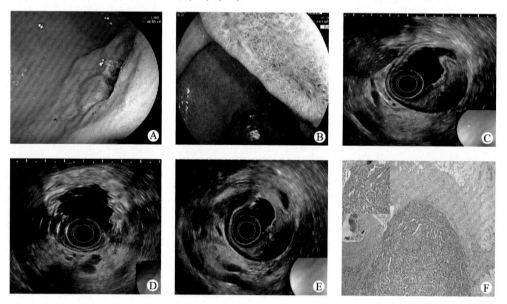

图 22 −10 胃低分化腺癌（全层）

胃体中段后壁见一巨大溃疡，中央深凹并附着污苔（A）；ME-BLI 见病灶边界明显，病变区域腺体明显稀疏、大小不一、排列紊乱，部分腺管开口扩张、拉伸，表面附着白色不透明物质，微血管观察不清（B）；EUS 扫查病变处胃壁层次结构融合，固有肌层增厚，浆膜层欠光滑，疑似浆膜层受侵，壁外可扫及 2 枚肿大的淋巴结，黄色箭头所指（C～E）；病理示大量癌细胞巢浸润至胃壁脂肪组织，无成型的腺体结构，以低分化为主，放大可见细胞核仁淡染、分裂，排列极向紊乱（F）

第二节　胃内其他恶性肿瘤性病变

【淋巴瘤】

胃淋巴瘤指原发于胃部、起源于胃黏膜下层淋巴组织的恶性肿瘤，占全部消化道淋巴瘤的35%~65%，占所有胃恶性肿瘤的3%，多发生于50~60岁年龄段，男性多见。胃淋巴瘤可伴有胃引流区域的淋巴结转移，进展期患者可以累及肝、脾及远处淋巴结、外周血及骨髓。胃淋巴瘤多呈低度恶性，90%以上为非霍奇金淋巴瘤，病理分型主要为B细胞淋巴瘤，包括胃黏膜相关淋巴组织淋巴瘤和弥漫性大B细胞淋巴瘤。

胃淋巴瘤的肉眼形态多样，无特异性，但几乎均有溃疡形成，肿瘤周围柔软且蠕动未完全消失，以上特征可与胃癌相鉴别，但病变进展互相融合后可出现胃壁僵硬，此时难与Borrmann Ⅳ型（弥漫浸润型）胃癌相鉴别。

胃淋巴瘤同其他恶性肿瘤一样在EUS下一般表现为低回声浸润性改变，以第2或第3层（黏膜肌层或黏膜下层）低回声增厚为特征，并且容易伴腔外淋巴结肿大，也可伴有腹水；EUS的缺点是对经化疗或放疗后随访的患者，不易区分肿瘤浸润和治疗后的炎症反应，导致过度评估的出现（图22-11，图22-12）。

胃淋巴瘤内镜下表现有时与某些特殊类型胃炎，如巨大肥厚性胃炎（图22-13）、嗜酸细胞性胃炎、感染性胃炎等难鉴别。除结合临床外，EUS有助于上述疾病的鉴别。EUS是目前用于评估胃浸润性病变最准确的影像学方法，其能够准确评价胃病变的大小、胃壁浸润深度，还能判断胃周器官和淋巴结受累情况，有助于疾病分期，同时EUS引导下的深层大块活组织检查可提高淋巴瘤的诊断率。

【胃黑色素瘤】

黑色素瘤是一种容易发生远处转移的恶性肿瘤，特别容易发生消化道转移，原发的胃十二指肠黑色素瘤罕见。消化道黑色素瘤主要通过详细了解患者病情，行消化道内镜检查并行内镜下活检，最后通过病理和特征性的免疫组化确诊，其中S-100和HMB-45为较特异的标志物。消化道的转移性黑色素瘤可发生于消化道各个部位，最常见的为小肠，其次是胃和大肠，病变可单发和多发。

内镜下病变形态上可以是黑色的斑点和斑块，也可以表现为隆起型病变和溃疡型病变。黑色素瘤最大的特点是病变表面常伴有明显的黑色素沉着。EUS可用于判断消化道黑色素瘤的侵犯深度，表现为病灶多为低回声改变，可破坏、侵蚀消化道壁的各个层次，可伴有周围淋巴结转移（图22-14）。

【胃恶性间质瘤】

胃肠道间质瘤（gastrointestinal stromal tumor，GIST）是胃肠道最常见的间叶源性肿瘤，生物学特性具有潜在恶性特质。GIST可起源于胃肠道任何部位，大部分发生于胃和小肠。免疫组化检测多见CD117、Dog-1、CD34等标志物阳性。

EUS可帮助诊断胃黏膜下肿瘤位置、大小、起源、局部浸润情况、转移等。部分术前未明确诊断的患者可通过 EUS-FNA 获得病理学诊断。胃间质瘤大多数起源于固有肌层，少数起源于黏膜肌层，极少数起源于黏膜下层。EUS 示病变一般均为低回声病灶，内部回声均匀，偶尔也可以出现不均匀的回声或液化区及钙化区。恶性间质瘤通常病灶比较大，呈分叶状，表面不光整或伴有溃疡，病灶内部回声明显不均匀或有液化，病灶边缘与周围组织分界不清，胃壁层次结构破坏，部分胃周邻近部位出现转移灶（图 22 - 15，图 22 - 16）。

【胃血管球瘤】

胃血管球瘤由具有调节局部血流和体温作用的动静脉吻合丛组成的神经肌肉组织构成，一般因发生在四肢末端皮下的有痛性良性肿瘤而为人所知，很少发生在胃肠道。有报道称，病灶如果超过 2 cm，就有恶性的可能性。国外报告了 2 例因肝转移而死亡的血管球病例，都是超过 6 cm 的大于平均水平的肿瘤。血管球瘤在 CT 增强检查中动脉期及延迟期高增强，这是其特征性的表现。

EUS 一般表现为起源于固有肌层的边界清晰的类圆形占位，内部回声比固有肌层高，且可能回声不均匀。这种不均一性反映在组织结构中观察到出血、血栓形成和溶解、坏死、玻璃样变（图 22 - 17）。在内镜检查中，活检钳触诊血管球瘤质地比间质瘤柔软，但又不似脂肪瘤那样柔软，按压不变形，因此用硬度进行诊断是很困难的。血管球瘤病理标本显示肿瘤和周围组织的结合非常松散，周围组织有脱落的可能性。在治疗方面目前一般认为应该与胃肠道间质瘤同样的处理，因病变有出血风险，ESD 治疗有一定难度，通过腹腔镜和内镜联合手术进行胃局部切除是有用的。

【胃底腺型胃癌】

胃底腺型胃癌是向胃底腺分化的分化型腺癌，是由类似胃底腺的主细胞和壁细胞的肿瘤细胞构成的胃癌，免疫组化中胃蛋白酶原 Ⅰ（主细胞标志物）或 H^+-K^+-ATPase（壁细胞标志物）必须阳性。世界卫生组织将没有黏膜下浸润的这类肿瘤称为泌酸腺腺瘤，若出现黏膜下浸润则称为胃底腺型胃癌，而日本无论浸润与否都称为胃底腺型胃癌。胃底腺型胃癌可发生早期黏膜下浸润，但脉管侵袭和淋巴结转移罕见，是预后良好的肿瘤。

胃底腺型胃癌内镜特点包括大多数背景黏膜无萎缩，呈黏膜下肿瘤样隆起，被正常颜色或褪色的胃黏膜覆盖，部分病变表面可有色素沉着，扩张或分支血管；在放大内镜下病变边界不清晰，隐窝开口增大，窝间部增宽，缺乏典型的异型血管。由于该病变的起源位置在黏膜深层，不暴露在表面，所有不能套用早期胃癌的放大诊断标准。内镜检查时易与胃底腺息肉、胃神经内分泌肿瘤等混淆，漏诊率高。深取活检行病理并完善相应免疫组化，是诊断该病变的有效策略。由于胃底腺型胃癌病灶一般较小，建议超声内镜检查使用高频率小探头，以明确病变的浸润深度，为治疗方法的选择提供可靠依据（图 22 - 18，图 22 - 19）。

【胃神经内分泌肿瘤】

胃神经内分泌肿瘤是一类异质性肿瘤，具有不同的临床病理特征和行为，具有广泛的治疗选择。世界卫生组织于 2019 年出版的消化系统肿瘤分类对胃肠胰神经内分泌肿瘤的病理分级、临床分型进行了更新。胃神经内分泌肿瘤分 3 型，各型发病机制及治疗原则各不相同，预后存在很大差异。临床中应对确诊的胃神经内分泌肿瘤进行分型、分级，从而制定合理的治疗方案，判断预后及生存期（图 22 - 20，图 22 - 21）。

其中 1 型胃神经内分泌肿瘤占 80% ~ 90%，由高胃泌素血症导致细胞异型增生所致，多发生在萎缩背景下，多数为多发、小的、息肉样病灶，因此，内镜下治疗联合随访最为常用。对于最大病灶 <1 cm 的患者，推荐定期行胃镜随访及切除；对于最大病灶 >1 cm 的患者，先行超声内镜检查，根据评估情况选择内镜下切除（未侵及肌层）或外科手术，外科治疗在 1 型胃神经内分泌肿瘤患者中应用机会较少。2 型胃神经内分泌肿瘤非常罕见，多为多发性内分泌肿瘤 1 型（MEN1）继发性肿瘤。胃泌素瘤多发生于十二指肠或胰腺，外科手术可切除原发肿瘤或转移灶。因此 2 型胃神经内分泌肿瘤的治疗主要是针对原发肿瘤的治疗及对症治疗。3 型胃神经内分泌肿瘤是胃泌素非依赖性肿瘤，无相关背景疾病，肿瘤多为单发病灶，可根据肿瘤的大小、侵及胃壁的深度、是否淋巴结转移或远处转移，分别选择内镜下切除、外科根治性手术或内科药物治疗。

【朗格汉斯细胞组织细胞增生症】

朗格汉斯细胞组织细胞增生症是一组以免疫表型和功能不成熟的朗格汉斯细胞克隆性增殖为特征的疾病。临床表现极为多样。70% ~ 80% 患者有骨骼病变，30% ~ 50% 患者有皮疹，还可有肺部病变、肝脾大、淋巴结肿大、骨髓受累，也有消化道受累的个案报道，胃部受累罕见。笔者中心收治 1 名不明原因发热的青年女性，病情反复，多次住院，骨髓穿刺等检查均未查明发热原因。完善胃镜精查后发现胃内多发小结节，与 1 型胃神经内分泌肿瘤极相似，后经免疫组化证实为朗格汉斯细胞组织细胞增生症。规范化疗后胃内病灶消失，经随访患者恢复良好，病情稳定（图 22 - 22）。

【胃卡波西肉瘤】

卡波西肉瘤又名多发性特发性出血性肉瘤，是一种较少见的以梭形细胞增生和血管瘤样结构为特征的恶性肿瘤，1872 年由 Moritz 首次提出。人类免疫缺陷病毒（HIV）和卡波西肉瘤的关系已被大众接受。对于 HIV 阳性患者，40% 的胃肠道恶性肿瘤是卡波西肉瘤。对于 HIV 阴性的患者，卡波西肉瘤的诊断相对棘手，病理是最重要的诊断依据。胃肠道的卡波西肉瘤需要与其他血管源性肿瘤（如卡斯尔曼病、淋巴管瘤和胃肠道间质瘤）鉴别（图 22 - 23）。

【胃部转移性肿瘤】

肿瘤性病变的诊断中，很重要的一点是确定恶性肿瘤为原发还是转移。胃部恶性肿瘤最常见为原发癌，转移性肿瘤累及胃部者罕见。有研究表明胃部转移性肿瘤中最常见的原发肿瘤为乳腺小叶癌，其次为转移性恶性黑色素瘤和肾透明细胞癌。实际工作中，如不了解既往肿瘤病史或形态学无显著特征时，原发和转移的鉴别更为困难（图 22 - 24）。

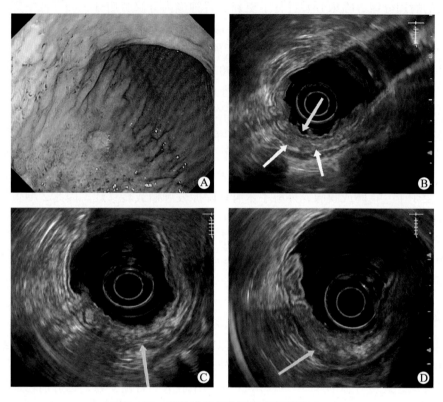

图 22 -11　胃黏膜相关淋巴组织淋巴瘤（一）

胃镜下胃黏膜水肿潮红，前壁溃疡形成（A）；EUS 下病变处黏膜层中断（黄色箭头），黏膜下层低回声增厚（白色箭头）（B），固有肌层稍模糊，但未见中断（C，D）

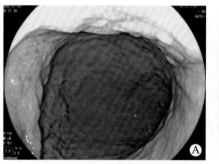
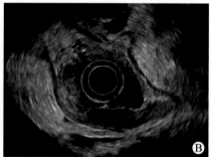

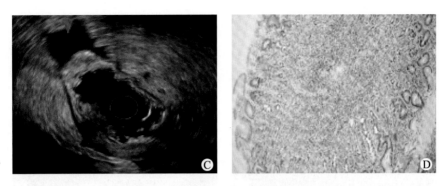

图 22 - 12　胃黏膜相关淋巴组织淋巴瘤（二）

胃镜下胃黏膜水肿充血，胃体散在多发浅溃疡（A）；EUS下胃壁正常层次结构消失，黏膜层至黏膜下层低回声增厚（B），腔外见大量无回声液性暗区（C）；病理结合免疫组化诊断为胃黏膜相关淋巴组织淋巴瘤（D）

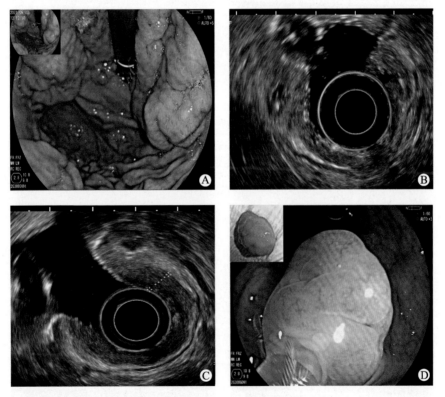

图 22 - 13　巨大肥厚性胃炎

胃镜下胃蠕动欠佳，胃体黏膜皱襞肥厚，局部呈结节样或团簇样隆起（A）；EUS下病变层次结构尚可辨认，黏膜层及黏膜肌层明显增厚，黏膜下层清晰连续（B，C）；电圈套器套切大块组织送病理检查（D）

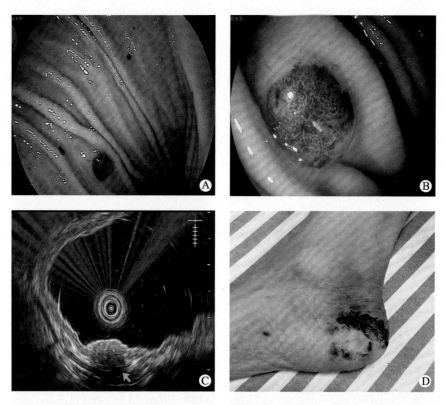

图22-14　转移性胃黑色素瘤

胃镜下胃体散在大小不一黑色结节样隆起（A），最大病灶位于胃体中部大弯侧（B）；EUS下病变呈低回声，累及黏膜层至黏膜下层，固有肌层完整（C）；患者原发病灶位于足跟，表面少许破溃（D）

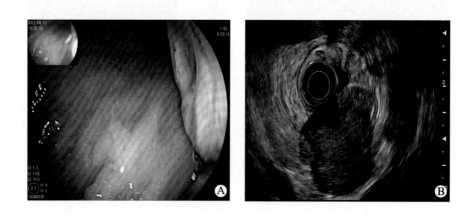

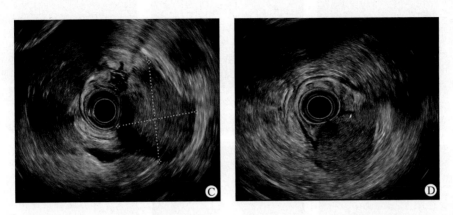

图 22 - 15　胃恶性间质瘤（一）

胃镜下胃体后壁巨大肿物，表面溃疡形成（A）；EUS下病变起源于固有肌层，呈低回声向腔外生长，病变内部回声不均匀，局部可见无回声液化坏死区（B～D）

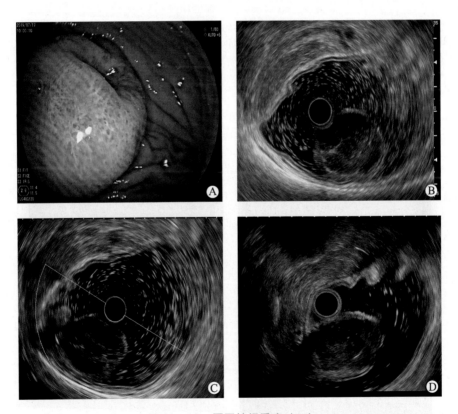

图 22 - 16　胃恶性间质瘤（二）

胃镜下胃体上部大弯侧球形肿物，表面充血，中央深溃疡形成（A）；EUS下病变起源于固有肌层，向腔内生长，病变回声不均匀，局部可见无回声液化区（B～D）

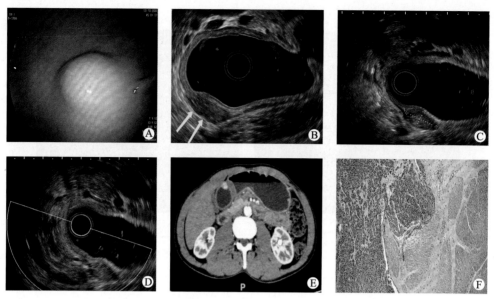

图 22 - 17　胃血管球瘤

胃镜下窦体交界大弯侧一黏膜下隆起病变，触之质地偏软（A）；EUS 下病变主要位于黏膜层及固有肌层（B，C）；彩色多普勒血流成像显示无血流信号（D）；CT 增强扫描显示病变动脉期及延迟期均增强（E）；ESD 术后病理提示肿瘤呈多结节状，固有肌层内穿插性分布，符合血管球瘤（F）

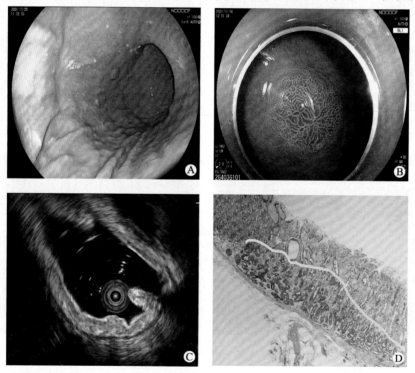

图 22 - 18　胃底腺型胃癌（一）

胃镜下胃体下部前壁可见一Ⅱa型病变，直径约 6 mm（A）；ME-BLI 下病变边界不清晰，隐窝开口增大，窝间部增宽（B）；EUS 显示病变呈等回声改变，位于黏膜层，黏膜下层及固有肌层清晰完整（C）：病理示腺体结构异型，表现为出芽、分支、成角及融合，似延绵不尽感（黄线下方腺体），诊断为胃底腺型胃癌（D）

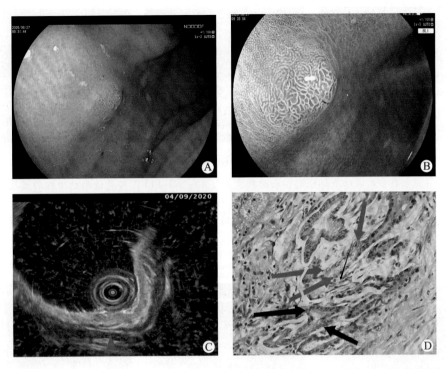

图 22 – 19 胃底腺型胃癌（二）

胃镜下胃底后壁可见一Ⅱa型病变，直径约6 mm，表面稍发白（A）；ME-BLI下病变边界不清晰，隐窝开口增大，窝间部增宽，可见青色扩张的血管（B）；EUS显示病变处黏膜层稍增厚，表面可见活检所致的黏膜层断裂（C）；病理提示腺体出现结构及细胞异型，结构异型表现为腺体形态不规则，如出芽、分支、成角（黄色线条）及融合、基底膜消失（黑色箭头），细胞异型表现为核增大、核浆比增加，呈假复层或复层排列，甚至出现核分裂象（红色箭头），诊断胃底腺型胃癌（D）

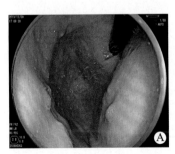
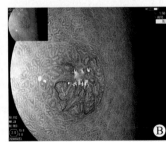
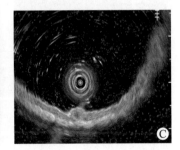

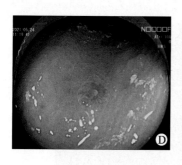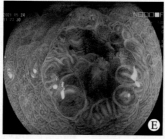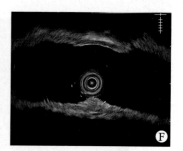

图 22 – 20　胃神经内分泌肿瘤

病例 1，胃底散在多发浅结节样隆起，表面稍发红（A）；ME-BLI 下可见清晰的增粗的树枝样微血管（B）；EUS 示病变位于黏膜肌层，呈低回声改变（C）。病例 2，胃体散在多发扁平隆起，表面发红（D）；ME-BLI 病灶 IP 增宽，病灶表面腺体结构缺失，可见树枝状血管显露（E）；EUS 示病变位于黏膜肌层，呈等回声改变（F）

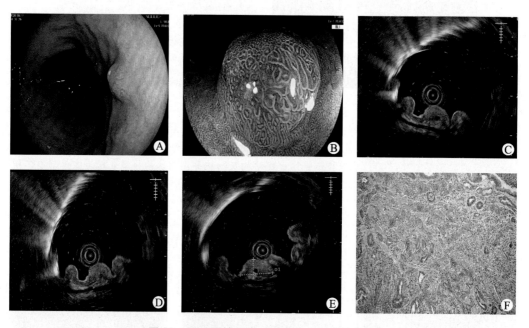

图 22 – 21　胃神经内分泌肿瘤伴混合性腺癌

胃镜下胃体后壁见一隆起型病变，直径约 8 mm（A）；ME-BLI 下病变隐窝开口增大，窝间部增宽，隐窝边缘上皮（MCE）增宽（B）；EUS 显示病灶为低回声，内可见无回声筛网状结构，病变累及黏膜层至黏膜下层，固有肌层清晰完整（C～E）；病理诊断为混合性腺癌（高分化）-神经内分泌肿瘤（G2），肿瘤浸润黏膜固有层、黏膜肌层及黏膜下层，免疫组化示 CD56（ + ）、Cg（ + ）、CK（ + ）、Syn（ + ）（F）

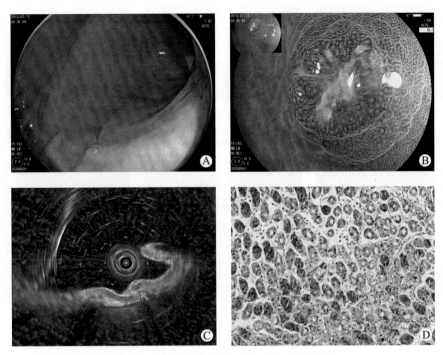

图 22 - 22　朗格汉斯细胞组织细胞增生症

胃体散在多发扁平状隆起，直径 3~5 mm 不等，部分表面糜烂（A）；ME-BLI 显示病变顶端隐窝开口增大，清晰显示树枝状增粗的微血管，与神经内分泌肿瘤内镜表现极相似（B）；EUS 下病变位于黏膜层，呈低回声改变，黏膜下层清晰完整（C）；病理提示异型细胞 S-100（+），CD1a（+），CD4（+），Langerin（+），诊断为朗格汉斯细胞组织细胞增生症（D）

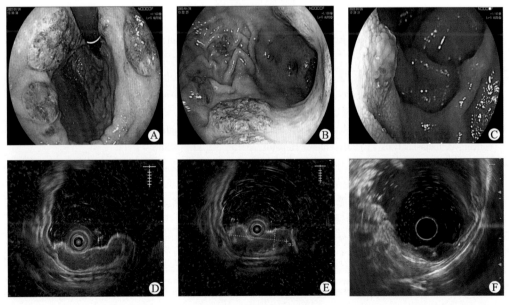

图 22 - 23　胃卡波西肉瘤

胃镜下散在多发大小不一团片状及结节状隆起，表面充血糜烂（A，B）；十二指肠可见多发丘疹样病变（C）；EUS 示胃体病变呈低回声改变，主要位于黏膜层及黏膜肌层，黏膜下层及固有肌层完整（D~F）

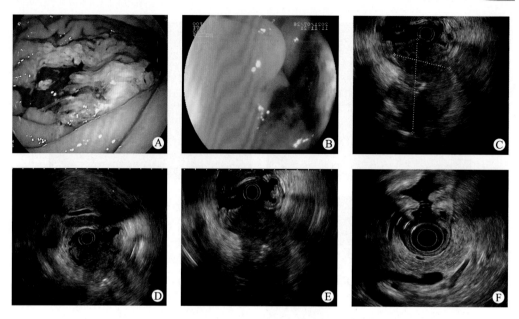

图 22 - 24　胃腺癌（肠道来源转移）

胃体中部大弯侧见巨块型隆起肿物，表面附着黄白污苔及坏死物，充气后有活动性渗血，病理诊断
为腺癌，考虑肠道来源可能性大（A）；完善肠镜检查提示横结肠肿物伴狭窄（B）；EUS 见肿物浸润
胃壁全层，各层次结构紊乱无法区分，无法探及全貌，扫查周围腹腔脏器，未见明显受侵犯（C～F）

（易　楠　黄盛兰）

参考文献

1. WHO Classification of Tumours Editorial Board. WHO classification of tumours. Digestivesystem tumours. 5th. Lyon: IARCPress, 2019.

2. KIM S J, CHOI C W, KANG D H, et al. Factors associated with the efficacy of miniprobe endoscopic ultrasonography after conventional endoscopy for the prediction of invasion depth of early gastric cancer. Scand J Gastroenterol, 2017, 52(8): 864 - 869.

3. PEI Q, WANG L, PAN J, et al. Endoscopic ultrasonography for staging depth of invasion in early gastric cancer: A meta-analysis. J Gastroenterol Hepatol, 2015, 30(11): 1566 - 1573.

4. 中华医学会消化内镜学分会，中国抗癌协会肿瘤内镜专业委员会. 中国早期胃癌筛查及内镜诊治共识意见(2014 年, 长沙). 中华消化内镜杂志, 2014, 31(7): 361 - 377.

5. 北京市科委重大项目《早期胃癌治疗规范研究》专家组. 早期胃癌内镜下规范化切除的专家共识意见(2018, 北京). 中华消化内镜杂志, 2019, 36(6): 381 - 392.

6. 金震东, 丁震. 消化超声内镜疑难病诊断图解. 北京: 人民卫生出版社, 2015.

7. 弗兰克·G 格蕾丝, 托马斯·J 萨维德斯. 超声内镜学. 3 版. 邹晓平, 译. 天津: 天津科技翻译出版有限公司, 2018.

8. YAN Y, MA Z, JI X, et al. A potential decision-making algorithm based on endoscopic ultrasound for staging early gastric cancer: a retrospective study. BMC Cancer, 2022, 22(1): 761.

9. LEE K G, SHIN C I, KIM S G, et al. Can endoscopic ultrasonography (EUS) improve the accuracy of clinical T staging by computed tomography (CT) for gastric cancer? Eur J Surg Oncol, 2021, 47(8): 1969 - 1975.

第二十三章　纵隔及盆腔病变的 EUS 诊断（一）

　　纵隔疾病较多，但临床上需要超声内镜（EUS）及超声内镜引导细针穿刺抽吸术（EUS-FNA）协助诊断的主要是肿大淋巴结。纵隔淋巴结肿大的原因复杂，恶性病变有淋巴瘤、淋巴结转移癌等；良性病变则包括结核、结节病、巨淋巴结增生症、慢性淋巴结炎等。首先跟大家分享恶性淋巴结肿大的 EUS 声像特点。

【恶性淋巴结肿大的 EUS 声像特点】

一、恶性淋巴结肿大

　　恶性淋巴结肿大最常见的病因有肺癌或食管癌伴淋巴结转移，其中原发性肺癌或肺癌术后复发伴纵隔淋巴结转移多见，EUS 影像特点为类圆形、均匀低回声、直径大于 1 cm、淋巴门结构消失（图 23-1，图 23-2）。

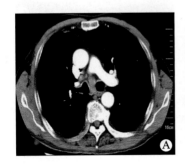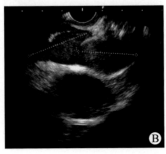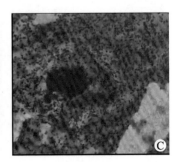

图 23-1　纵隔恶性淋巴结肿大

老年患者，肺癌术后 6 年，CT 发现纵隔占位（A）。EUS 可见纵隔多发肿大淋巴结，其 EUS 声像符合恶性淋巴结表现（B），进一步行 EUS-FNA，术后病理示低分化恶性肿瘤，伴神经内分泌化（C），右气管旁淋巴结（第 4R 站）

　　除肺癌外，食管癌伴纵隔淋巴结转移，胃镜可发现食管晚期肿瘤表现，但偶尔可见黏膜光滑的进展期食管癌伴纵隔多发转移（图 23-3）。

　　此外，淋巴瘤是纵隔淋巴结病的另一原因。在 EUS 上，淋巴结肿大成均质、低回声，有时伴有内部无回声坏死区，甚至融合成片。既往观念认为细针穿刺抽吸术

（FNA）取材有限，导致淋巴瘤诊断困难。近年，各种穿刺方法及穿刺针等的改革，尤其是超声内镜引导细针穿刺活检技术（EUS-FNB）针的使用使得样本量明显增加，从而可以做到淋巴瘤亚分类。

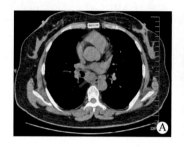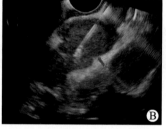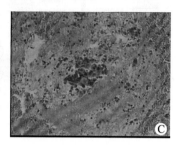

图 23 -2　纵隔恶性淋巴结肿大（腺癌）

老年女性，胸痛半个月入院，CT 提示右肺下叶结节灶，纵隔、腹膜后多发肿大淋巴结（A）。EUS 隆突下见多发肿大淋巴结（B），符合恶性淋巴结特点（类圆形、均匀低回声、直径大于 1 cm、淋巴门结构消失），进一步行 EUS-FNA，病理结果示腺癌（C），结合免疫组化结果考虑肺来源。隆突下淋巴结（第 7 站）

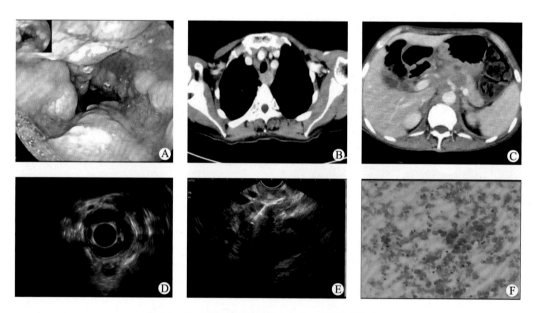

图 23 -3　纵隔恶性淋巴结肿大（鳞状细胞癌）

中年女性，因上腹不适、消瘦行胃镜检查，镜下见食道多发黏膜下隆起灶，表面黏膜光滑（A）；CT 发现食道壁增厚，纵隔、腹盆腔多发肿大淋巴结（B，C），进一步行 EUS 检查，见食道黏膜下层明显增厚，纵隔多发肿大淋巴结（D. 环扫，E. 线阵 EUS），符合恶性淋巴结特点（类圆形、均匀低回声、直径大于 1 cm、淋巴门结构消失），FNA 穿刺结果示食道鳞状细胞癌，纵隔淋巴结及腹膜后淋巴结转移性鳞癌（F）

二、良性淋巴结肿大

良性疾病亦可导致纵隔淋巴肿大，其中淋巴结结核多见，纵隔淋巴结结核分为原发性和继发性两种。原发性病因不明，表现为慢性肉芽肿；继发性多由邻近部位结核感染波及，多来自于肺结核。继发性肺结核常存在典型的纵隔外结核证据，因此不难诊断，相对而言，原发性纵隔淋巴结结核诊断较为困难。如临床上遇到青少年男性，孤立纵隔肿大淋巴结需高度怀疑淋巴结结核（图23-4，图23-5）。

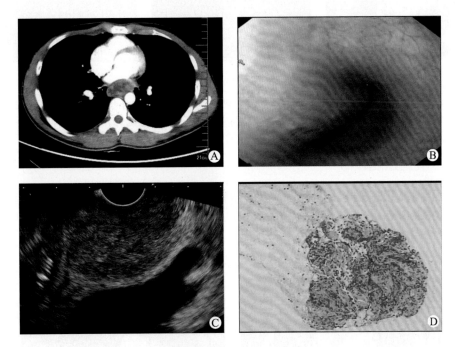

图23-4　淋巴结结核

青年男性，胸骨后痛入院，CT提示后纵隔占位（A），胃镜提示食管隆起（考虑外压）（B），EUS下呈低回声灶（C），穿刺病理提示淋巴细胞多克隆增生，术后病理提示肉芽肿性炎性坏死，考虑结核（D）

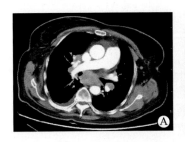
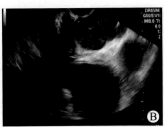
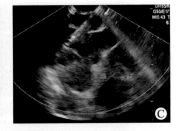

图23-5　结节病

老年女性，体检CT发现纵隔淋巴结肿大（A），无不适。EUS探查见纵隔巨大淋巴结，但呈三角形，中央可见高回声淋巴门结构（B），两次穿刺均提示淋巴多克隆增生（C），后证实结节病，目前随访中细菌、病毒、衣原体、真菌等引起的急慢性淋巴结感染，淋巴结可充血水肿，淋巴细胞和巨噬细胞增生，中性粒细胞、单核细胞及浆细胞的浸润，甚至发生坏死及肉芽肿形成。如肿大淋巴结位于浅表，则常伴有疼痛，对症治疗即可使肿大的炎症性淋巴结缩小（图 23 -6）。

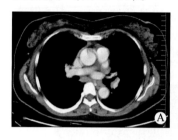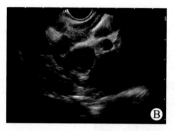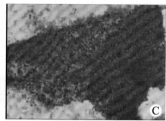

图 23 -6　淋巴组织增生

中年女性，胸闷、咳嗽 1 个月，CT 及 EUS 均可见纵隔多发肿大淋巴结（A，B），穿刺（胸主动脉水平）病理提示淋巴组织增生性病变（C），EB 病毒阳性，对症处理后好转出院

三、其他纵隔肿物

纵隔肿物除肿大淋巴结外，还有原发纵隔的肿瘤，其病变性质与起源器官和周围结构有关。其中，畸胎瘤和囊肿、胸腺瘤、胸内甲状腺瘤等常见于前纵隔，气管囊肿、食管囊肿、囊状淋巴瘤、淋巴瘤、其他部位肿瘤的转移淋巴结等多见于中纵隔，神经源性肿瘤常见于后纵隔（图 23 -7，图 23 -8）。

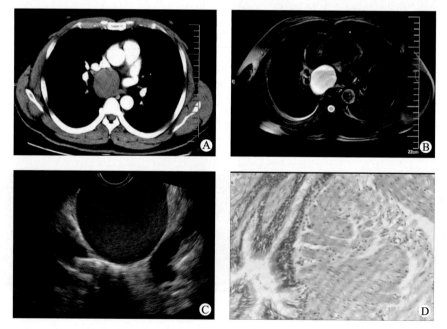

图 23 -7　支气管囊肿

中年男性，体检 CT 发现中后纵隔占位（A），MRI 提示支气管囊肿（B），EUS 发现气管分叉附近巨大囊实性占位（C），手术病理提示支气管囊肿伴囊壁肌肉组织增生（D）

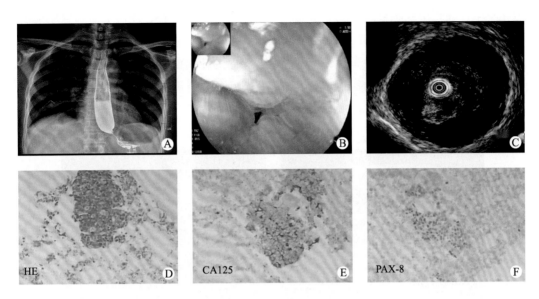

图23-8　食管转移癌

患者卵巢癌术后10年，近半年开始出现进行性进食哽噎感，X线钡餐示食道下段呈"鸟嘴样"改变（A），考虑贲门失弛症，拟行经口内镜食管下括约肌切开术（POEM）入院，术前EUS发现局部黏膜光滑，管腔狭窄（B），局部管壁明显增厚，代之弥漫增厚低回声改变（C），与贲门失弛症征象不符，故行EUS-FNA，最终病理提示低分化腺癌，免疫标志物提示卵巢来源（D~F）

纵隔疾病由于病种繁多、与重要脏器及血管紧密相连且活检困难，一向是临床医师诊断难点。EUS可清晰显示食管周围的中、后纵隔病变，可明确病变与正常纵隔器官间的解剖关系，最重要的是可以避开重要结构，对病灶进行实时监测下的活检。超声内镜检查过程中，发现边界清晰、直径>1cm、呈均匀低回声改变类圆形的淋巴结，需警惕恶性淋巴结。但是，同时具备以上3点特征的毕竟不多，在无法区分良恶性淋巴结的前提下均推荐EUS-FNA。EUS-FNA还适用于包括淋巴瘤、结节病、反应性淋巴结、纵隔脓肿、纵隔囊肿、神经源性肿瘤和侵犯纵隔的甲状腺肿瘤。总之，EUS-FNA是一种灵敏、准确、快速、安全且微创的方法，有助于对纵隔病变组织学诊断。

【盆腔肿物的EUS表现】

一、男性盆腔肿物

1. 前列腺增生结节：前列腺增生是老年男性常见病，主要发生于前列腺尿道周围的移行带，增生组织呈结节样改变并逐渐肿大。在中央带和移行带的增生结节一般是良性结节（图23-9），在外周带的结节要注意是不是前列腺癌的可能性。

2. 前列腺囊肿：是由先天性或后天性原因而发生囊样改变。先天性囊肿为副肾管退化不全，在正中线融合，膀胱下形成一个很深的憩室或囊肿，开口于前列腺尿道的后方。后天性囊肿系由坚韧的前列腺基质导致腺泡不完全或间断性梗阻，逐渐使腺泡上皮变厚，终至发生潴留性囊肿，可位于前列腺内的任何部位或突出至膀胱颈部，直径为 1~2 cm。EUS 表现为前列腺区内壁光滑、边缘清楚、无内部回声的圆形或椭圆形的透声区（图 23-10）。

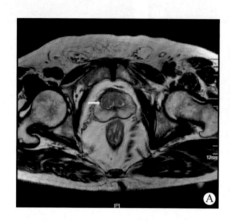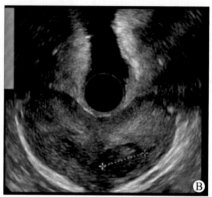

图 23-9　前列腺增生

CT 可见右侧前列腺结节（A），EUS 下病灶呈低回声改变（B）

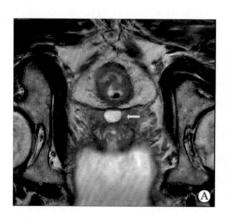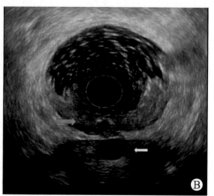

图 23-10　前列腺囊肿（白色箭头：囊肿；蓝色箭头：直肠癌）

MRI 示囊性病灶（A）；EUS 示前列腺区域无内部回声的椭圆形透声区，内壁光滑，边缘清楚（B）

3. 前列腺癌：随着社会老龄化，我国前列腺癌发病率逐年增高，但由于血液前列腺特异性抗原（prostate-specific antigen，PSA）筛查、MRI、经直肠超声等广泛应用，前列腺癌的诊断并不困难。EUS 下可见前列腺内部回声异常，表现为边界模糊不整齐、低回声，图像透声性差。不同于良性结节，前列腺癌多位于外腺区域。此外，可行 EUS-FNA 获得病理（图 23-11）。经直肠超声引导下活检是目前确诊前列腺癌最常用的方法，其价廉、快速、高效，得到泌尿外科医师高度认可。

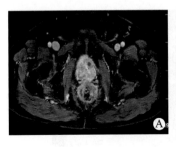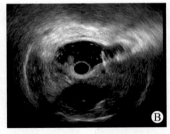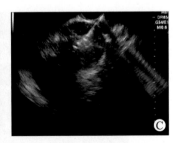

图 23-11　前列腺癌

MRI 提示前列腺异常信号灶（A），环扫 EUS 示前列腺内部边界模糊，不整齐低回声（B），进一步行 EUS-FNA（C），病理结果明确前列腺癌

　　4. 精囊腺囊肿：为良性病变，多发生在性功能旺盛期，根据发生的来源可分为先天性和后天性两种，较大精囊腺囊肿会引起直肠前壁压迫。EUS 图像上精囊囊肿常发生于单侧，呈无回声区，囊壁光滑，细薄，后壁回声增强（图 23-12）。

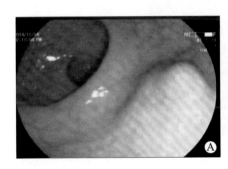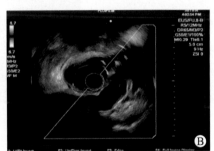

图 23-12　精囊腺囊肿

白光下可见直肠前壁外压性隆起灶（A）；EUS 图像上呈无回声区，囊壁光滑、细薄，后壁回声增强（B）

二、女性盆腔肿物

　　1. 子宫肌瘤：是妇科常见病，因解剖位置的关系，EUS 能探查到的主要是来源于靠近宫颈后壁的肌瘤。图 23-13 患者为直肠癌术后，肠镜发现吻合口处黏膜下隆起，怀疑术后转移，EUS 探查发现是宫颈部肌瘤外压。

　　2. 子宫内膜异位症：多发于育龄女性，以 25～45 岁女性为主，绝经后异位病灶可逐渐萎缩退化。该病病变隐匿，可浸润至黏膜下层甚至固有肌层，少数异位内膜可深达黏膜层，产生周期性下消化道出血，极易被误诊肠道肿瘤。如累及肠壁黏膜层往往导致肠镜白光下局部表现为浸润性改变，类似于结肠癌，EUS 下的典型表现为起源于固有肌层的类似于"羊角样"的低回声病变，病灶往往呈外生型，无明显的边界（图23－14）。

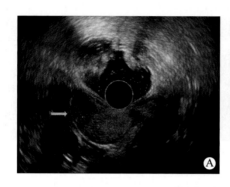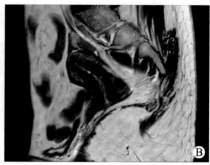

图23－13　子宫肌瘤

中年女性，直肠癌术后，肠镜发现吻合口处黏膜下隆起，怀疑术后转移，EUS探查发现是宫颈部肌瘤外压（A），MRI可见宫颈后壁异常信号灶（B）

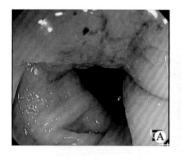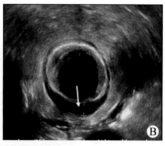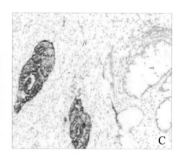

图23－14　子宫内膜异位症

内镜下呈浸润性改变（A）；EUS下典型"羊角样"改变（B）；活检免疫组化示雌激素阳性表达（C）

　　3. 卵巢癌：是女性最多见的恶性肿瘤之一，很多患者就诊时已属晚期。肿瘤多为囊实性改变，巨大病灶常压迫直肠和乙状结肠。超声内镜能清晰显示囊实性成分，故EUS-FNA示肿瘤实性部分阳性率高（图23－15）。

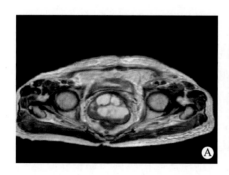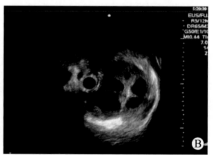

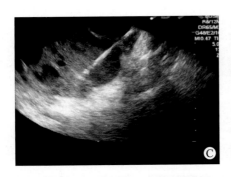
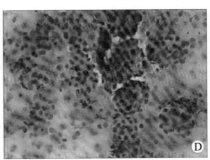

图 23 - 15　卵巢癌

MRI 提示卵巢异常信号（A），环扫 EUS 示稍低回声灶（B），进一步行 EUS-FNA（C），病理可见核大异形细胞（D）

4. 畸胎瘤：是卵巢生殖细胞肿瘤中常见的一种，来源于生殖细胞，分为成熟畸胎瘤（即良性畸胎瘤）和未成熟性畸胎瘤（恶性畸胎瘤）。良性畸胎瘤里含有多种成分，包括皮肤、毛发、牙齿、骨骼、油脂、神经组织等；恶性畸胎瘤分化欠佳，没有或少有成形的组织，结构不清。早期畸胎瘤多无明显临床症状，大多在体检时偶然被发现。EUS 见肿物呈多房性、分叶状，内部可呈实性、多发性囊性或混合性，还可能有钙化灶显示（图 23 - 16）。

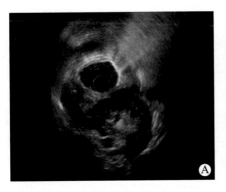
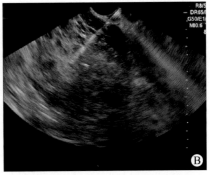

图 23 - 16　畸胎瘤

环扫 EUS 示肿物内部多发囊实性灶（A），进一步行 EUS-FNA 明确诊断（B）

5. 结肠癌术后卵巢转移：卵巢转移癌临床并不少见，占卵巢恶性肿瘤的 10% ~ 20%，其中，我们较为熟悉的是低分化胃癌的种植转移——库肯勃瘤。相对而言，结肠癌卵巢转移少见，图 23 - 17 患者结肠癌术后随访发现卵巢占位，后通过 EUS-FNA 确诊肠癌转移。

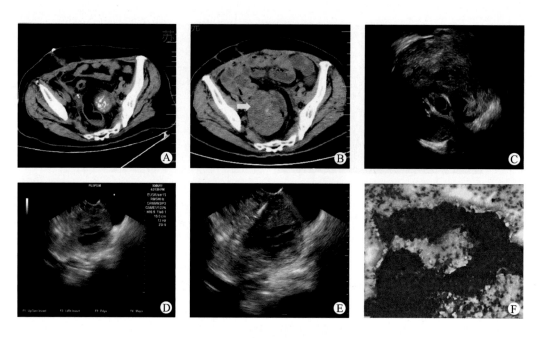

图 23 - 17   结肠癌术后卵巢转移

升结肠癌术后 1 个月的 CT（A）；升结肠癌术后 1 年（箭头示病灶，B）；EUS 可见稍低回声病灶（C，D），进一步行 EUS-FNA（E），穿刺病理可见肿瘤细胞（F），免疫组化病理示肠癌转移

三、其他盆腔肿物

1. **骶前表皮样囊肿**：表皮样囊肿又称角质囊肿，多好发于青年患者，系胚胎发育 3～5 周神经沟形成神经管时，来源于神经嵴的外胚层细胞异位残留，包含于神经管内，这些残留的上皮成分成为日后发生表皮样囊肿的来源。表皮样囊肿所含的内容物多数是奶酪样或银色鳞状物质，病理学上见大量的角化上皮细胞，常发生于眉外缘、口底、颅内、颈部、锁骨、会阴及骶尾部。患者早期无明显症状，随着肿物逐渐肿大，表皮样囊肿可能破裂，继发感染或钙化（图 23 - 18）。

2. **盆腔脓肿**：是严重的盆腔炎性疾病，主要来自厌氧菌的感染，脓液有粪臭并有气泡，主要治疗方式为抗生素药物治疗，必要时行穿刺引流。目前穿刺途径有经直肠、阴道或经皮引流，但 20% 的经阴道或经皮穿刺引流患者术后诉有穿刺部位疼痛，且经皮或阴道穿刺无法置入支架引流。过去十几年，多项研究已证明了 EUS 引导下盆腔脓肿引流的安全性和实用性。笔者中心实施的 1 例妇科术后合并盆腔脓肿患者的 EUS 穿刺引流术，手术顺利，术后体温迅速得到控制（图 23 - 19），术中、术后无明显不良事件发生。

3. **盆腔炎性包块**：图 23 - 20 患者直肠神经内分泌肿瘤 G2 期，ESD 术后半年复

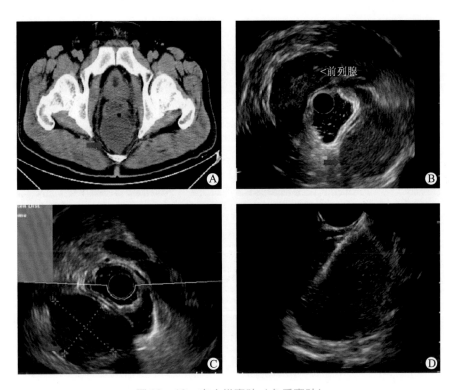

图23-18　表皮样囊肿（角质囊肿）

CT及EUS提示直肠后壁见类圆形、边界清晰的均匀低回声病变（A~C），行EUS引导下穿刺术，术后病理见大量角化上皮细胞（D）

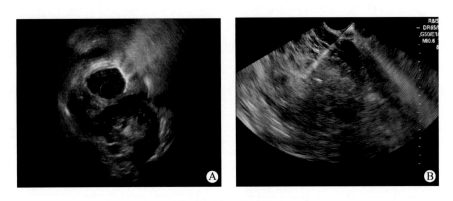

图23-19　盆腔脓肿

EUS显示直肠子宫窝见混合中低回声改变（A），行EUS引导下穿刺引流（B）

查，MRI提示直肠后方多发囊实性占位，拟行EUS-FNA，术后病理提示无结构坏死样物，未见肿瘤及细胞成分，后每年定期复查MRI及EUS直肠后方，病灶未见明显增大。

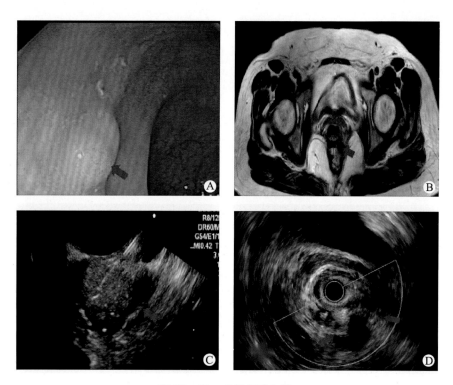

图 23 - 20   盆腔炎性包块

直肠神经内分泌肿瘤 ESD 术前肠镜检查（A），术后半年 MRI 提示直肠后方多发囊实性占位（B），遂行 EUS-FNA（C），术后病理阴性，术后第 2 年 EUS 复查病灶较前相仿（D）

【小结】

EUS 不能仅仅被看成一种临床技术，更应理解为像 CT 和 MRI 一样的医疗设备或临床手段，这样 EUS 术者将会获得更广的视野，解决更多问题，服务更多的患者、盆腔疾病的 EUS 应用就是上述理念的很好诠释。

（程桂莲　包　闰）

第二十四章 纵隔及盆腔病变的 EUS 诊断 (二)

精彩视频请扫描二维码

纵隔是左右纵隔胸膜之间的器官、结构、结缔组织的总称。纵隔内包含众多脏器，主要有心脏及其大血管分支、食管、气管，还有丰富的神经和淋巴组织。超声内镜可扫查后纵隔及部分中纵隔病灶。

超声内镜引导下细针穿刺抽吸术 (EUS-FNA) 对纵隔疾病的诊断有重要价值。纵隔占位在食管旁时位置深，CT 引导下穿刺路径长，风险大，纵隔镜检查创伤也较大。经食管 EUS-FNA 穿刺路径短，风险相对小，对肺癌诊断和分期、食管旁 (纵隔) 占位鉴别诊断具有重要作用，且可同时进行胸腹部多部位检查和穿刺，获得腹部肿瘤纵隔转移灶或胸部肿瘤腹部转移灶的病理依据。纵隔占位包括恶性病变和良性病变：恶性或潜在恶性者包括恶性胸腺瘤、甲状腺瘤、神经鞘瘤、孤立性纤维瘤、淋巴瘤等；良性者包括结核、纵隔或甲状腺囊肿、肉芽肿炎、血肿等。

第一节 纵隔病变

【恶性淋巴结】

EUS 在扫查纵隔时常发现纵隔淋巴结，良性淋巴结多呈三角形或月牙形，直径常 < 10 mm，淋巴门存在；恶性淋巴结呈圆形，短轴长度 > 10 mm，短、长轴长度比 > 0.5，边界清晰，淋巴门消失，簇状聚集或部分融合生长。纵隔淋巴结以国际肺癌研究协会 (IASLC) 分组为例，上纵隔左侧或气管后肿大淋巴结 (2L、4L、3P) 常邻近食管，EUS 容易在食管扫查，并且有行 EUS-FNA 的路径。右侧或气管上腔静脉后的占位 (2R、4R、3A) 因为气管气体干扰，从食管难以扫查和行 EUS-FNA，除非这些部位的占位足够大，肿大至气管后或左侧，才可经食管扫查到。主肺动脉窗 (5 组) 和气管隆突下 (7 组) 是纵隔 EUS-FNA 的最常见部位。位于主动脉弓水平以下的 4L 组与 5 组紧密相邻，一般来说超声内镜下邻近食管处者考虑为 4L 组，位于主动脉弓和左肺动脉之间者判读为 5 组。主肺动脉窗 (主动脉弓下和左肺动脉之间) 在食管左前方，其稍下平面、食管前方为气管隆突下，以食管前方横过的右肺动脉为主要标志。主动脉弓旁淋巴结为6组，一般来说难以直接进行 EUS-FNA，建议经气管行 EUS-FNA。食管下段旁（8组）和膈上的左下肺韧带（9组）旁肿大的淋巴结或肺占位，EUS-FNA扫查和穿刺较容易（图24-1）。

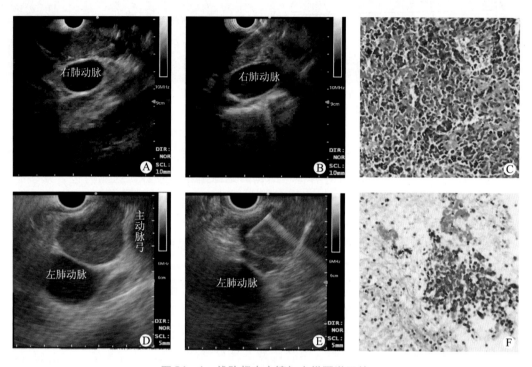

图24-1 线阵超声内镜扫查纵隔淋巴结

气管隆突下见融合淋巴结，短径约2 cm（A）；用19 G 穿刺针行 EUS-FNA 2次，10 mL 负压（B）；组织病理示小细胞癌（C）。主肺动脉窗见低回声肿大淋巴结，长径约2 cm（D）；用19 G 穿刺针行 EUS-FNA 2次，10 mL 负压（E）；组织病理示小细胞癌（F）

【肺癌】

有些学者认为，支气管超声内镜对肺癌的诊断和分期的价值更大一些，但对于右肺动脉平面以下食管旁占位或某些食管上段旁的纵隔占位，具有一定局限性，故支气管超声内镜和经食管超声内镜联合检查更具优势。EUS 可以评估食管旁的肺内肿瘤，EUS-FNA 能获得病变组织，实现病理学诊断；EUS 还能发现纵隔浸润，尤其是大血管浸润（图24-2）。另外，5%~16% 的肺癌患者出现左肾上腺转移，EUS 和 EUS-FNA 可作为评估肺癌患者左肾上腺的常规检查。

【纵隔淋巴瘤】

纵隔淋巴瘤以纵隔淋巴结肿大为特征，一个或多个，多融合。EUS 示病灶呈低回声，回声均匀，回声低，有的中央有无回声坏死区，较少有强回声或中强回声区，钙化较少。淋巴瘤的预后较好，对放疗、化疗敏感。EUS-FNA 可以获取病变组织明确诊断，尤其是 EUS-FNB 的使用可以获得足够的样本量，做到淋巴瘤的亚分类（图 24 – 3，视频 24 – 1，视频 24 – 2）。

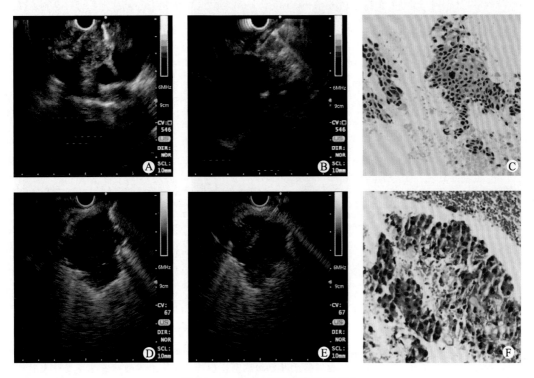

图 24 – 2　线阵超声内镜扫查肺癌

左肺门可见一低回声占位（A）；用 22 G 穿刺针行 EUS-FNA 1 次，10 mL 负压（B）；组织病理示低分化鳞状细胞癌（C）；左上肺占位切面长径约 3 cm（D）；用 19 G 穿刺针行 EUS-FNA，10 mL 负压（E），组织病理示低分化腺癌（F）

【纵隔结核和结节病】

　　纵隔结核多见于儿童和青少年，纵隔内可见多发淋巴结，分为干酪脓肿型、增殖结节型、混合型三型。干酪脓肿型超声表现为病灶呈椭圆形，长径大于横径，内为无回声暗区，暗区内透声不好，可见点状回声漂浮其中，均匀分布，边界可清晰显示。增殖结节型超声表现为病灶呈卵圆形，长径大于横径，内呈低回声，分布均匀，边界清晰，后方有增强效应。混合型超声表现为病灶常呈椭圆形，形态不规则，内呈低回声为主混合回声，低回声常位于周边，中心有不规则的液性暗区，病灶有钙化时，病灶内可出现强回声，后伴声影。

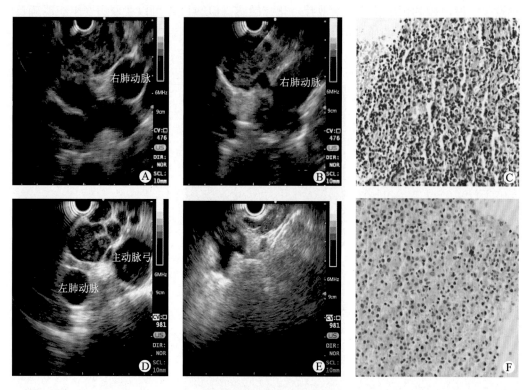

图 24 - 3　线阵超声内镜扫查纵隔淋巴瘤

气管隆突下见低回声肿大淋巴结，长径约 3 cm（A），用 19 G 穿刺针行 EUS-FNA 2 次，10 mL 负压（B），组织病理示经典型霍奇金淋巴瘤（富于淋巴细胞型）（C）；纵隔主肺动脉窗见多发肿大淋巴结，可见融合，长径约 3.8 cm（D，E），组织病理示非霍奇金淋巴瘤（倾向于非特异性外周 T 细胞淋巴瘤）（F）

　　结节病是一种来源不明的多系统肉芽肿性疾病，常累及纵隔淋巴结，且常表现为一侧或双侧纵隔、肺门淋巴结肿大，以双侧多见。EUS 下病变呈圆形或椭圆形，呈中等或低回声。通过 EUS-FNA 取得的肉芽肿组织可作为结节病诊断依据，表现为非干酪性肉芽肿（图 24 - 4）。

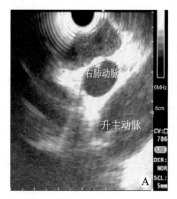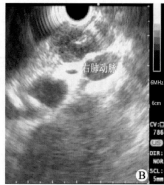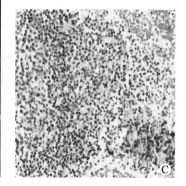

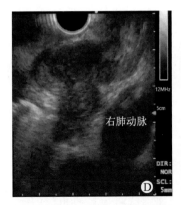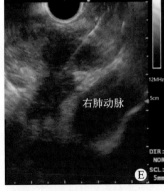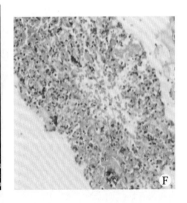

图 24 - 4　线阵超声内镜扫查纵隔结核

气管隆突下见肿大淋巴结（A），用 19 G 穿刺针行 EUS-FNA 3 次，10 mL 负压（B），组织病理示结核
肉芽肿（C）；纵隔气管隆突下见低回声肿大淋巴结，大小约 2.6 cm×2.6 cm（D），用 22 G 穿刺针行
EUS-FNA 3 次，10 mL 负压（E），组织病理示肉芽肿性炎（F）

【纵隔其他肿瘤】

　　后纵隔原发肿瘤少见，神经源性肿瘤多位于后纵隔，包括神经鞘瘤、纤维瘤、神
经节细胞瘤。神经鞘瘤病变常呈圆形、椭圆形，边缘光整，内呈实性中、低回声，分
布尚均匀（图 24 -5）。

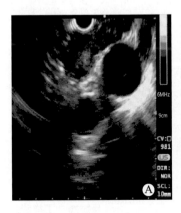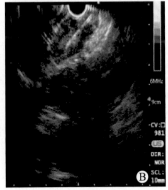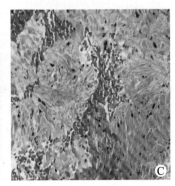

图 24 -5　线阵超声内镜扫查纵隔神经鞘瘤

后纵隔距门齿 22～27 cm 食管壁外可见一低回声病灶，大小约 5 cm×1.2 cm（A），用 19 G 穿刺针行
EUS-FNA 3 次，10 mL 负压（B），组织病理示纵隔神经鞘瘤（C）

第二节　盆腔病变

　　经直肠超声内镜可用于卵巢、子宫、前列腺或精囊腺的检查。盆腔占位位置较
深，经皮穿刺活检多较困难，可选择经直肠 EUS-FNA，其操作简单、创伤小，能明确

诊断，且有一定治疗作用。卵巢癌是女性多见的恶性肿瘤，多为囊实性改变，巨大病灶可压迫直肠和乙状结肠，EUS 能清晰显示囊实性成分，EUS-FNA 可获取病理学诊断。前列腺癌 EUS 表现为外周区边界不清的低回声或混合回声（图 24 - 6）。

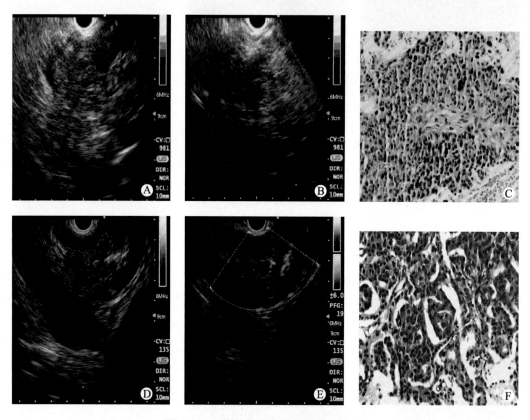

图 24 - 6 线阵超声内镜扫查盆腔病变

盆腔见较大低回声，边缘呈蟹足样，腹腔可见腹水（A），用 19 G 穿刺针行 EUS-FNA 3 次，10 mL 负压（B），组织病理示低分化腺癌，来源于米勒管上皮（C）；前列腺低回声肿大，回声不均匀，大小约 2 cm×3 cm（D），用 19 G 穿刺针行 EUS-FNA 4 次，10 mL 负压（E），组织病理示前列腺腺癌（F）

（易姗姗　丁祥武）

参考文献

1. 丁祥武. 超声内镜引导下细针穿刺术对消化道周围占位的诊断. 临床内科杂志, 2017, 34（2）: 84 - 86.

2. 丁祥武, 骆忠华, 吕飞, 等. 内镜超声引导下细针抽吸术对食管旁占位的诊断价值. 中华消化内镜杂志, 2016, 33（10）: 667 - 671.

3. TAKASAKI Y, IRISAWA A, SHIBUKAWA G, et al. New endoscopic ultrasonography criteria for malignant lymphadenopathy based on inter-rater agreement. PLOS One, 2019, 14（2）: e0212427.

4. 张奕蕊，朱建伟，胡端敏，等. 纵隔及腹腔恶性淋巴结的超声内镜声像图特征分析. 中华消化内镜杂志，2022，39(4)：307 – 312.

5. 丁祥武. 超声内镜引导下细针穿刺术. 北京：人民卫生出版社，2016.

6. BODTGER U，VILMANN P，CLEMENTSEN P，et al. Clinical impact of endoscopic ultrasound-fine needle aspiration of left adrenal masses in established or suspected lung cancer. J Thorac Oncol，2009，4(12)：1485 – 1489.

7. 金震东，李兆申. 消化超声内镜学. 3 版. 北京：科学出版社，2017.

8. 高山，丁祥武，余保平，等. 经直肠内镜超声引导下细针穿刺活检对盆腔病变的诊治价值. 中华消化内镜杂志，2013，30(5)：265 – 268.

第二十五章　下消化道黏膜及黏膜下病变的EUS诊断

随着小探头超声内镜及超声肠镜的推广运用，EUS对下消化道疾病及盆腔病变的诊断与治疗也逐步开展，本章节主要和大家分享EUS对结直肠肿物的诊断，有关腹盆腔占位性病变的介绍详见相关章节。

从解剖学上来分，下消化道是指十二指肠屈氏韧带以下的消化道，主要包括空肠、回肠、盲肠、阑尾、结肠及直肠肛管。EUS下正常肠壁断层结构与食管、胃壁大致相仿，同样为"高低高低高"5层结构：①第1层高回声相当于为浅层黏膜；②第2层低回声相当于黏膜层；③第3层高回声相当于黏膜下层；④第4层低回声相当于固有肌层；⑤第5层高回声相当于浆膜层（图25-1）。

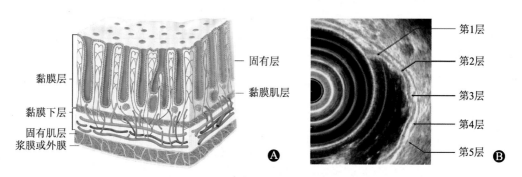

A. 正常结肠肠壁的组织学图像；B. 正常结肠肠壁的EUS图像。

图25-1　正常结肠肠壁的组织学图像与EUS图像对应关系

【结肠息肉】

结肠息肉是来源于黏膜上皮层的隆起性病灶，也是最常见的结直肠肿物。根据临床广泛应用的Morsan组织学分类，结肠息肉分为错构瘤性（幼年性）、炎症性、增生性和腺瘤性息肉四类。错构瘤性（幼年性）、炎症性、增生性息肉统称为非肿瘤性息肉。有恶变倾向的肿瘤性息肉主要是腺瘤性息肉，根据组织结构其又可分成管状腺瘤、绒毛状腺瘤及管状绒毛状腺瘤。

结肠息肉（非肿瘤性）的 EUS 下特点为：起源于黏膜层的等、低或中等稍高均匀回声团块，轮廓清晰，肠壁各层结构清晰完整，无黏膜下层浸润破坏征象（图25-2，图25-3）。部分带蒂息肉彩色多普勒超声检查可显示蒂内血管。

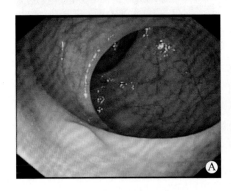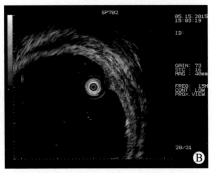

A. 白光下可见直肠扁平隆起灶；B. EUS 显示来源于黏膜层，低回声病灶。

图25-2　结肠息肉（一）

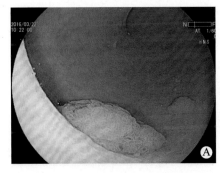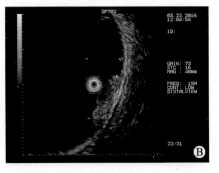

A. 白光下可见两枚息肉，较大者约为 1.5 cm；B. EUS 显示来源于黏膜层，等回声病灶。

图25-3　结肠息肉（二）

腺瘤性息肉是最常见的结肠良性上皮性肿瘤，具有恶变潜能，属于癌前病变。EUS 声像图显示腺瘤的内部回声多不均匀，常为高、低回声混杂存在（图25-4）。腺瘤癌变常可在病灶中出现不规则的低回声区，向深部浸润，黏膜下层可见浸润征象。EUS 下息肉、腺瘤与早期结直肠癌影像学特点类似，鉴别需结合表面腺管分型、NBI 及病理活检。

【结直肠癌】

EUS 有助于结直肠癌的分期，从而选择相应的治疗方式。对于早期癌症患者只需行 ESD 或手术治疗，而进展期患者（T3~4N0 或者 TXN1~2）建议术前行新辅助放化疗。结肠癌的超声图像表现为侵犯正常肠壁层次结构的不均匀低回声区域，边缘不规则，可累及周围组织，并可伴淋巴结转移。

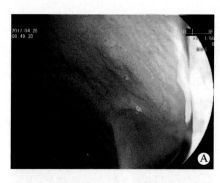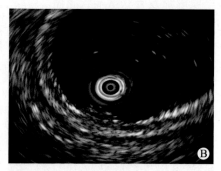

A. 直肠可见扁平隆起灶（病理示绒毛状管状腺瘤）；B. EUS 显示来源于黏膜层，低回声。

图 25 -4　结肠腺瘤性息肉

一、uT1 期直肠癌

uT1 期肿瘤局限于黏膜、黏膜下层之间，表现为第 2 层强回声带（黏膜下层）连续性完整（图 25 -5）。

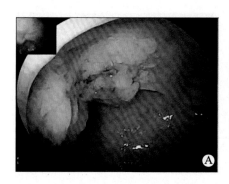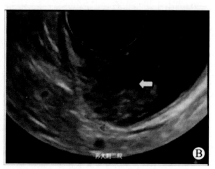

A. 患者便血，完善肠镜检查发现直肠见菜花样新生物，病灶中央凹陷，局部糜烂；B. EUS 下见黏膜层明显增厚，第 2 层高回声带（黏膜下层，蓝色箭头）连续性完整。

图 25 -5　uT1 期直肠癌，ESD 术后病理证实病灶限于黏膜层及黏膜下层

二、uT2 期直肠癌

uT2 期肿瘤浸润至低回声的固有肌层，但仍局限于肠壁内，表现为第 2 层强回声带（黏膜下层）受破坏，固有肌层呈低回声增厚，第 3 层强回声带（浆膜）连续性完整（图 25 -6）。

三、uT3 期直肠癌

uT3 期直肠癌表现为肿瘤累及全层并浸润到直肠周围组织，但未累及周边脏器；EUS 下表现为浆膜层突破或其与周围组织的高回声带中断，伴或不伴周边淋巴结转移（图 25 -7，图 25 -8）。

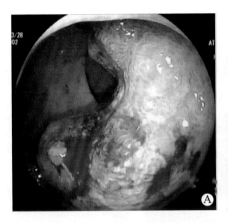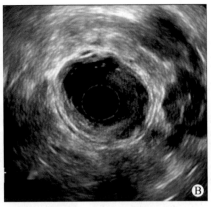

A. 老年男性，肠镜提示直肠增生性病灶；B. CT提示直肠癌，未见远处转移，术前完善EUS，见局部病灶处肠壁正常结构消失，病灶最深处累及固有肌层，而浆膜层或其与周围组织的高回声带尚完整连续（红色箭头）。

图25-6　uT2期直肠癌，手术病理证实为绒毛状管状腺瘤伴局灶癌变，浸润固有肌层

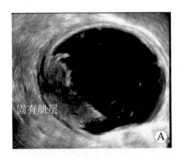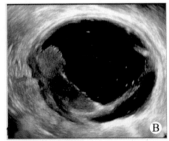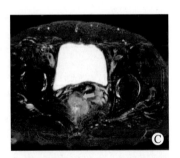

A. 肿块大部分区域外膜完整；B. 局部区域呈齿突样改变（红色箭头处），未累及周边组织，诊断为T3期；C. MRI提示侵犯固有肌层外脂肪组织。

图25-7　uT3期直肠癌（一）

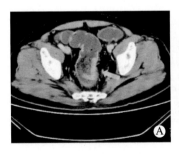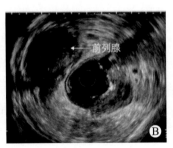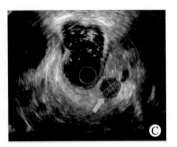

A. CT提示直肠下端癌；B. EUS下可见局部病灶外膜层完整性破坏，呈齿突状改变（红色箭头）；C. 直肠外见低回声类圆形淋巴结。

图25-8　uT3期直肠癌（二）

四、uT4 期直肠癌

uT4 期直肠癌的主要诊断依据为病灶突破浆膜层并侵犯邻近器官（生殖系统或泌尿系统）（图25-9），部分晚期直肠癌病灶外见腹水（图25-10）。

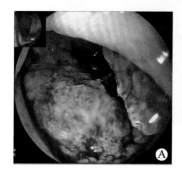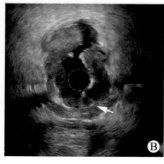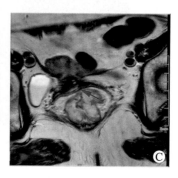

A. 白光下直肠见浸润性病灶；B. EUS 下病灶累及后壁（红色箭头）；C. MRI 显示病灶与阴道后壁界限欠清。

图 25-9　uT4 期直肠癌（一）

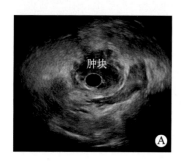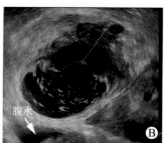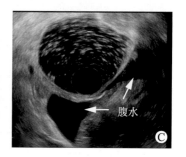

A，B. 直肠右后壁局部正常肠壁结构消失，代之以低回声病灶，病灶累及邻近组织（红色箭头）；C. 病灶外见无回声，腹水形成。

图 25-10　uT4 期直肠癌（二）

【结肠黏膜下肿瘤】

黏膜下肿瘤是临床上对胃肠道黏膜层以下的各种肿瘤的统称，常起源于肠管壁非上皮性间叶组织，多为良性。临床常见的结肠黏膜下肿瘤包括平滑肌瘤/间质瘤、脂肪瘤、神经内分泌肿瘤、结肠气囊肿、淋巴管瘤等。

一、平滑肌瘤/间质瘤

结直肠平滑肌瘤/间质瘤在 EUS 下表现基本相同，均表现为来源于固有肌层或黏膜肌层的低回声病灶，通常边界较清楚，病灶较大时内部可出现液性坏死（图25-11）。EUS 及一般组织学检查不能区分结肠平滑肌瘤/间质瘤，确诊必须靠免疫组织化学法检查，常表现为 CD117（c-Kit）和 CD34 阳性。

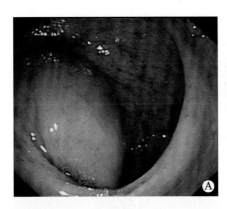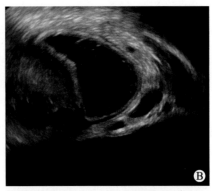

A. 白光下可见直肠巨大黏膜下隆起灶；B. EUS 显示来源于固有肌层，呈低回声，内部可见液性坏死。

图 25 – 11　平滑肌瘤/间质瘤

二、脂肪瘤

脂肪瘤为常见的结肠间叶性肿瘤，质地柔软，表面呈浅黄色；EUS 下表现为来源于黏膜下层的高回声团块，边界清楚，肠壁其余层次完整连续（图 25 – 12）。

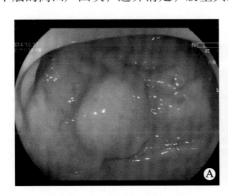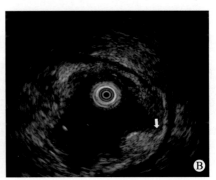

A. 乙状结肠淡黄色黏膜下隆起灶；B. EUS 显示来源于黏膜下层，内部高回声，轮廓清晰。

图 25 – 12　脂肪瘤

三、结肠气囊肿

结肠气囊肿在肠镜检查下可见肠道黏膜面单个或多个半球形隆起灶，表面光滑，透明或半透明，压之有弹性；EUS 下表现为黏膜下层或浆膜下高回声区伴声影，边界清楚（图 25 – 13）。

四、神经内分泌肿瘤

神经内分泌肿瘤以直肠最为好发，多为息肉状小结节，直径多为 1 ~ 2 cm，质韧，表面黏膜完整；EUS 下多表现为黏膜下层来源的低回声肿块，边界清晰，内部回声可自表层向深处逐渐减弱（图 25 – 14）。少数神经内分泌肿瘤瘤体较大者可出现溃疡，形成脐样外观（图 25 – 15），病灶进展亦可侵及肠壁其他层次或周围组织。

五、淋巴管瘤

淋巴管瘤为淋巴管系统组织畸形的良性黏膜下肿瘤，多表现为半球形黏膜下隆起，表面黏膜正常，有透光感。EUS 对淋巴瘤诊断的异性较高，表现为来源于第 1 或第 3 层呈圆形或类圆形的无回声病灶（图 25－16）。

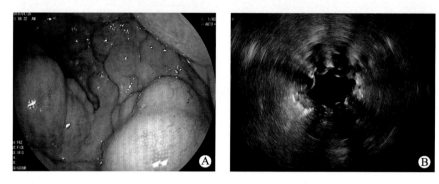

A. 肠镜示结直肠多发半透明黏膜下隆起灶；B. EUS 显示黏膜下高回声结构伴声影。

图 25－13　结肠气囊肿

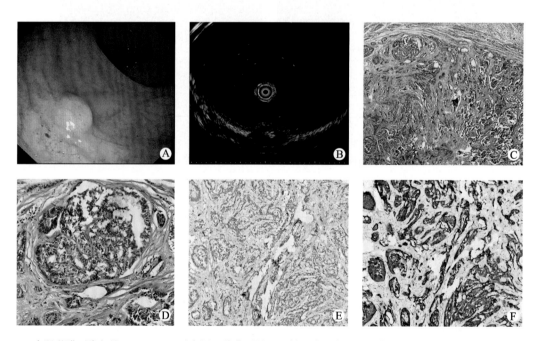

A. 直肠黏膜下隆起灶；B. EUS 显示来源于黏膜下层，呈低回声，中央可见高回声结构；C. HE×50；D. HE×200；E. Ki-67<2%；F. Syn-100 阳性。

图 25－14　神经内分泌肿瘤（一）

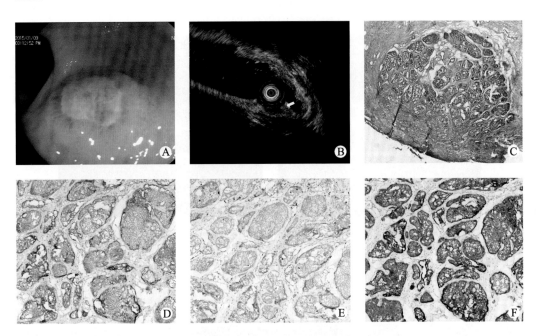

A. 直肠可见 0.7 cm 黏膜下隆起灶，表面溃烂；B. EUS 示来源于黏膜下层，呈低回声，病灶表面黏膜层缺失；C. HE×40；D. CD56 阳性；E. Ki-67 阳性＜2%；F. Syn-100 阳性。

图 26 - 15　神经内分泌肿瘤（二）

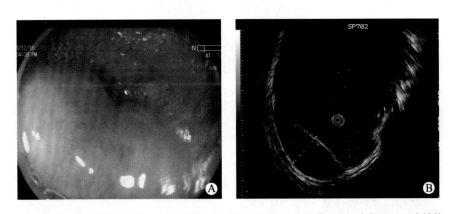

A. 盲肠末端可见黏膜隆起灶，有透光感；B. EUS 显示来源于黏膜下层，内部呈无回声结构。

图 25 - 16　淋巴管瘤

【其他下消化道疾病】

一、淋巴瘤

结直肠淋巴瘤起源于肠壁淋巴网状组织，淋巴瘤形态多变，早期肿瘤位于黏膜下，表面黏膜正常，后期随着瘤体增大，表面溃烂，但肿瘤非溃疡部位黏膜基本正常，病灶质地较上皮恶性肿瘤软。EUS 示局部肠壁 5 层结构存在，黏膜下层增厚，回声偏低，如淋巴瘤浸润整个肠壁时，与进展期结直肠癌鉴别困难（图 25 - 17，图 25 - 18）。

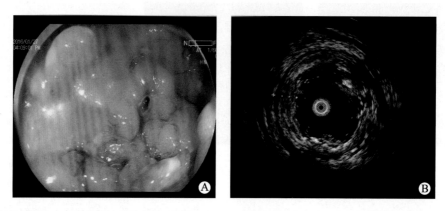

A. 横结肠可见多发大小不等结节样隆起（低度恶性 B 细胞淋巴瘤）；B. EUS 示局部肠壁弥漫性增厚，以黏膜下层为主，黏膜下层回声偏低。

图 25 –17　淋巴瘤

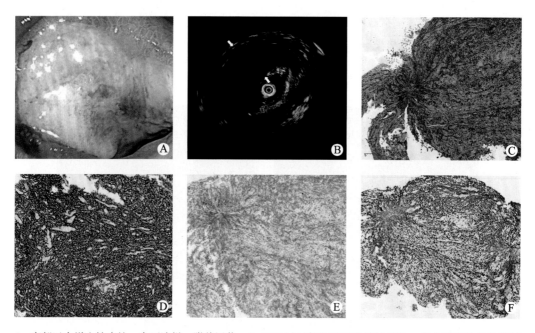

A. 盲部巨大增生性病灶，表面溃烂，附着污苔；B. EUS 示局部肠壁正常结构消失，代之以不均匀性低回声结构；C. HE×70；D. CD20 阳性；E. CD30 阴性；F. Ki-67 高表达。

图 25 –18　淋巴瘤：肿瘤细胞弥漫浸润性生长

二、溃疡性结肠炎

溃疡性结肠炎活动期可见黏膜血管纹理模糊、紊乱或消失，黏膜充血、水肿、质脆，自发性或接触性出血和脓性分泌物附着，黏膜粗糙、呈细颗粒状，病变明显处可见弥漫性、多发性糜烂或溃疡；慢性修复期可见管腔变细，结肠袋变浅、变钝或消失及假息肉、桥黏膜；EUS下表现为第1~3层明显增厚，但层次尚存在，固有肌层结构正常，有时可见黏膜层局部隆起形成息肉（图25-19）。EUS超声对溃疡性结肠炎的诊断缺乏特异性，确诊仍需综合临床表现、影像及组织病理学结果。

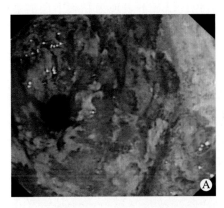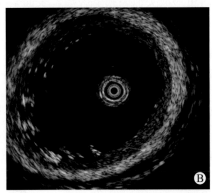

A. 白光下可见直肠黏膜重度充血、水肿，表面可见糜烂及浅溃疡、污苔及坏死物；B. EUS下局部肠壁弥漫性增厚，以黏膜层及黏膜下层增厚为主，固有肌层结构正常。

图25-19　溃疡性结肠炎

三、克罗恩病

克罗恩病在结肠镜下可见病变呈跳跃式生长，好发于右半结肠，早期为口疮样溃疡，病程发展可出现匍行溃疡和纵行溃疡，表面黏膜隆起，呈鹅卵石样改变；EUS下表现为病变肠管肠壁部分或全层增厚，层次结构模糊不清（图25-20）。EUS同样对克罗恩病的诊断缺乏特异性，确诊需综合临床表现、影像及组织病理学结果。

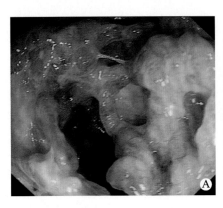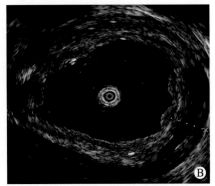

A. 白光下可见横结肠黏膜水肿，呈鹅卵石样改变；B. EUS下肠壁全层增厚，黏膜层隆起，黏膜下层回声减低而固有肌层局限性增厚。

图25-20　克罗恩病

四、血吸虫卵沉积

血吸虫病在我国长江流域是一种常见的寄生虫病。血吸虫卵可在肠壁黏膜下层沉积，有时可形成类似黏膜下肿瘤，表面呈淡黄色；EUS 下表现为黏膜下层的强回声病灶，当虫卵有钙化时，病灶后方伴声影（图 25 –21）。

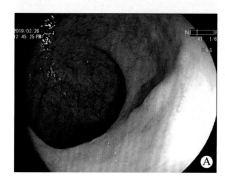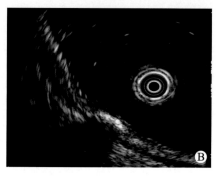

A. 白光下可见直肠淡黄色黏膜下隆起灶；B. EUS 显示黏膜下层高回声团块，后方伴声影。

图 25 –21　血吸虫卵沉积

近年来，随着 EUS 设备普及率逐年增高，很多单位仅将其用于上消化道和胆胰疾病的诊治，但其在下消化道、纵隔、盆腔邻域亦有很好的表现。盆腔和直肠疾病众多，必将有 EUS 用武之地。

（胡端敏　包　闰）

第二十六章 消化道黏膜及黏膜下病变的 EUS 诊断图谱

精彩视频请扫描二维码

病例 1 原发性食管黏膜相关淋巴组织淋巴瘤

【病情简介】

女性，62 岁，进行性吞咽梗阻感 1 年余。患者 1 年前无诱因出现进行性吞咽梗阻感，目前全流质饮食，当地医院胃镜提示食管隆起性病变，为求超声内镜检查来院。无烟酒嗜好，2018 年因胆囊多发结石行胆囊切除术。

【实验室检查】

肿瘤学指标：CA19-9 16 U/mL，CEA 3.2 ng/mL；肝肾功能、血常规、凝血功能、自身免疫相关抗体、ENA 全套等均正常。

【影像学检查】

CT 示食管肿瘤性病变可能。

【治疗】

环磷酰胺、长春新碱、泼尼松化疗 + 局部食管放疗。

图像要点（图 26 - 1，视频 26 - 1A，视频 26 - 1B）：

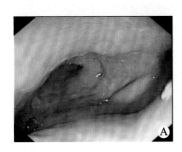
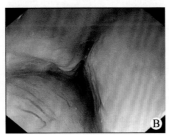
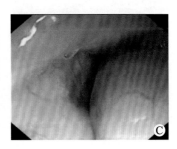

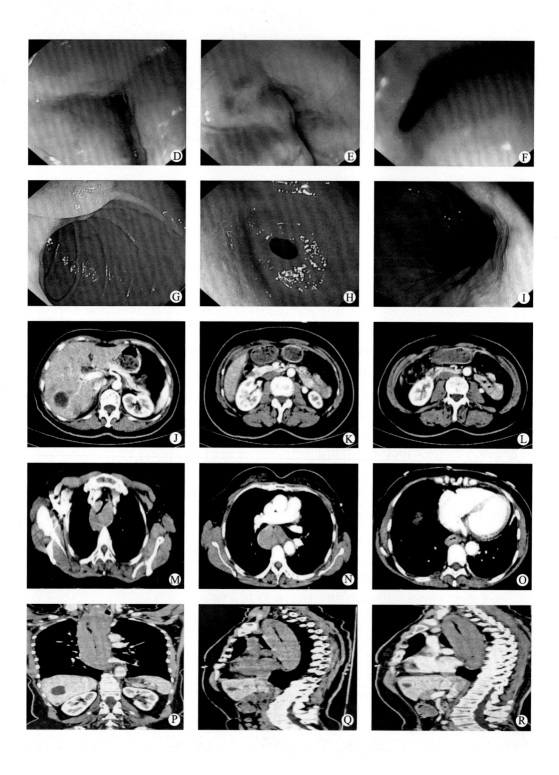

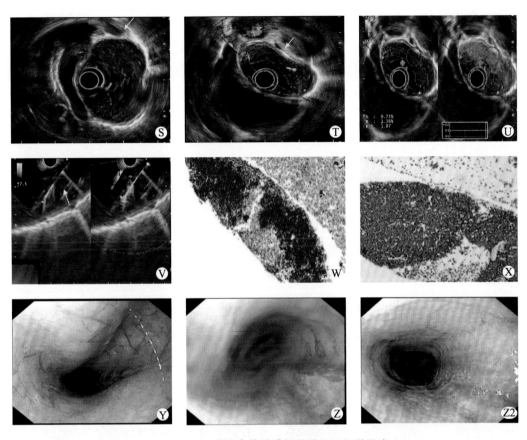

图26-1　原发性食管黏膜相关淋巴组织淋巴瘤

白光胃镜：距门齿16~38 cm可见全食管段隆起，局部呈分叶，充分充气后整个食管腔仍狭窄明显，所见表面黏膜尚光滑，局部表面发黄（A~F），十二指肠及胃内未见明显异常（G~I）。腹部CT增强扫描：肝脏多发低密度无强化影（肝多发囊肿）及胆囊切除术后改变（J~L）。肺纵隔CT增强扫描：自食管入口至下段食管管壁增厚，最厚约2.7 cm，增强见中度均匀强化，管腔狭窄，中上段明显，气管和支气管受压、局部变窄（M~O），冠状面/矢状面提示食管管壁增厚（P~R），考虑肿瘤性病变可能。EUS示全食管近环周见病灶起源于黏膜下层，呈不均匀偏等低回声改变，内部见片状高回声影，整体边界尚清晰，局部层面与固有肌层分界欠佳，较大横截面大小约51 mm×18 mm；彩色多普勒超声见病灶内部少许血流信号，弹性成像提示病灶质地中（S~U）。EUS-FNA：19 G穿刺针5 mL负压穿刺2针（V）。组织病理：免疫组化染色示肿瘤细胞CD20（+），CD21（+），Bcl-2（+）（40X）（W，X）。诊断：黏膜相关淋巴组织结外边缘区B细胞淋巴瘤（原发性食管黏膜相关淋巴组织淋巴瘤）。随访：治疗3个月后食管隆起大部分已缓解，食管增厚减少，吞咽困难已经消失。到目前为止，患者仍在接受监测（Y~Z2）

（韩超群）

病例 2　食管海绵状血管瘤

【病情简介】

女性，49岁。胃镜发现食管肿物1月余，无吞咽梗阻感，无胸骨后不适，无胸闷、气促，无咳嗽、咳痰，无烟酒嗜好，无糖尿病病史。

【实验室检查】

血常规、肝肾功能、AFP、CEA、CA19-9、CA72-4均正常。

【影像学检查】

食管CT增强扫描：食管中段气管隆突水平腔内结节。胃镜：食管中段蓝色黏膜隆起，表面光滑，考虑黏膜下病变。

【治疗】

行ESD。

图像要点（图26-2，视频26-2）：

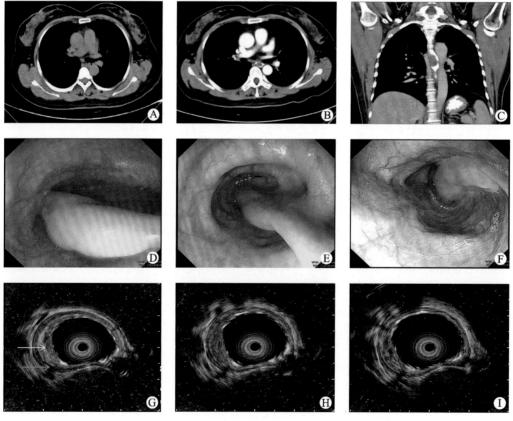

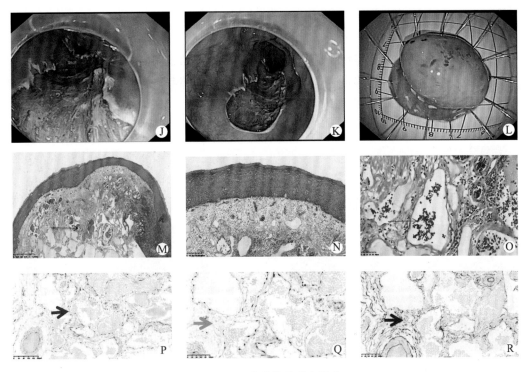

图26－2　食管海绵状血管瘤

CT见食管中段气管隆突水平腔内结节，边界清，约1.6 cm×0.6 cm×2.7 cm，增强扫描示病灶轻度强化（A～C）。胃镜：病变表面光滑，头端可见紫红色改变；EUS下病变呈不均质低回声，起源于黏膜下层（黄色箭头黏膜下层，蓝色箭头固有肌层）（D～I），考虑脉管瘤。组织病理：食管中段（ESD）肿瘤组织由大量薄壁扩张充血的血管构成，血管腔大小悬殊，形态不规则，排列略呈小叶状海绵状血管瘤（黑色、深蓝色箭头）（J～O）。免疫组化：CD31（＋），CD34（＋），D2-40（＋），Desmin（－），Vimentin（＋），ERG（＋）（红色粗箭头，低倍镜；绿色粗箭头，中倍镜），CD34（＋）（紫色粗箭头，中倍镜）（P～R）。诊断：食管海绵状血管瘤

（朱晚林）

病例3　胃体间质瘤

精彩视频请扫描二维码

【病情简介】

女性，67岁，反复上腹隐痛9月余。2020年10月28日当地医院行胃镜示慢性胃窦炎，Hp（＋＋）。2021年5月20日笔者医院腹部CT：胰腺体部与胃小弯侧之间结节影，增强扫描动脉期强化不明显，静脉期中度不均匀强化，大小约1.8 cm×1.9 cm。既往史无特殊。

【实验室检查】

血常规、肝肾功能、电解质、凝血功能、肿瘤标志物等均正常。

【影像学检查】

心电图、胸部 X 线片和心脏彩色多普勒超声检查正常。笔者医院胃镜示胃体上部后壁小弯见一个直径约为 2.5 cm 的扁平隆起性，表面光滑；EUS 示胃体固有肌层占位，边界清晰，呈均匀低回声，病变向胃腔外生长，大小约 1.8 cm×1.9 cm；彩色多普勒超声检查示病变内部无血流信号。

【治疗】

内镜全层切除术（EFR）。

图像要点（图 26 - 3，视频 26 - 3）：

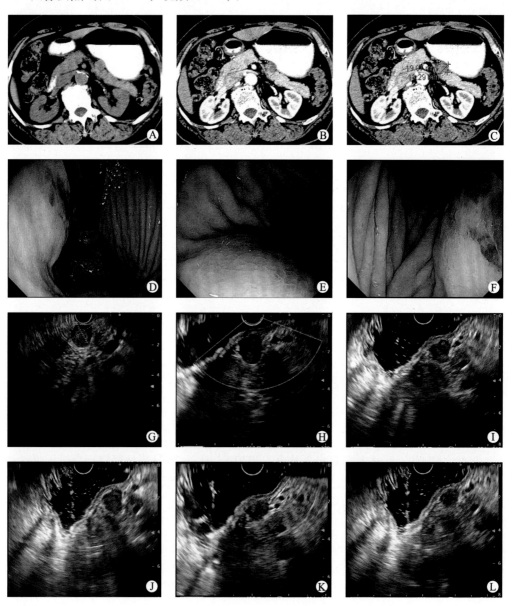

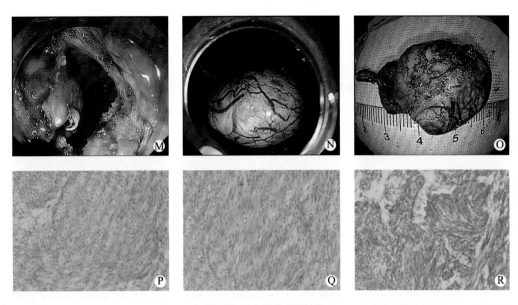

图26-3　胃体间质瘤

腹部CT平扫加增强：胰腺体部与胃小弯侧之间结节影，增强扫描动脉期强化不明显，静默期中度不均匀强化，大小约1.8 cm×1.9 cm（A～C）。EUS示胃体固有肌层占位，边界清晰，呈均匀低回声，病变向胃腔外生长，大小约1.8 cm×1.9 cm；彩色多普勒超声检查示病变内部无血流信号（G～L）。EFR治疗（M～O）。组织病理：HE染色和免疫组化诊断为胃体间质瘤（低危）。免疫组化：CD34（＋），CD117（＋），Dog-1（＋），Ki-67＜％，SMA（弱＋），Desmin（－），S-100（－），PHH（约5%＋）（P～R）。诊断：胃体间质瘤（低危）

（樊超强）

病例4　胃脂肪瘤

精彩视频请扫描二维码

【病情简介】

　　女性，45岁，体检发现胃黏膜下隆起1个月。2020年10月28日当地医院行胃镜示胃体黏膜隆起。既往有甲状腺功能亢进病史20年，[131]I治疗；诊断为甲状腺功能减退病史6年，规律服用"左旋甲状腺素片"。

【实验室检查】

　　血常规、肝肾功能、电解质、凝血功能、肿瘤标志物等均正常。

【影像学检查】

　　心电图、胸部X线片和腹部彩色多普勒超声检查基本正常。笔者医院胃镜示胃体下部大弯见一个直径约为1.2 cm黏膜隆起性病变，表面光滑；EUS（15 MHz小探头扫查）示肿块位于胃壁黏膜下层，边界清晰，呈均匀高回声，直径约 1.3 cm。

【治疗】

内镜黏膜下剥离术（ESD）。

图像要点（图 26 - 4，视频 26 - 4）：

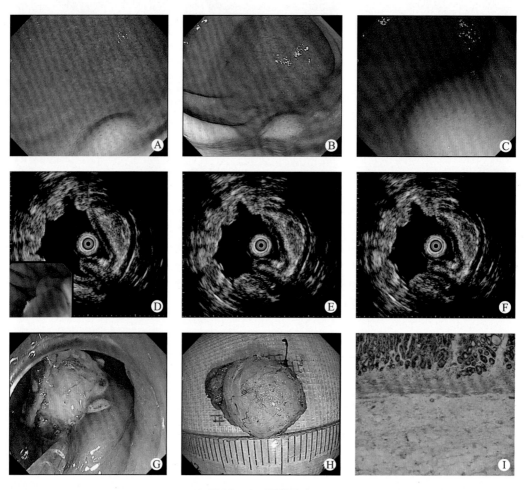

图 26 - 4　胃脂肪瘤

胃镜：胃体大弯侧黏膜下隆起（A~C）。EUS：15 MHz 小探头扫查，肿块位于胃壁黏膜下层，边界清晰，呈均匀高回声，直径约 1.3 cm（D~F）。ESD 手术（G，H），组织病理 HE 染色诊断为胃黏膜下脂肪瘤（I）。诊断：胃黏膜下脂肪瘤

（樊超强）

病例 5　胃底平滑肌瘤

【病情简介】

女性，50 岁，中上腹隐痛半个月，当地医院行胃镜示胃底隆起。既往有糖尿病病史多年。

【实验室检查】

血常规、肝肾功能、电解质、凝血功能、肿瘤标志物等均正常。

【影像学检查】

心电图、胸部 X 线片和心脏彩色多普勒超声检查基本正常。笔者医院 EUS：6 MHz 环形扫描探查，肿块位于固有肌层，边界清晰，呈均匀中低回声，直径约 2.5 cm，有分叶。

【治疗】

内镜黏膜下剥离术（ESD）。

图像要点（图 26 - 5，视频 26 - 5）：

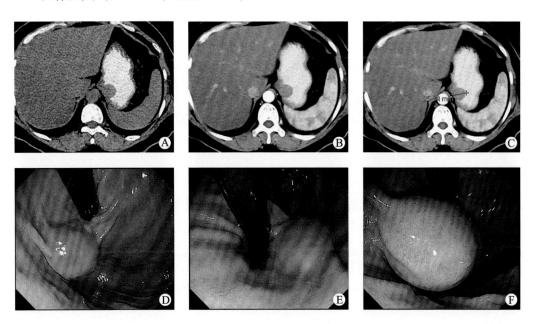

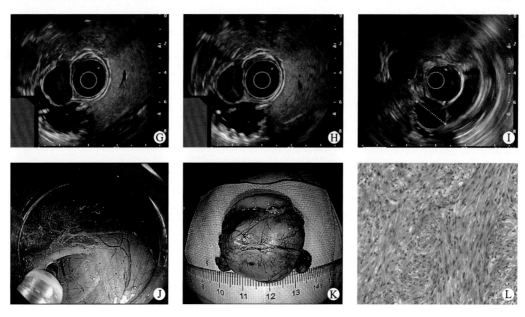

图 26-5 胃底平滑肌瘤

腹部 CT 平扫加增强：胃底部类圆形软组织影，突向胃腔，增强扫描轻中度不均匀强化，大小约 2.3 cm×2.5 cm（A~C）。胃镜：胃底黏膜下肿物（D~F）。EUS：肿块位于固有肌层，边界清晰，呈均匀中低回声，直径约 2.5 cm，有分叶（G~I）。ESD 术，术后组织病理：HE 染色（20×10）和免疫组化诊断为胃底平滑肌瘤（J~L）。诊断：胃底平滑肌瘤

（樊超强）

病例6　胃体神经鞘瘤

精彩视频请扫描二维码

【病情简介】

女性，38 岁，间断上腹部隐痛 2 周。当地医院行胃镜示胃体大弯隆起，约为 5 cm×5 cm。既往史无特殊。

【实验室检查】

血常规、肝肾功能、电解质、凝血功能、肿瘤标志物等均正常。

【影像学检查】

心电图、胸部 X 线片和腹部彩色多普勒超声检查正常。笔者医院胃镜示胃体大弯见一个直径约 3 cm 的隆起性病变，表面光滑；EUS 示胃体大弯见一肿块，位于固有肌层，边界清晰，呈均匀中低回声，大小约 2.5 cm×3 cm；彩色多普勒超声检查示包块内无血流信号。

【治疗】

内镜全层切除术（EFR）。

图像要点（图26-6，视频26-6）：

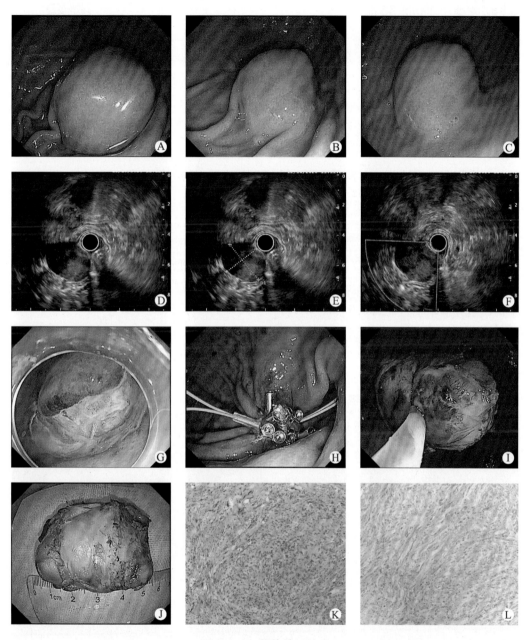

图26-6 胃体神经鞘瘤

胃镜及EUS：胃体大弯见一肿块，位于固有肌层，边界清晰，呈均匀中低回声，大小约2.5 cm×
3 cm；彩色多普勒超声检查提示无血流信号（A~F）。EFR：行内镜下局部全层切除缝合，标本约
3 cm×4 cm（G~J）。术后组织病理；HE染色和免疫组化诊断为神经鞘瘤。免疫组化检查：CD34
（-），CD117（-），Dog-1（-），Desmin（-），S-100（+），Ki-67（1%~2%），PHH（-）（K，L）。

（樊超强）

病例 7　胃底囊肿

【病情简介】

男性，73 岁，间断上腹不适伴呃逆（俗称打嗝）、便秘 2 年。胃镜示胃底贲门隆起，Hp（＋）。肠镜示乙状结肠息肉。既往史无特殊。

【实验室检查】

血常规、肝肾功能、电解质、凝血功能、肿瘤标志物等均正常。

【影像学检查】

腹部 CT 平扫加增强：胃底贲门区见一突向腔内的稍低密度结节影，大小约 1.7 cm×2.5 cm，边界清楚，密度均匀，增强扫描未见明显强化。诊断：胃底贲门区占位，性质待定，建议进一步检查。EUS：胃底小弯近贲门黏膜下层占位，呈无回声结构，边界清晰，直径约 2.5 cm。

【治疗】

ESD。

图像要点（图 26－7，视频 26－7）：

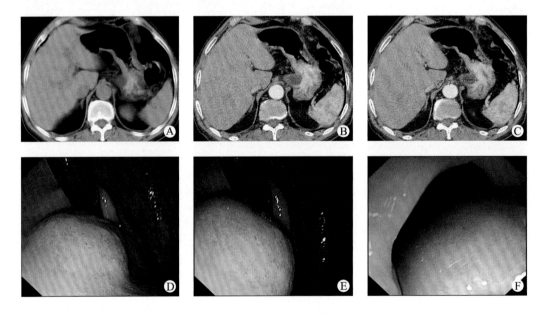

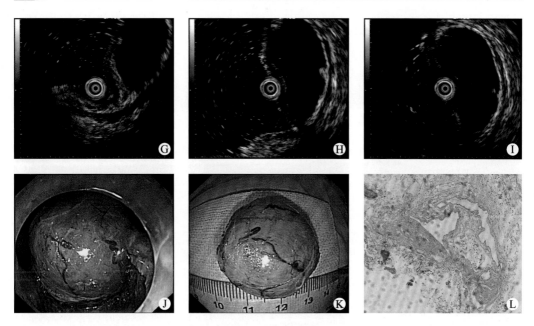

图 26 - 7　胃底囊肿

CT 平扫 + 增强：胃底贲门区见一突向腔内的稍低密度结节影，大小约 1.7 cm × 2.5 cm，边界清楚，密度均匀，增强扫描未见明显强化（A ~ C）。胃镜及 EUS：胃底小弯近贲门黏膜下层占位，呈无回声结构，边界清晰，直径约 2.5 cm（D ~ I）。ESD 术后组织病理：胃壁黏膜下层囊肿（J ~ L）。诊断：胃底囊肿

（樊超强）

病例 8　胃窦血管球瘤

精彩视频请扫描二维码

【病情简介】

　　女性，55 岁，体检发现胃占位性病变 5 个月。当地医院体表彩色多普勒超声检查发现胃占位性病变，约 1.5 cm × 2.0 cm。2 个月前在当地医院复查腹部彩色多普勒超声检查发现胃占位无变化。入院前 5 天，笔者医院胃镜示胃窦小弯占位，直径约 2.0 cm。7 年前在当地医院行腹腔镜胆囊切除术。

【实验室检查】

　　血常规、肝肾功能、电解质、凝血功能、肿瘤标志物等均正常。

【影像学检查】

　　心电图、胸部 X 线片等未见异常。腹部 CT 平扫加增强：胃窦部小弯侧结节状软组织密度影伴不均匀强化，大小约 2 cm。EUS：肿块位于固有肌层，边界清晰，呈均匀低回声，大小约 2.1 cm × 2.2 cm。彩色多普勒超声检查提示散在血流信号。

【治疗】

　　内镜全层切除术（EFR）。

图像要点（图26-8，视频26-8）：

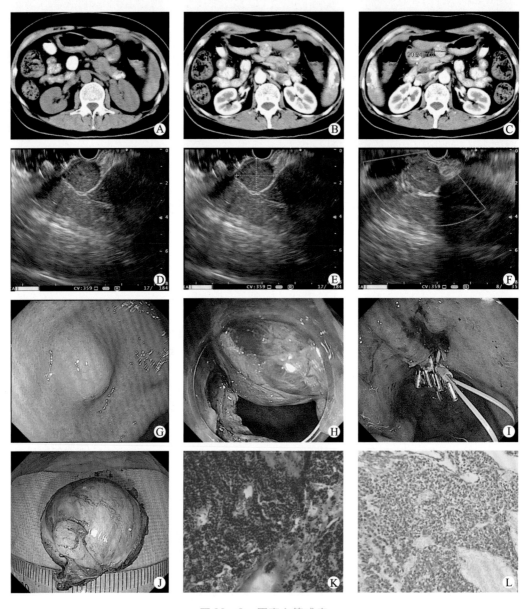

图26-8 胃窦血管球瘤

腹部CT平扫加增强：胃窦部小弯侧结节状软组织密度影伴不均匀强化，大小约2 cm（A～C）；EUS：肿块位于固有肌层，边界清晰，呈均匀低回声，大小约2.1 cm×2.2 cm；彩色多普勒超声检查提示散在血流信号（D～F）。内镜全层切除术及术后组织病理：HE染色和免疫组化诊断为胃窦血管球瘤；免疫组化：Desmin（-），SMA（+），h-Caldlesmin（散在+），Calponin（散在少量+），CD34（-），CD117（-），S-100（-），Dog-1（-），Vimentin（+），CK（-），Ki-67（<1%），Syn（+），CgA（-）（G～L）。诊断：胃窦血管球瘤

（樊超强）

精彩视频请扫描二维码

病例9　胃窦异位胰腺

【病情简介】

女性，48岁，体检发现胃窦隆起性病变9天。当地医院行胃镜示胃窦后壁隆起，2021年5月20日于笔者医院就诊。既往史无特殊。

【实验室检查】

血常规、肝肾功能、电解质、凝血功能、肿瘤标志物等均正常。

【影像学检查】

心电图、胸部X线片和腹部彩色多普勒超声检查基本正常。腹部CT未发现胃部占位。

【治疗】

内镜黏膜下剥离术（ESD）。

图像要点（图26-9，视频26-9）：

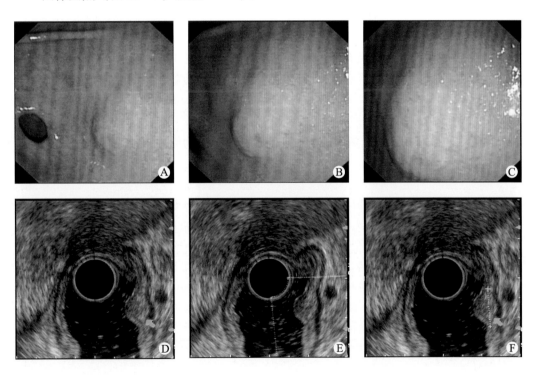

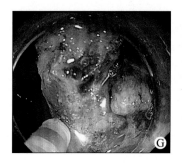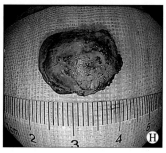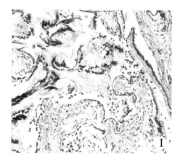

图 26 - 9　胃窦异位胰腺

胃镜：胃窦后壁见一个直径约 1.5 cm 隆起性病变，表面光滑（A～C）。EUS：6 MHz 环形扫描探查，病变位于黏膜下层，呈不均匀中高回声，边界线不锐利，直径约 1.5 cm，局部固有肌层稍增厚（D～F）。ESD 术后组织病理：HE 染色诊断为胃窦黏膜下层异位胰腺组织（G～I）。诊断：胃窦异位胰腺

（樊超强）

病例 10　胃窦腺肌瘤癌变

精彩视频请扫描二维码

【病情简介】

　　男性，60 岁，上腹部隐痛不适 1 月余。2015 年 12 月 1 日当地医院行胃镜示胃窦隆起性病变。CT：胃窦管壁增厚，似见结节状软组织密度影。2 年行前胆囊切除术。

【实验室检查】

　　血常规、肝肾功能、电解质、凝血功能、肿瘤标志物等均正常。心电图正常。

【影像学检查】

　　腹部 CT 平扫加增强：胃窦部小弯侧结节状软组织密度影伴不均匀强化，大小约 2.3 cm×2.5 cm。诊断考虑：胃窦部小弯侧结节状影，新生物可能，建议行进一步检查。EUS：肿块边界光滑，位于黏膜下层，回声不均匀，内部点片状高回声和低回声区域混杂，大小约 1.8 cm×2.6 cm。彩色多普勒超声检查提示病变内部有少量血流信号。

【诊断】

　　胃窦黏膜下层占位。

【治疗】

　　内镜黏膜下剥离术（ESD）。
　　图像要点（图 26 - 10，视频 26 - 10）：

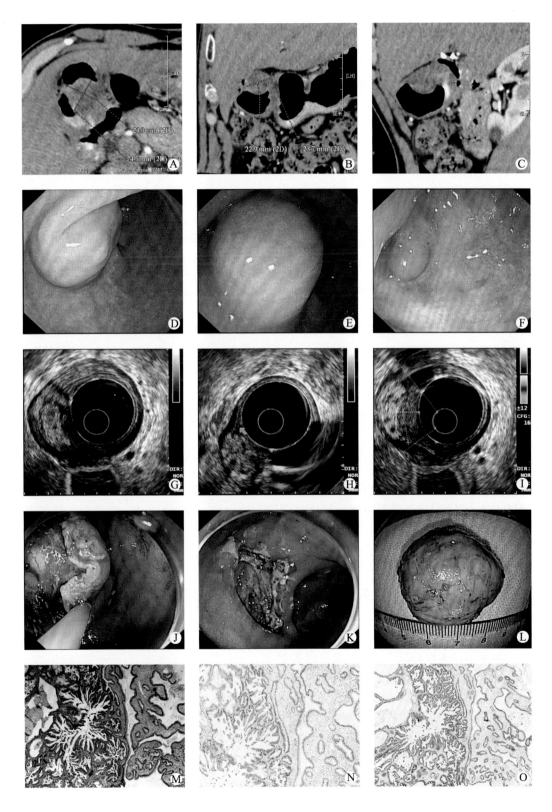

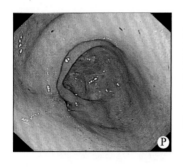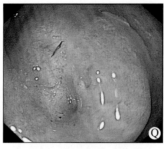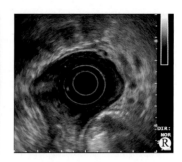

图 26 - 10　胃窦腺肌瘤癌变

CT 平扫 + 增强：胃窦部小弯侧结节状软组织密度影伴不均匀强化，大小约 2.3 cm×2.5 cm（A～C）。胃镜及 EUS：肿块边界光滑，位于黏膜下层，回声不均匀，内部点片状高回声和低回声区域混杂，大小约 1.8 cm×2.6 cm；彩色多普勒超声检查提示病变内部有少量血流信号（D～I）。ESD 术后组织病理：胃窦腺肌瘤癌变，包膜完整，主要由错位腺体、囊性扩张和周围平滑肌细胞组成，局限于肿瘤内部的腺体发生了癌变；免疫组化检查：恶性区域的 Ki-67 指数约为 40%，MUC5AC 呈弥漫阳性，muc-2 和 muc-6 呈阴性染色表明这些恶性腺体的黏蛋白表型是胃型，CD34 和 D2-40 免疫染色显示微血管和淋巴管无浸润（J～O）。随访复查无复发（P～R）。诊断：胃窦腺肌瘤癌变

（樊超强）

病例 11　胃体黏膜内癌

精彩视频请扫描二维码

【病情简介】

女性，69 岁，中上腹部隐痛不适 9 月余。9 个月前当地医院诊断为胃多发息肉。2015 年 6 月 13 日笔者医院胃镜示胃体小弯见一约为 6 cm×7 cm 0-Ⅱa 型病变，紧邻该病变肛侧见一约 1.5 cm 0-Ⅱa 型病变，诊断为胃体多发早癌。既往史无特殊。

【实验室检查】

血常规、肝肾功能、电解质、凝血功能、肿瘤标志物等基本正常。心电图正常。

【影像学检查】

腹部彩色多普勒超声检查示肝胆胰脾肾未见明显异常。
诊断考虑为胃体多发早癌（0-Ⅱa）。

【治疗】

内镜黏膜下剥离术（ESD）。
图像要点（图 26 - 11，视频 26 - 11）：

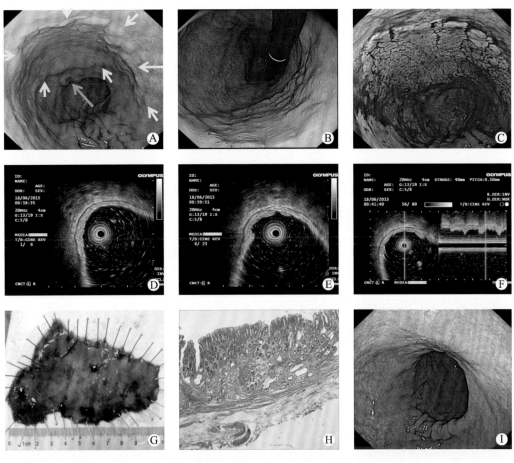

图26-11　胃体黏膜内癌

胃镜及EUS：胃体局部黏膜层稍增厚，黏膜下层和固有肌层完整，结构清晰，壁外未见肿大淋巴结（A～F）。ESD术后组织病理：胃体黏膜内癌（G，H）。随访至今无复发或转移（I）。诊断：胃体黏膜内癌

（樊超强）

病例12　肠子宫内膜异位

精彩视频请扫描二维码

【病情简介】

　　女性，33岁，"下腹痛2年余，便血1年，发现直肠肿物2周"就诊。患者2年前无明显诱因出现间断左下腹隐痛，时有排便前加重，便后部分缓解，月经期加重。近1年间断出现鲜血便。2周前外院结肠镜发现直乙交界处粗蒂隆起，约3 cm×3 cm。活检病理：柱状上皮呈乳头状改变，CK20（－），CDX2（－），CK7（＋），CD10（＋），

ER（＋），PR（＋），Ki-67（阳性 10%），符合肠子宫内膜异位。无烟酒嗜好，无其他慢性病病史。

【实验室检查】

肿瘤学指标：CA125 140 U/mL。肝功能、肾功能、血常规、DIC 及凝血指标等均正常。

【影像学检查】

EUS：直乙交界处低回声病变，点状高回声，侵犯肠壁全层，与子宫界限不清。直径 1.8 cm×1.7 cm；瘤体内部可见贯穿粗大血供；弹性成像显示质地中等偏软；超声造影内部点状强化，慢进慢出表现。

MRI：子宫后壁增厚，左侧附件区囊性灶，壁强化分层，与直肠间见结节影，部分突入肠腔内，可见高强化，1.9 cm×1.8 cm，呈 T2WI 低信号、T1WI 等信号，盆腔未见明显肿大淋巴结。

【治疗】

患者年轻，有继续生育需求，暂无外科手术指征，首先尝试药物治疗。2021 年 6 月起接受醋酸戈舍瑞林治疗。2021 年 12 月复查出血较前减轻，但结肠镜下病灶变化不大。经妇科会诊后，决定暂停醋酸戈舍瑞林，后续若持续不孕则可选择手术治疗。

图像要点（图 26 - 12，视频 26 - 12A，视频 26 - 12B）：

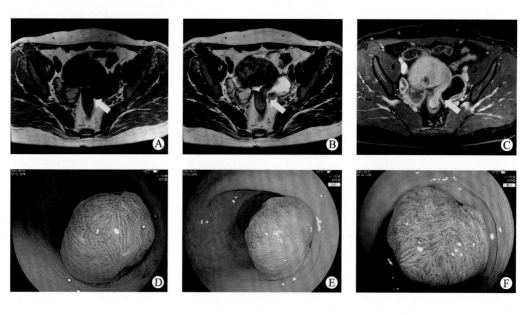

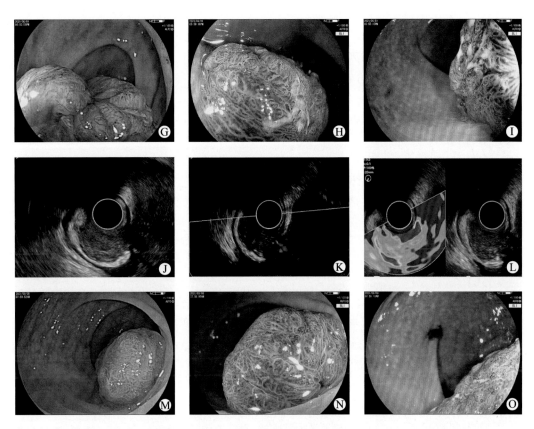

图26-12　肠子宫内膜异位

MRI：左侧附件区囊性灶，与直肠间见结节影，部分突入肠腔内，可见高强化，大小约1.9 cm×1.8 cm，呈T2WI低信号、T1WI等信号（A~C）。EUS：白光及BLI内镜下病变表面腺管开口正常或稍增粗，与典型结肠上皮来源肿瘤不同（初诊：D~I；复诊：M~O）；超声下呈低回声病变，侵犯肠壁全层，质地偏软，可见贯穿全层的血供，增强后轻度强化（J~L）；有时根据浸润深度不同，可表现为牛角征（浸润型）或葫芦征（息肉样）。组织病理：柱状上皮呈乳头状改变，CK20（-），CDX2（-），CK7（+），CD10（+），ER（+），PR（+），Ki-67（阳性10%），符合肠子宫内膜异位。
诊断：肠子宫内膜异位

（李士杰　吴　齐）

病例 13　直肠癌

精彩视频请扫描二维码

【病情简介】

男性，68岁，发现结肠多发息肉2周，直肠指检触及实性占位。无烟酒嗜好，无糖尿病病史。

【实验室检查】

粪便隐血试验阳性，余无特殊。

【影像学检查】

EUS 扫查明确黏膜下浸润癌巢，推荐外科干预。术后病理同 EUS 可进行对应。

【治疗】

行腹腔镜下直肠癌根治术。

图像要点（图 26-13，视频 26-13）：

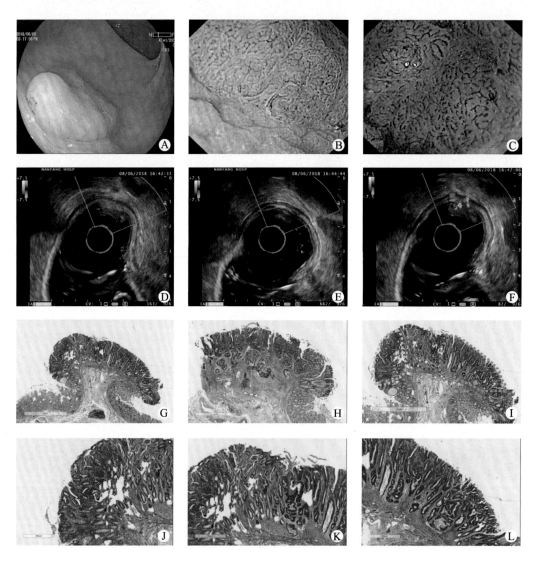

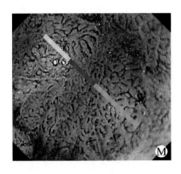 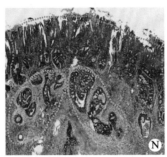 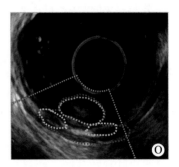

图 26 – 13　直肠癌

肠镜示距肛缘 10 cm 见一肿物，边界清楚（A）；病灶边缘 NBI-ME 示 JNET 2A（B）；NBI-ME 示 JNET 2B（C）；EUS 示病变起源于黏膜层，回声降低，基底部黏膜下层连续，但与病变界限不清（D）；边缘区域于黏膜下层探及多处低至无回声结构，考虑黏膜下浸润，深度超过 1 000 μm（E）；彩色多普勒超声检查示内部血流信号丰富，未探及周边低回声类圆形影（F）；病理示直肠中分化腺癌，周边淋巴结阴性（0/16）（G）；黏膜下层见大量癌巢，呈多囊状改变，累及深度达 2012 μm（H）；病理同内镜对应模式图，红色及蓝色区域为管状排列，黄色区域排列紊乱（I）；对应图 I 和图 M 的黄色区域，直管状排列（J）；对应图 I 和图 M 的红色区域，排列紊乱（K）；对应图 I 和图 M 的蓝色区域，直管状排列（L）；内镜 NBI 同病理对应模式图，红色及蓝色区域为管状排列，红色区域排列紊乱（M）；病理同 EUS 对应模式图，蓝色区域为黏膜内病灶，黄色区域为黏膜下癌巢（N）；EUS 同病理对应模式图，蓝色区域为黏膜内病灶，黄色区域为黏膜下癌巢（O）

（乔伟光）

病例 14　胃间质瘤

精彩视频请扫描二维码

【病情简介】

男性，68 岁。腹部不适伴间断呕血、黑便 5 天。门诊实验室检查示血红蛋白 56 g/L。胃镜示胃底见 1 枚巨大黏膜下隆起，大小约 3.5 cm×3.0 cm，表面溃疡形成（大小约 1.0 cm×1.0 cm），附着薄白苔，无活动性出血；上腹部 CT 平扫示胰尾部及胃周不规则囊实性占位影，起源待定。

吸烟史 20 余年，3～4 包/天，已戒烟 6 年；饮酒史 20 余年，白酒约 150 g/d；无糖尿病病史。

【实验室检查】

血常规：血红蛋白 65 g/L↓，红细胞计数 2.08×10^{12}/L↓，白细胞计数 7.17×10^9/L，C 反应蛋白 55.12 mg/L↑。肿瘤学指标：CA125 44.40 U/mL↑，CA19-9 3.14 U/mL，CA242 2.33 U/mL，CEA 1.36 ng/mL，AFP 4.12 ng/mL。血糖 5.00 mmol/L。生化：总胆

红素 11.1 μmol/L，直接胆红素 4.8 μmol/L，谷丙转氨酶 34 U/L，谷草转氨酶 24 U/L，白蛋白 29.8 g/L↓，肌酐 101.0 μmol/L，凝血功能正常。

【影像学检查】

腹部 CT 增强扫描：①胃体部见外生性为主的肿块影，首先考虑间质瘤并囊变可能，建议行穿刺活检明确诊断。②两肾囊肿，脾脏脂肪瘤。③下腹腔少量积液。腹部增强 MRI + 磁共振胆胰管成像：①胃体部见外生性为主的肿块影，考虑恶性间质瘤并囊变、肝脏转移瘤，建议行进一步检查。②右肾异常信号影，转移瘤不除外，建议复查随访。③脾脏脂肪瘤。

【治疗】

给予伊马替尼 400 mg qd 口服。

图像要点（图 26 - 14，视频 26 - 14）：

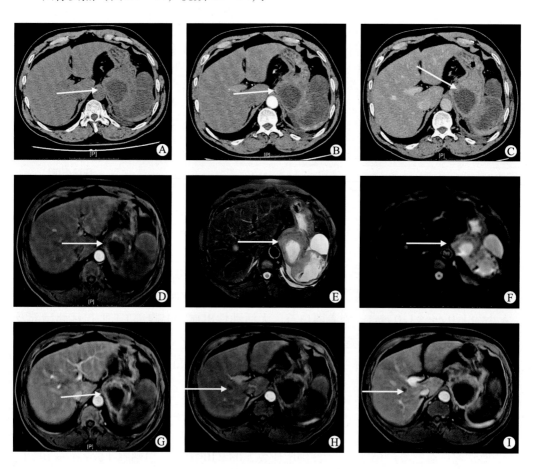

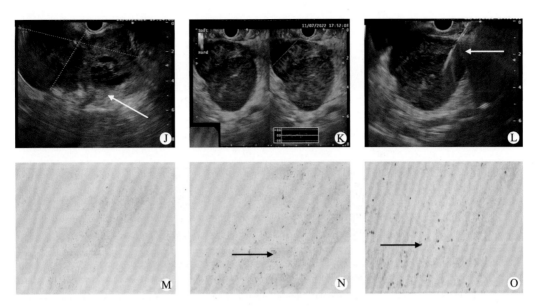

图26-14　胃间质瘤

CT示胃体部见外生性为主肿块影，最大截面大小约107 mm×112 mm，边缘欠清，密度不均，可见囊变（A），增强后实性部分明显强化，周围组织受压推移（B，C）。MRI示胃体部见外生性为主肿块影，最大截面大小约80 mm×115 mm×125 mm，边缘欠清，信号不均，可见囊变，呈T1WI低（D），T2WI高（E），DWI高信号（F），增强后实性部分明显强化，周围组织受压推移（G）；肝右叶见大小约18 mm×22 mm结节状异常信号影，呈T1WI低信号（H），增强后环状强化（I）。EUS示胃体高位后侧见一巨大黏膜下隆起病变，边缘清晰，形态欠规则，大小约8.5 mm×8.0 mm，内部回声尚均匀，见少许点状钙化灶（J），其中部分团块呈厚囊壁样改变，内部呈无回声，内部血流信号不丰富，弹性成像质地偏硬（K）。19 G穿刺针行EUS-FNA 3次（L），组织病理示镜下见小片状异型细胞，结合临床及内镜表现，考虑间叶源性肿瘤可能性大，10倍视野（M），20倍视野（N），40倍视野（O）。诊断为胃间质瘤

（汤　杰　胥　明）

病例15　十二指肠节细胞性副神经节瘤

精彩视频请扫描二维码

【病情简介】

男，62岁，体检胃镜示十二指肠黏膜下隆起。无冠心病、高血压及糖尿病病史。

【实验室检查】

血常规、肿瘤学指标、血糖、肝功能等均正常。

【影像学检查】

见图像要点。

【治疗】

ESD。

图像要点（图 26 – 15，视频 26 – 15A，视频 26 – 15B）：

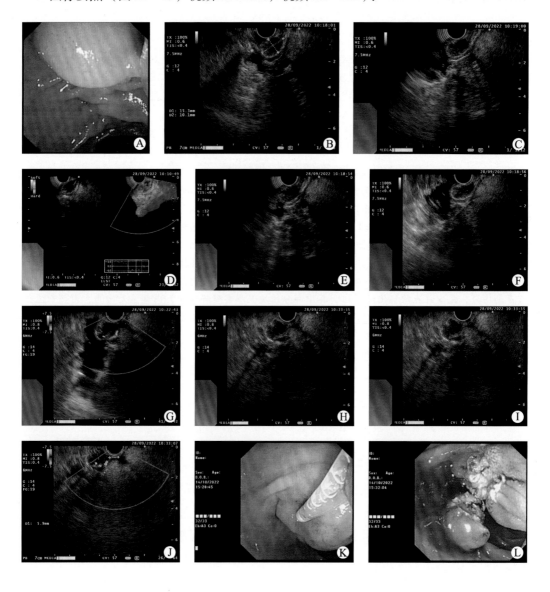

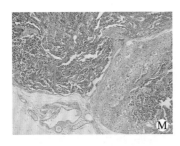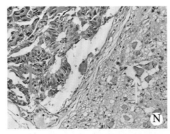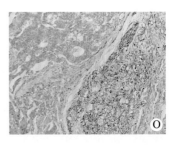

图26-15　十二指肠节细胞性副神经节瘤

胃镜示十二指肠黏膜下隆起（A）。EUS示病灶大小15.3 mm×10.1 mm，来源于第2层，内部回声较低，散布细沙样等回声影，后方无声影，质地较软，距离胰管5.9 mm（B～J）；行ESD切除（K，L），病理示肿瘤细胞由3种成分组成，即神经内分泌肿瘤成分（图M和图N中绿色箭头），梭形的施万细胞和散在的神经节细胞（M）；高倍显示3种成分，其中神经节细胞核大、胞质丰富（黄色箭头）（N）；施万细胞S-100强阳性（棕色成分）（O）；诊断：十二指肠乳头上部节细胞性副神经节瘤

（王　伟　万　荣　林　军）

病例16　胃体平滑肌瘤

精彩视频请扫描二维码

【病情简介】

女性，59岁，体检胃镜示胃体黏膜下隆起。无冠心病、高血压及糖尿病病史。

【实验室检查】

血常规、肿瘤学指标、血糖、肝功能等均正常。

【影像学检查】

见图像要点。

【治疗】

ESD。

图像要点（图26-16，视频26-16A，视频26-16B）：

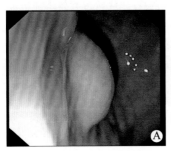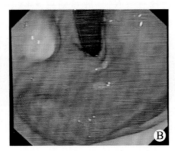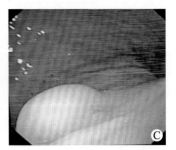

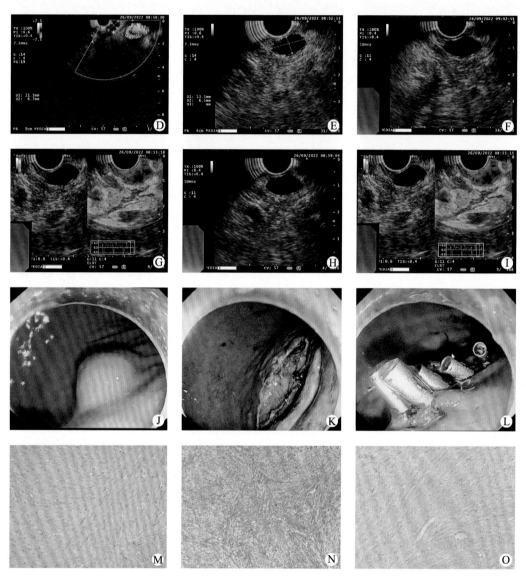

图 26－16　胃体平滑肌瘤

胃镜示胃体黏膜下隆起（A～C）。线阵 EUS 示病灶来源于第 2 层，回声低，质地较硬，边缘规整，大小 13.5 mm×6.5 mm（D～I）；行 ESD 切除（J～L），术后病理示肿瘤细胞长梭形，排列成束状（M），肿瘤细胞 Desmin 弥漫阳性（N），肿瘤细胞 SMA 阳性（O）。诊断为胃体上部平滑肌瘤

（王　伟　万　荣）

病例 17　隐匿性同时性食管多原发癌伴纵隔淋巴结转移

【病情简介】

精彩视频请扫描二维码

　　男，60 岁。因"声音嘶哑 20 天"入院。患者自诉 20 天前饭后出现声音嘶哑，伴咽痛，无吞咽梗阻感，偶有咳嗽、咳痰。2022 年 10 月 7 日于外院行电子鼻咽喉镜检查提示右侧声带麻痹；CT 检查提示气管右侧软组织结节。当地医院外科建议手术切除，家属拒绝，为求进一步诊治，遂来我院，收入耳鼻喉头颈外科。既往史、查体无特殊。2022 年 10 月 18 日我院门诊喉镜检查提示右侧声带麻痹，梨状窝新生物？（考虑良性病变）。2022 年 7 月 19 日当地胃镜检查提示食管炎，胃角糜烂（病理检查提示炎症）。

【实验室检查】

　　无明显异常。

【影像学检查】

　　颈部浅表淋巴结超声：未见明显异常。甲状腺超声：未见明显异常。

　　胸部＋颈部 MRI：右侧胸廓入口处（气管右侧旁）结节，神经源性肿瘤？甲状腺组织？

　　胸部 CT：右上纵隔软组织结节，肿大淋巴结？（大小约 2.1×1.5 cm）。腹部 CT：未见明显异常。PET/CT：颈段及胸上段食管多处管壁明显增厚，代谢异常增高；纵隔 2R 区肿大淋巴结，代谢异常增高。考虑食管癌伴淋巴结转移。

【治疗】

　　靶向治疗（信迪利单抗）。

　　图像要点（图 26－17，视频 26－17）：

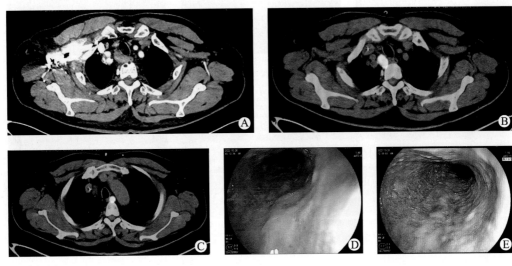

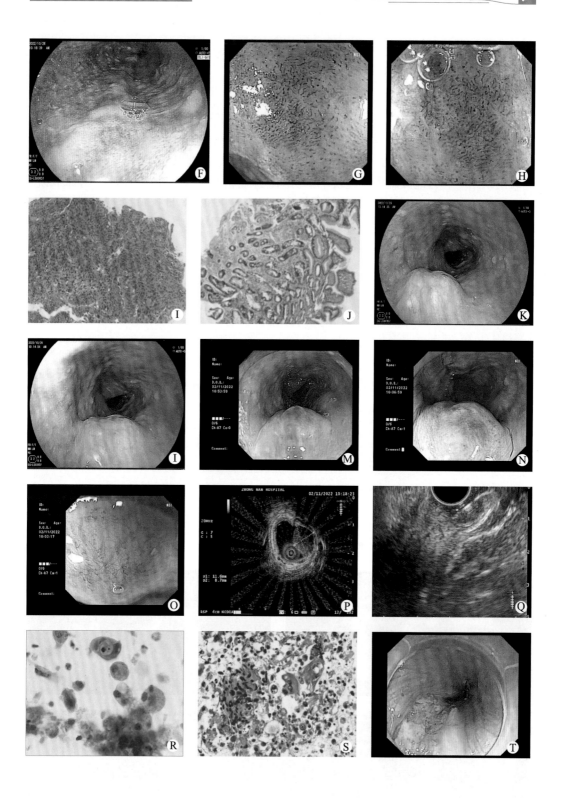

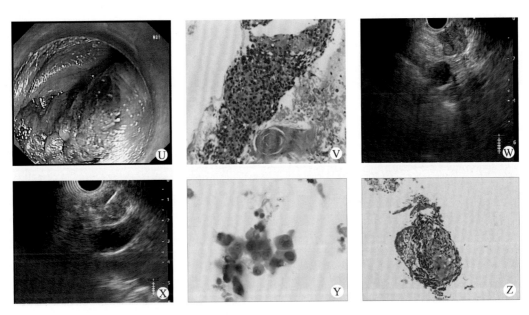

图 26-17 隐匿性同时性食管多原发癌伴纵隔淋巴结转移

胸部 CT 提示右侧胸廓入口处（气管右侧旁）结节（A）；PET/CT 提示纵隔 2R 区和 2L 区淋巴结肿大（B，C）；胃镜示距门齿约 35～37 cm 可见扁平发红病变（D）；NBI 下呈茶褐色改变，血管增粗，排列紊乱（E，F）；NBI-ME 示中间 IPCL 呈 B2 型（G，H）；病理提示乳头鳞状细胞癌（I，J）。胃镜示距门齿约 20～22 cm 可见黏膜下隆起，表面光滑，隆起边缘可见部分发红黏膜（K～M）；NBI-ME 示黏膜表面部分血管增粗、扭曲，但是背景黏膜存在，分支血管网清晰（N，O）；黏膜病理示轻度活动性炎，局部鳞状上皮轻度增生；EUS 示起源于黏膜下层，呈低回声改变，内部回声均匀，边界清晰，截面大小约 11.6 mm×8.7 mm（P）；EUS-FNA 病理提示鳞状细胞癌（Q～S）。胃镜示距门齿约 15～17 cm 处可见扁平黏膜病变，表面粗糙，边界清晰（T，U）；病理提示鳞状细胞癌（V）；EUS 示纵隔 2L 区淋巴结（截面大小 15.8 mm×14.3 mm）；EUS-FNA 示鳞状细胞癌（W～Z）。诊断：隐匿性同时性食管多原发癌伴纵隔淋巴结转移

（王　帆　王红玲）

病例18　结肠海绵状淋巴管瘤

精彩视频请扫描二维码

【病情简介】

　　中年藏族男性，因"反复腹痛、腹胀 2 月余"行结肠镜检查。既往胆囊切除术史、脂肪肝病史，个人史、家族史无特殊，体格检查未见阳性体征。

【实验室检查】

　　未见明显异常。

【影像学检查】

见图像要点。

【治疗】

随访复查。

图像要点（图26－18，视频26－18）：

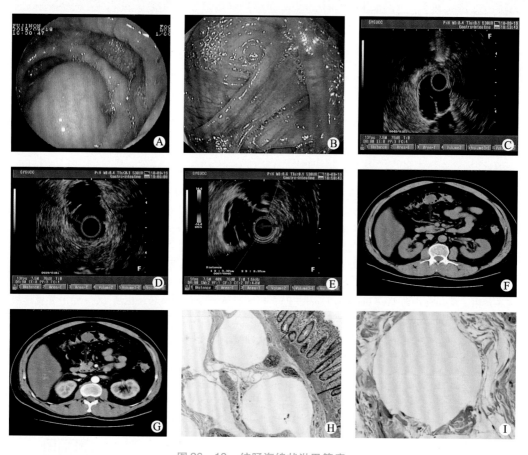

图26－18　结肠海绵状淋巴管瘤

经肠镜示横结肠中段见一长蒂黏膜下肿物，大小约3.0 cm×4.0 cm，肿物表面光滑，色泽淡蓝，考虑静脉瘤？（A，B）。EUS示肿物源于黏膜下层，呈无回声，内透声好，有多个高回声分隔，彩色多普勒超声未发现血流信号，考虑囊肿可能（C～E）。CT示横结肠中段肠腔内低密度灶，增强扫描未见强化，考虑囊肿可能性大（F，G）。于外院行外科手术（横结肠局部切除术），术后病理：肉眼见灰褐色囊肿1个，4.6 cm×3.3 cm×2 cm，表面被覆黏膜，切面多房囊状，内含灰黄液体。病理示横结肠内肿物位于黏膜下层，由大小不等扩张的腔隙构成，内衬单层扁平内皮细胞，考虑诊断为海绵状淋巴管瘤（H，I）

（林世永）

病例 19　直肠脊索瘤

【病情简介】

男，39 岁。下腹部疼痛 2 个月。外院肠镜检查提示距肛门 7 cm 处可见一大小约 1.5 cm 黏膜隆起，表面光滑。无腹泻、发热、便秘、黏液脓血便。

【实验室检查】

肿瘤标志物 CA19-9、CA72-4、CEA、CA12-5、AFP 等正常；肝肾功能、血常规、DIC 及凝血指标等均正常。

【影像学检查】

CT 示骶尾部邻近直肠区域见低密度团块影，边界清晰，可见肿瘤侵及周围骶骨，骶骨骨质破坏。

【治疗】

脊索瘤根治性手术 + 扩大切缘全瘤切除术。

图像要点（图 26 - 19）：

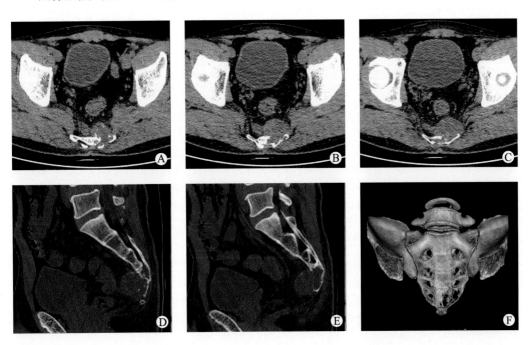

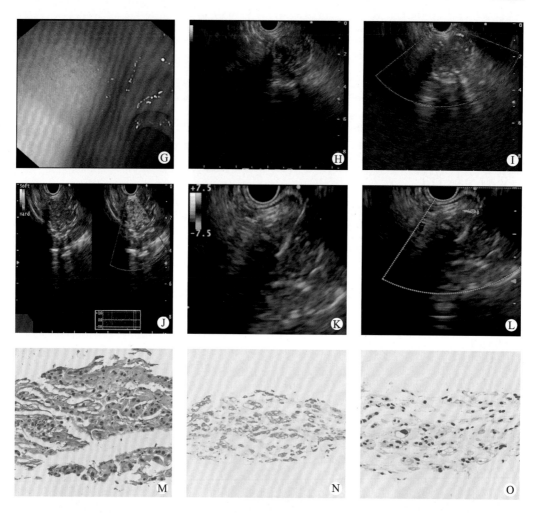

图 26 - 19　直肠脊索瘤

CT 平扫示骶尾部可见一低密度影，周围边界清晰，邻近直肠壁，大小约 4.5 cm×2.6 cm（A～C）；CT 矢状面扫描可见骶尾部占位，侵及骶骨（D，E）；CT 骶骨三维重建可见骶骨破坏（F）。肠镜示直肠距肛门约 7 cm 可见一缓坡状黏膜隆起，表面光滑，无溃疡、糜烂及充血（G）。EUS 示骶尾部中低混杂回声团块，病变内部血流不丰富（H，I）。病变弹性成像提示病变质地较硬（J）。19G 超声活检穿刺针穿刺病变取得组织活检（K，L）。组织病理 HE 染色见胞质内多发空泡样改变，类似"肥皂泡"表现（M），muc-1 免疫组化染色阳性（N），Brachyury 免疫组化染色阳性，诊断脊索瘤敏感性高达 98%，特异性为 100%（O）。诊断为脊索瘤

（黄志寅　谭庆华　李　静）

病例 20　纵隔血管瘤

【病情简介】

男，64 岁，发现食管肿物 2 周。院外体检胃镜发现食管黏膜下隆起，无吞咽梗

阻、反酸、烧心、咳嗽、咳痰、胸闷、气促。无烟酒嗜好，无糖尿病病史。

【实验室检查】

　　无。

【影像学检查】

　　距门齿 30 cm 处见一大小约 2.0 cm×1.5 cm 的黏膜下隆起，表面黏膜光滑，食管腔无狭窄，内镜通过顺利。未行胸部 CT 检查。

【处理】

　　定期随访复查。

　　图像要点（图 26 - 20）：

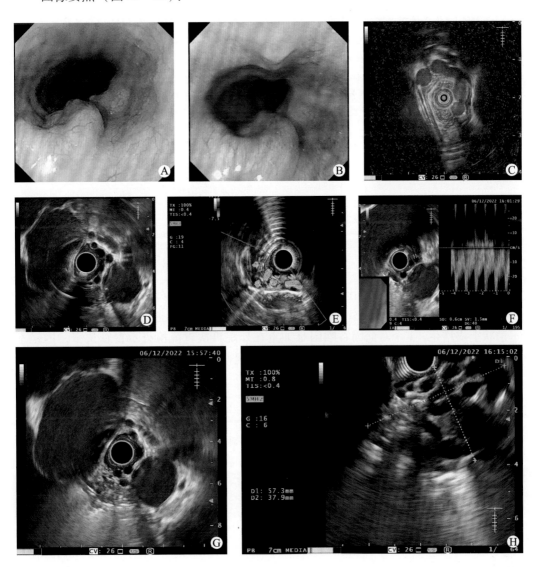

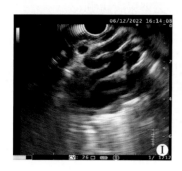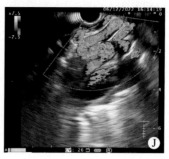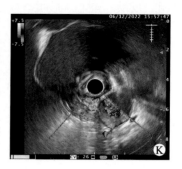

图 26 - 20　纵隔血管瘤

距门齿 30 cm 处见一大小约 2.0 cm×1.5 cm 的黏膜下隆起，表面光滑，触之质韧，有滑动，食管腔无狭窄，内镜通过顺利（A，B）。20 MHz 超声小探头见黏膜下层有扭曲管样无回声结构，穿过固有肌层延伸到食管壁外的纵隔内，伴声影和后壁回声增强，判读为空腔或管样结构，其内为液体回声（C）。5 MHz 超声内镜下观察见黏膜下管样回声，穿过固有肌层进入纵隔内（D），多普勒模式下见管样回声中有血流信号（E），用 PW 模式观察提示这些血管为动脉血管（F），扭曲成团，其间有低回声的实质结构（G），病变最大截面大小为 5.7 cm×3.8 cm（H），扭曲的血管粗细不等，但有 1 条明显增粗的动脉血管，其直径恒定（I）。彩色多普勒超声检查示血流信号，可明确显示其走行情况（J），多普勒模式下可见扭曲血管通过一小分支动脉与胸主动脉相延续，即这些血管来源于胸主动脉，考虑为血管瘤，起源于胸主动脉（K）。诊断：食管黏膜下隆起，纵隔血管瘤

（李　静　谭庆华）

病例 21　乳腺癌转移性食管狭窄

【病情简介】

女，67 岁。进行性吞咽困难 1 年，加重伴呕吐 1 个月。外院第 1 次胃镜检查提示食管上段扩张，食管中段狭窄（距门齿约 30 cm），内镜可以通过，并取病理检查，提示鳞状上皮增生。1 个月前因吞咽困难加重在外院再次胃镜检查示食管狭窄，内镜不能通过。既往有高血压病史。12 年前因胆囊息肉行胆囊切除术，9 年前行右侧乳腺癌简化根治术。

【实验室检查】

肿瘤学标志物 CEA、AFP、SCC、糖类抗原系列未见异常。血常规、电解质、血糖、肝肾功、心肌酶、止凝血指标等均正常。

【影像学检查】

见图像要点。

【治疗】

EUS引导下内镜治疗。

诊疗思路：患者有食管狭窄，内镜下表现和常见的食管癌又不一样。到底是什么原因引起的狭窄，瘢痕？外压？肿物？于是，超声内镜自然成为接下来检查。超声内镜首先发现病变处固有肌层明显增厚，呈均匀的中低回声改变，其他层次结构都存在，只是受压变薄。狭窄最明显处是固有肌层环周的浸润，其他地方是部分浸润。同时，在扩张时，感觉狭窄处非常硬，由于是非麻醉状态下操作，患者疼痛较明显。在明确浸润性病变后，寻找病变最厚的部位，行黏膜切开深取活检，最后，通过免疫组化并结合以往病史，确定了乳腺癌食管转移。当时想乳腺癌术后那么多年才出现转移，而且是食管固有肌层的转移，转移途径是什么。

图像要点（图26-21）：

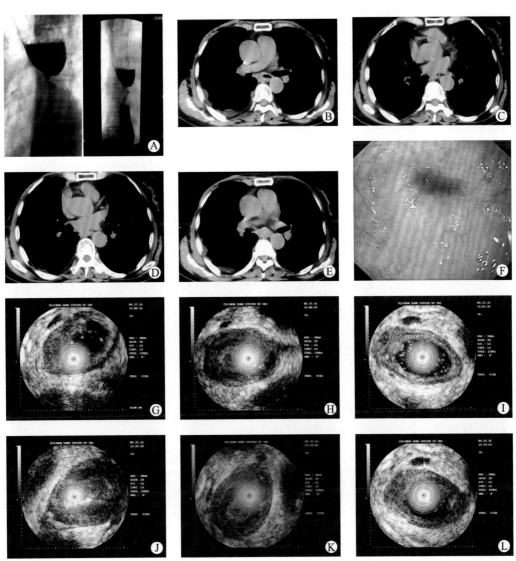

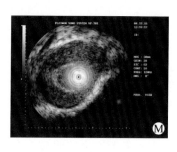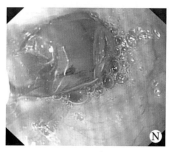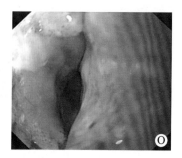

图 26-21　乳腺癌转移性食管狭窄

上消化道钡餐透视检查：食管中段狭窄并龛影，下段未见异常（A）。胸部 CT 检查提示食管局部管壁增厚，右侧包裹性胸腔积液，双侧胸膜局部增厚、粘连（B～E）。入院后再次行胃镜检查，提示食管距门齿约 30 cm 处见管腔狭窄，呈裂缝样，内镜无法通过；狭窄处管壁僵硬，表面黏膜光滑（F）。EUS 示病变处食管壁固有肌层弥漫增厚，呈均匀中低回声，黏膜层、黏膜下层存在，但受压变薄，狭窄长度约 2.5 cm（H～M）。行内镜下球囊扩张（1.5ATM 3 分钟）（N），内镜顺利通过狭窄处，见食管壁僵硬，狭窄处（长约 2.5 cm）黏膜基本完整，尚光滑（O）。根据超声内镜图像指引，在食管狭窄处口侧，给予纵向切开黏膜层、黏膜下层，用活检钳深取 4 块组织送病理，病变质地韧，易出血。病理检查示食管距门齿 30 cm 处见平滑肌组织内分化差的癌组织。免疫组化：Actin Muscle（肌细胞+），CD34（血管内皮+），CK（瘤细胞+），EMA（瘤细胞+），ER（瘤细胞++），PR（瘤细胞++）。结合病史、病理结果，结论符合乳腺来源肿瘤。患者经规范放射治疗后（DT66 Gy/2 Gy/33 F），病灶变小，狭窄解除，吞咽困难缓解。7 个月后出现肝脏多发转移病灶，给予超声引导下消融治疗，现病情稳定，维持治疗中

（白　成）

病例 22　　胃窦早期癌

【病情简介】

男，92 岁。间断上腹隐痛伴饱胀不适、烧心 1 个月，加重 1 周。2023 年 2 月 14 日胃镜检查提示反流性食管炎（LA-A），胃窦病变（结合病理），慢性萎缩性胃炎。病理检查示黏膜组织见浸润性生长的肿瘤组织，分化较低，可见印戒样细胞，符合印戒细胞癌。既往有高血压病史。

【实验室检查】

肿瘤学标志物 CEA、AFP、SCC、糖类抗原系列未见异常。血常规、电解质、血糖、肝肾功能、心肌酶、止凝血指标等均正常。

【影像学检查】

入院后行腹部 CT，提示胃窦部局部胃壁增厚。

【治疗】

于普外科行远端胃切除，毕氏 I 法吻合术。

　　诊疗思路：患者经胃镜检查发现胃窦病变，大小为 2.0 cm×1.8 cm，经病理证实为印戒细胞癌。超声内镜检查提示病变浸润生长，达黏膜下层，局部与固有肌层界限不清，已不适合内镜下 ESD 切除。术后病理证实为胃窦早期癌，低分化腺癌，部分为印戒细胞癌，侵及黏膜下层（SM3）且有脉管转移，无远处淋巴结转移。与超声内镜检查结果吻合。

　　图像要点（图 26 - 22）：

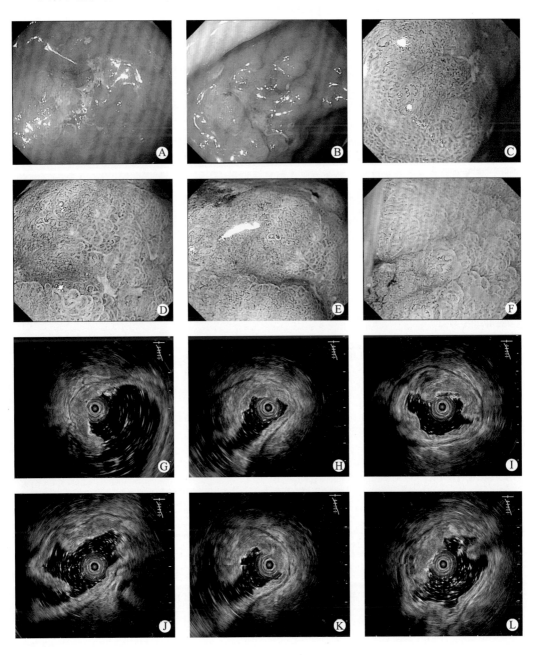

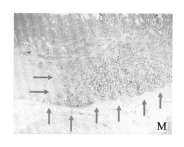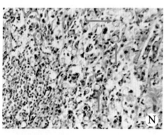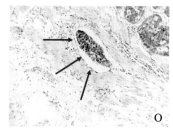

图 26－22　胃窦早期癌

胃镜检查示胃窦小弯偏前壁见 2.0 cm×1.8 cm 不规则隆起，表面粗糙不平，充血、糜烂，附着少许薄苔，周围呈堤状（A，B）。NBI-ME：病变边界清晰，腺管结构紊乱，大小不等，局部缺失，微血管扩张扭曲，排列不规则（C～F）。EUS（20 MHz）示病变处黏膜层明显增厚，达 0.8 cm，呈中低回声，向黏膜下层浸润生长，局部与固有肌层界限不清（G～L）。术后病理示胃黏膜层及黏膜下层局部基本结构被破坏，癌细胞浸润至黏膜下层（M），部分癌细胞核偏位，胞浆富含黏液，呈印戒样（N），脉管内见癌细胞（O）。诊断：胃低分化腺癌，部分为印戒细胞癌，脉管内见癌栓。最终诊断：胃窦早期癌（低分化腺癌，部分为印戒细胞癌）

（白　成）

病例 23　食管癌

精彩视频请扫描二维码

【病情简介】

男，57 岁。上腹及腰背部不适，有吸烟史，不饮酒。

【实验室检查】

肿瘤学指标及肝肾功能、血常规、凝血功能、自身免疫相关抗体、ENA 全套等均正常。

【影像学检查】

见图像要点。

【治疗】

当地医院化疗。

图像要点（图 26－23，视频 26－23A～视频 26－23C）。

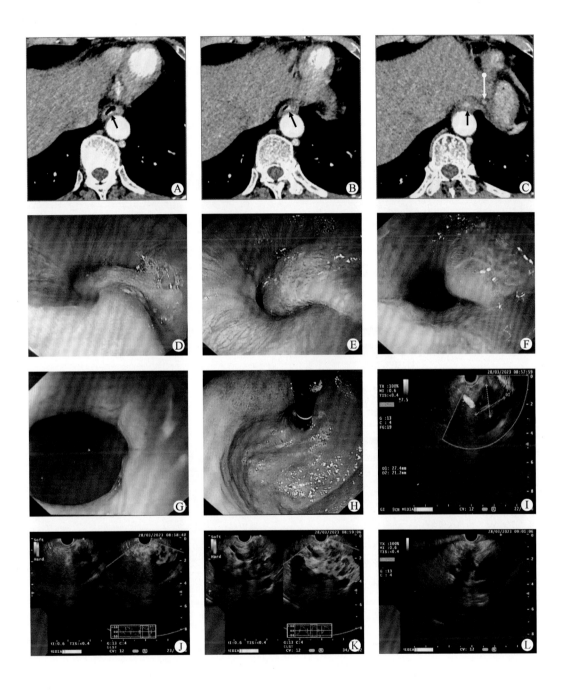

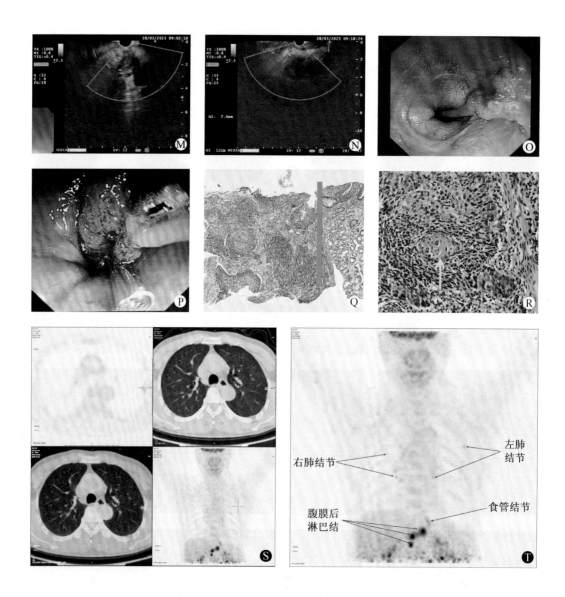

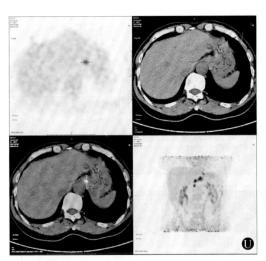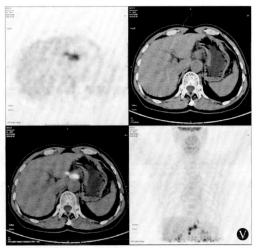

图 26 - 23　食管癌

胰腺CT增强扫描示胃底及胃体上壁增厚，食管下段黏膜强化（黑色箭头），食道旁淋巴结（白色箭头）（A~C）。胃镜检查示食管下段距门齿 35~38 cm 处见一不规则隆起，表面充血、水肿，部分延至齿状线及贲门（D~H）。EUS：食管下段至贲门，见一低回声病灶，边缘尚清晰，呈蟹足样生长，其中一个截面大小为 27.4 mm×21.2 mm，质地较硬，无血流影，内部回声欠均匀，病灶位于第4层，向第3层及第5层侵袭；邻近见多枚淋巴结影，最大 7.4 mm（I~N）。遂行深部活检（O，P）。深部活检病理：低倍镜显示食管黏膜破坏（绿色线条左侧），肿瘤细胞巢团状生长，相连正常的贲门黏膜（绿色线条右侧）（Q）；高倍镜显示癌巢，中央为角化珠（黄色箭头）（R）；诊断：（食管下段）鳞状细胞癌。再行 PET/CT 检查，提示双肺多发结节，葡萄糖代谢增高（S，T）；食管贲门交界处管壁增厚，葡萄糖代谢增高（U）；贲门旁、腹膜后多发淋巴结肿大，葡萄糖代谢增高（V）。诊断：食管癌伴贲门旁、腹膜后淋巴结转移，双肺转移。最终诊断：（食管下段）鳞状细胞癌伴贲门旁、腹膜后淋巴结转移，双肺转移

（王　伟　张　蕾　林　军）

病例 24　直肠腺癌（复发）

精彩视频请扫描二维码

【病情简介】

63 岁，直肠 CA 术后体检。

【实验室检查】

肿瘤学指标、肝肾功能、血常规等均正常。

【影像学检查】

腹部 CT 示直肠壁增厚。

【治疗】

外科手术。

图像要点（图26-24，视频26-24A，视频26-24B）：

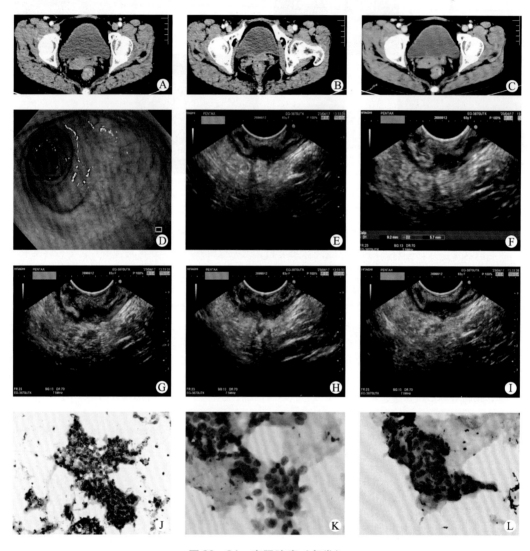

图26-24 直肠腺癌（复发）

CT示直肠下段管壁稍增厚，伴中度强化（A～C）。肠镜：结肠及直肠黏膜均未见异常（D）。EUS：距肛门约7 cm处扫查见直肠肠壁固有肌层明显增厚，呈低回声肿块样，所见最大截面直径大小为9.2 mm×5.7 mm，病灶向第2、第3层及第5层浸润，层次紊乱消失，浆膜层不连续（E～I）。行EUS-FNA，细胞学涂片见异形细胞，考虑腺癌（J～L）。遂行外科手术治疗，术后病理示（直肠）腺癌。最终诊断：直肠腺癌（复发）

（石 蕾）